徒手疗法

Principles of MANUAL THERAPY

·第3版·

原　著　［美］迪帕克·塞巴斯蒂安（Deepak Sebastian）
主　译　詹　强　王　睿　詹天昊

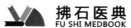
辽宁科学技术出版社
LIAONING SCIENCE AND TECHNOLOGY PUBLISHING HOUSE
拂石医典
FU SHI MEDBOOK

图书在版编目（CIP）数据

徒手疗法：第三版 / (美) 迪帕克·塞巴斯蒂安 (Deepak Sebastian) 著；詹强，王睿，詹天昊主译. -- 沈阳：辽宁科学技术出版社，2024. 12. -- ISBN 978-7-5591-4003-6

Ⅰ. R454

中国国家版本馆 CIP 数据核字第 2024LM4412 号

著作权号：06-2024-29　　　　　　　　　　　　　　　　版权所有　侵权必究

出版发行：辽宁科学技术出版社

　　　　　北京拂石医典图书有限公司

　　　　　地址：北京海淀区车公庄西路华通大厦 B 座 15 层

联系电话：010-57262361/024-23284376

E - m a i l：fushimedbook@163.com

印 刷 者：天津淘质印艺科技发展有限公司

经 销 者：各地新华书店

幅面尺寸：185mm×260mm

字　　数：530 千字　　　　　　　　　印　　张：21

出版时间：2024 年 12 月第 1 版　　　　印刷时间：2024 年 12 月第 1 次印刷

责任编辑：李俊卿　陈　颖　　　　　　责任校对：梁晓洁

封面设计：潇　潇　　　　　　　　　　封面制作：潇　潇

版式设计：天地鹏博　　　　　　　　　责任印制：丁　艾

如有质量问题，请速与印务部联系　　　联系电话：010-57262361

定　　价：138.00 元

翻译委员会

主　　译　詹　强　王　睿　詹天昊

翻译人员　（按拼音首字母排序）

　　　　　　高饴擎　何乐成　　蒋晨琳

　　　　　　刘　晨　申屠嘉俊　徐赟赟

　　　　　　张园园

主译简介

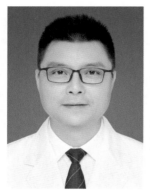

詹　强，浙江省名中医、主任中医师、博士生导师。浙江省中西医结合医院（杭州市红十字会医院）院长，浙江省中西医结合研究所所长。中华中医药学会整脊分会常委、推拿分会常委，浙江省中医药学会整脊分会主委、推拿分会副主委、杭州市医学会副会长、杭州市中西医结合学会副理事长、杭州市针灸推拿学会名誉会长。擅长脊柱和骨关节疾病中医综合保守治疗，对儿童脊柱侧弯有丰富临床经验，对"治未病"调理、中医养生、药膳、中医文化推广也有较深的造诣。

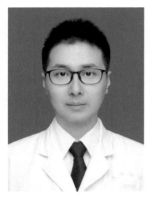

王　睿，副主任医师，医学博士。杭州市中医院推拿科副主任，浙江中医药大学硕士研究生导师，杭州市医学重点学科"针灸推拿康复学"后备带头人，杭州市医坛新秀。主持国家自然科学基金、浙江省科技厅公益研究计划等各级别课题 10 项，参编全国中医药行业高等职业教育"十四五"规划教材 1 本。师从浙江省名中医詹强教授，专注于平秘脏腑推拿治疗内科功能性疾病的临床和基础研究。

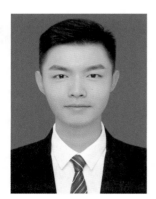

詹天昊，香港浸会大学中医健康管理学硕士毕业，现就职于杭州市中医院。浙江台州市级非物质文化遗产"台州詹氏内科"主要传承骨干，研究方向为中医"治未病"与健康管理。

原著前言

本书为《徒手疗法》更新后的第 3 版。正如许多读者对这本书的评价一样，我认为这本书对于初入康复治疗领域的医生是一本极具价值的指南手册，能够深入浅出地帮助他们掌握徒手疗法的基础和精髓。

在第 3 版修订中，我们将方法论部分进行了优化，继续沿用了"理论结合临床"的表述方式。

在"徒手疗法在肌肉骨骼功能障碍疾病中的应用"这一部分，增加了躯体功能障碍中的神经因素的影响，希望这样的修改可以使徒手疗法的治疗内容更加全面，以达到更好的治疗效果。另外，我们还补充了关节运动的原理，引入了神经运动学、关节面运动等专业术语的阐释，作为对徒手疗法理论的有力补充。

此外，我们还增加了一个专门针对特定情境下进行徒手疗法干预的章节，旨在帮助医生深入理解徒手疗法如何针对主要的肌肉骨骼障碍发挥作用。同时，本书新增了"关节链中容易被忽视的区域"这一部分内容，强调了将肌肉骨骼功能障碍视为一个整体运动链来处理的必要性，并提供了关于相邻关节如何链接、共同影响原发性功能障碍的浅见。

最后，在胸椎相关的这一章节中，我们新增了一节专门用于探讨肋骨相关疼痛与功能障碍的发病情况及其管理策略，为这一领域的治疗提供了更为详尽的参考依据。

译者序

在康复医学领域，徒手疗法作为一种重要的治疗手段，引起了业界的广泛关注。本书介绍了徒手疗法的各个方面——从其历史背景到现代应用，从理论基础到实际操作技巧。除了徒手疗法的基本概念之外，书中还深入探讨了徒手疗法在各种疾病中的应用，如肌肉骨骼功能障碍性疾病、神经卡压综合征等。本书内容翔实而全面，值得所有使用徒手疗法的医者参考学习。

Deepak Sebastian 博士是美国密歇根州治疗科学研究所的创始人，骨科物理治疗委员会认证协会会员和美国骨科手动物理治疗师学会会员，拥有丰富的医疗经历，对整体疗法与肌骨系统都有着深刻且先进的认识。本书是他总结了徒手疗法的精髓，并将自己对所有与此疗法相关的经验融会贯通所得，对徒手疗法相关学科有着指导性意义，同时也对过往所有的经验进行了总结与实践、评价，是一本值得深读的治疗指南与工具书。

本书详细讲解了关节运动学、神经动力学等内容。通过对人体解剖结构的深入分析，阐述了关节受限的原因及其对整体功能的影响。介绍了丰富的手法技巧，如麦特兰德关节松动术、渐进式加压拉伸法、持续式加压拉伸法等，每种技术都配有详细的操作步骤和注意事项，确保读者能够准确掌握并应用于实践。本书还提供了大量临床案例，详细分析了徒手疗法在不同病症中的应用效果。例如在治疗颈椎病、腰椎病和股骨头坏死等方面，书中展示了如何通过徒手疗法改善患者的疼痛症状和生活质量。书中还介绍了一些特殊病例的处理经验，如神经卡压综合征、滑囊炎等疾病的治疗策略，进一步丰富了徒手疗法的临床应用范围。

本人从事中医康复治疗工作多年，深感本书内容丰富且实用，不仅为医学专业人员提供了宝贵的参考资料，也为普通读者普及了徒手疗法的基本知识。翻译过程中，我们尽量保持原文的准确性和专业性，同时结合中文读者的习惯进行了适当的调整和补充。希望本书能够为广大医学工作者提供有益的指导和帮助。

本书不仅是一本专业的医学教材，更是一本实用的临床指南。通过对徒手疗法的系统介绍和应用分析，本书为医学界提供了一个全面的学习和参考平台。相信在不久的将来，徒手疗法将在更多领域得到广泛应用和发展。

本书在出版工作中，得到了李俊卿老师的大力支持，由于她独具慧眼的引荐，让这本书得以顺利地与大家见面。还有研究生樊宇航、李梦娇、宋哲明、徐登峰等同学，也积极参与协助翻译的工作。在此，对所有帮助过我们的各位朋友表示深深的谢意。

最后也感谢每一位读者，你们的认可将是我们继续努力的动力。

目　录

第 1 部分

徒手疗法在肌肉骨骼功能障碍疾病中的应用

第**1**篇

导论与原则

第 1 章

导　论

"徒手疗法"是一种被医生广泛使用的一种高度成熟且成体系的治疗方法，可用于诊断、治疗软组织及关节病变，以缓解疼痛、改善关节活动度和纠正关节错位；改善收缩/非收缩结构组织的延展性及稳定性，以促进其修复、加强其功能。原有的辅助运动疗法和被动运动疗法包含了徒手疗法的操作，特别是在影像检查未能发现明显异常的肌肉骨骼功能障碍时，徒手疗法如今已发展成为一门专业性更强、应用面更广的学科。

处理肌肉骨骼功能障碍通常以改善症状为主，虽然缓解了疼痛，但往往没有找到真正的病因[1]，一方面可能是造成疼痛的病因复杂导致的，另一方面可能是疗程过短导致的。而一旦找到了真正的病因，发展成慢性病的风险就会大大降低，并可大大降低手术率。

肌肉骨骼系统宛如一个由链条相互牵连而成的系统，这些肌筋膜链由功能一致的筋膜包裹，统一协调了身体的运动机能。因此单一组织不会无端在自然情况下出现累积性损伤；反之当受到外力损伤（例如跌倒、车祸）后，机体也不会因单一受伤组织的功能恢复，完全重返正常状态。整个功能链系统相互关联，其完整性对于发挥机体正常功能起到至关重要的作用。功能链由骨质部分（骨骼和关节）、软组织部分（肌肉、筋膜和韧带）以及神经部分（中枢神经和外周神经）组成。有时自主神经也需要医生关注。发现功能链的功能异常，并分析其与现存的病理状态的关联性，是徒手疗法的艺术与科学的精髓所在[2]。

因此，曾经被认为是一种治疗技术的徒手疗法，实际上更是一种诊断方法。这种诊断是基于对功能链病变的敏锐感知和精确的临床观察，需要大量的练习与实践[3]。而具体"治疗技术"往往是徒手疗法策略中最小的部分，对功能障碍的检查及正确的诊断才是真正需要精研苦思的部分。

目前的医疗保健领域正向着所谓的"循证实践"的方向发展。物理治疗领域，尤其是从事徒手疗法的医生，感受尤为明显——强调治疗程序的重要性或对疗效进行标准量化[4]。尽管有些时候这些要求会被金钱与利益影响，但是完善的诊疗记录、检查和干预步骤仍然是临床发展的方向。如果在这些理念的基础上，同时承认每个人都是一个无法量化的个体，这可能对疗效产生正向影响，也更接近现实。

在徒手疗法理论中，疗效的再现性一直处于灰色地带。由于大部分诊断都依赖于"感觉"，所以一般我们需要两名或以上的检查者均能找到相同的"感觉"，才代表其具有统计学意义——这也被称为"评分者间信度"[5]。从以往经验来看，这样的检查程序是有效的。然而在少数情况下，评分者间信度也并不完美[6]。这些情况下，由同一检查者分次进行的检查，即"评分者内信度"也是可行有效的，这可弥补一部分不足。但相信也有很多医生知道，在其他将触诊检查纳入诊疗过程的医疗行业中，也存在类似的困境。所以我们呼吁医生构建和完善这些理论，并达成一致。以生物力学和病理力学为背景进行广泛的实践，并开展有意义的研究。

虽然徒手疗法一直被视作一种治疗工具，但实际上它是一种结合了临床推理和诊断等多方面的哲学，是基于感觉功能、运动功能和一些特定查体的诊断方法。在之后的章节中也会展示大量基于活动度或特殊查体的诊断标准。也有研究对一些查体的可靠性提出疑问，并设立"效用分"来评估这些测试[7]。评估标准如下：

①有效性

②特异性

③似然比（LR）

④诊断比值比

⑤诊断准确性研究质量评估（QUADAS）

- 特异性：检测结果呈阳性的概率。
- 敏感度：非病理状态下检测结果呈阴性的概率。
- 阳性似然比：检测结果呈阳性的病人与检测结果为阳性的非病人的比例。
- 阴性似然比：检测结果呈阴性的病人与检测结果为阴性的非病人的比例。
- 诊断比值比：结合阳性似然比和阴性似然比来衡量检测准确性的单一指标。

以上内容是通过研究测试诊断效用的文献并进行严格评估后推断而出，评估结果汇总于一份问卷中。诊断准确性研究质量评估是一份 14 分的问卷，根据回答"是"的次数得出分数，结果为 1 分、2 分或 3 分。

1– 高度支持测试；

2– 中度支持测试；

3– 最低限度支持测试。

不过，在本书中所提到的查体与治疗方法并不是全部都进行了诊断效用评估。有理论提出，大多数机械性肌肉骨骼功能障碍都

存在特定的躯体反应，并通过一些查体可以发现阳性结果，还能用以验证治疗方法的临床疗效。因为，这些徒手疗法对于躯体问题的有效性，已经通过随机对照试验被证明[8]。本书结合了传统整骨疗法和传统物理疗法的原理，通过有效经验检验，建立起"躯体诊断"理论。如同结构会决定功能一样，这种受"神经－肌肉"完整性影响的结构运动，其相互作用也可以反过来决定结构的功能。一旦这种统一性出现异常，机械性神经－肌肉－骨骼系统就可能出现功能障碍。所以医生应当牢记，徒手疗法或骨科徒手疗法（orthopedic manual physical therapy, OMPT）既是一门科学，也是一门包含了推理与管理的哲学。

但也如同其他治疗理念一样，徒手疗法也不能包治百病，它必须适当地与其他理念结合。在治疗神经肌肉骨骼器官时，所有合适的查体方法都要考虑，尤其需要考虑指南中提到的防范措施与禁忌证，防止出现不良反应。

因此本书不仅传授医师徒手疗法技术，更是通过强调查体和对功能障碍的诊断，来传授这些技术使用的原因和理论基础，即"治本求源"。

参考文献

1. Paris SV. Manual therapy: Treat function not pain. In: Michel TH (ed). Pain Churchill Livingston, 1985.

2. Greenman PE. Principles of Manual Medicine. 1996, Lippincott William and Wilkins, Baltimore

3. Sahrmann SA. Diagnosis by the physical therapist—A prerequisite for treatment.Phys Ther. 1988;68:1703-6.

4. Van Dillen LR, Sahrmann SA, Norton BJ, Caldwell CA, Fleming DA, McDonnel MK, et al Reliability of physical examination items used for classification

of patients with low back pain. Phys Ther. 1998; 78:979-88.

5. Gonella C, Paris SV, Kutner M. Reliability in evaluating passive intervertebralmotion. Phys Ther. 1982; 62: 436-44.

6. Sebastian D, Chovvath R. Reliability of palpation assessment in non neutral dysfunctions of the lumbar spine. Orthopedic Physical Therapy Practice.

2003;16:23-6.

7. Cook CE Hegedus EJ. Orthopaedic physical examination tests: An evidence-based Approach. New Jersey: Prentice Hill, 2008.

8. Bronfort G, Haas M, Evans R, Leininger B, Triano J. Effectiveness of manualtherapies: the UK evidence report. Chiropr Osteopat. 2010;18:3.

第 2 章
徒手疗法的演变

一、发展史

徒手疗法的起源可以追溯到公元前 3000年。目前已知的关于徒手疗法的典籍是汉朝司马迁所著的《太史公自序》。《内经》（公元前 2760 年）时期的古代文献中也已经出现了关于徒手疗法的内容。中国人的徒手疗法与现在的触发点理论、针刺疗法原理有许多相近的地方，他们称这些方法为"按摩""推拿"以及"点穴"等，并广泛应用于治疗关节、肌肉和内科方面的疾病。

在公元前 2500 年，埃及人发明了反射疗法：通过在手部或脚部集中施压以刺激身体器官与腺体相对应反射区的方法。这种施压方式据说可以激活体内的一些电信号，从而维持平衡。

最早的医疗实践记录可以追溯到公元前1000 年的阿育吠陀，也被称为所有医疗实践形式之母。古印度时期，被认为是现代医学与外科先驱的昙梵陀利（Dhanvantri）、遮罗迦（Charaka）和苏什鲁塔（Sushruta）[1]在著作《遮罗迦本集》（《Charaka Samhita》）和《苏什鲁塔集》（《Sushruta Samhita》）中描写了两种徒手疗法的形式，即五业排毒法（Panchkarma）和玛尔玛穴位疗法（Marma therapy）。五业排毒法包括推油法（Snehana）和按摩法（Abhyanga），通过给人体内部和外部涂抹药油或酥油，以柔软表层和深层组织、滋养和松弛神经系统、促进排除体内毒素。此外，苏什鲁塔还描写了收缩结构和非收缩结构的交汇点——他命名为玛尔玛穴点（Marma points），他提出了107 个穴点，还说明了如何使用指尖寻找这些穴点并实施点按治疗。

手触疗法（"hands-on" approach of healing）可以追溯到《旧约》时期，不过现如今有记载的现代徒手医学起始于希波克拉底时期，希波克拉底（Hippocrates），也被称为医学之父。他提出了包括牵引法在内的多种操作技术。此外，他还提出了徒手疗法前使用蒸汽加热的理念，这一方法一直沿用至今。他的著名继承人盖伦（Galen）也提倡使用徒手疗法，并描述了四肢和颈椎疾病的徒手疗法步骤。

（一）中世纪及文艺复兴时期

中世纪时期，阿拉伯医生阿布·阿维森纳（Abu'Aliibn Sina）编写的一本医学指南在 17 世纪前一直被奉为权威，这本书也囊括了徒手疗法技术。同样，在中世纪时期，被称为"中国希波克拉底"的张仲景也十分提倡用手法治疗病人。

医学的"文艺复兴"开始于安德烈斯·韦尔萨利乌斯（Andreus Versalius）。1543 年，他详解了人体解剖学。此外，他还概述了椎间盘的解剖结构、区分了纤维环和髓核。30 多年后，四代皇家御医安布雷斯·帕雷（Ambrose Pare）大力推进了外科手术的标准，并细分了众多手法。而在文艺复兴时期使用的教材中，也同样记载了脊柱牵引术和中世纪时期土耳其人曾使用的牵引手法。安布雷斯写道：“当椎骨向后脱位并突出时，应在腋下、腰部和大腿处用绳索将患者俯卧绑住。然后尽可能地从上方或下方牵引患者，但不可以蛮横用力 [3]。”这一理念至今仍被用于腰椎间盘源性疼痛的腰椎牵引。

（二）现代手法医学基础

约翰·亨特（John Hunter）在他的学说中强调了受伤后活动关节以防止僵硬及粘连的重要性。他推荐进行必要的拉伸，以避免炎症后的粘连发生。这些理念成为徒手疗法医师“治疗行为”的理论基础。然而，到了17、18 世纪，徒手疗法在医学界逐渐失去了地位，不过在临床范畴之外，也有如“正骨师”之类的医学团体仍然在使用这个方法。

1. 正骨疗法（Bone Setting）

17、18 世纪，英国开始盛行“正骨术”。人们相信，对小骨头错位进行治疗操作后的“咔哒”声就是骨头复位的声音。正骨疗法至今仍在印度（例如普瑟尔地区）得到保留，甚至用于治疗许多严重的病症。有时可以得到不错的疗效，但是大多数时候会留下后遗症。印度等地流行的正骨法，并没有得到英国等地区的医疗团体的认可。不过在 1867年詹姆斯·帕吉特爵士（Sir Jame Paget，1814–1899 年）发表了名为“正骨疗法病案集”的演讲。他认为关节受伤后难以恢复的最常见原因是休息时间过长。这样不仅使得患处恢复缓慢，甚至可能导致周围未受伤的关节因一直处于休息状态而出现损伤。他主张尽早进行运动以促进康复，这也是许多医师一直沿用至今的理念。到 20 世纪中叶，整骨疗法（osteopathy）、整脊疗法和理疗逐渐取代了正骨疗法的地位。

2. 整骨疗法（Osteopathy）

整骨疗法起源于美国的安德鲁·泰勒·斯提尔（Andrew Taylor Still），他于 1874 年创立整骨疗法。这位来自堪萨斯城的医生性格古怪、独出新裁，他执着追求自己的信仰，致力于医药哲学理论和整体观念的研究。1864 年流行的脑膜炎使他失去了他的三个孩子，因此他坚定信念，致力于提高医学的学科地位。

安德鲁·斯提尔主要关注“关节受限”。他认为只要出现关节受限，就会导致该部位充血、动脉血流减少，从而减少了该区域肌肉、韧带、神经及动脉的营养导致疾病进一步发展。他发现解除部分受限后，某些症状会得到改善。

整骨疗法的概念简述如下 [5]：

- 人体是一个整体；
- 结构与功能是相互关联的；
- 正确激发人体的自我调节机制，要基于对人体整体观、自我调节机制和结构 – 功能关系的了解。

整骨疗法虽然不断发展，但也逐渐融入现代医学中，因为它并不是一个独立的万能疗法。因此，整骨疗法的热度也在渐渐降低。在美国，整骨医师的数量很少，但与欧洲的情况不同，美国整骨医师中很大一部分也在从事传统医学。他们留下的理论和技术大都在理疗临床诊所得到实践，且只针对“神经 – 肌肉 – 骨骼功能障碍”，而非整骨疗法最初宣称的“所有疾病治疗”。据推测，斯提尔在研究期间采纳了许多印度正骨师的技术，这似乎说明其实印度很早以前就开始了徒手疗法——不过缺少强有力的证据证明这一观点。

3. 整脊疗法（Chiropractic）

整脊疗法，源自希腊语，cheir，意为手；praxis，意为用手。由脊骨神经学创始人丹尼尔·大卫·帕尔默（Daniel David Palmer）提出。他是一位杂货店老板兼执业磁疗师。

他于 1895 年提出了自己的理论。虽然他本人在其著作中承认了这一发现实际是从一名医生处学习到的，但脊骨神经学的追随者仍愿意将功劳归结于帕尔默。

由脊骨神经学医生杨斯（Janse）、豪瑟（Houser）、威尔斯（Wells）定义的脊骨神经学理论基础如下：

- 椎骨是有可能脱位的；
- 椎骨脱位会影响其他结构（穿过椎间孔的神经、血管、淋巴管等）；
- 受到撞击后，脊髓相应节段的脊神经和自主神经的功能可能受到干扰，神经传递功能受损；
- 因此，受上述情况影响，机体某些部位的神经支配会发生异常改变，这些部位会出现功能性或器质性的病变或病变倾向；
- 通过对脱位椎体进行调整，可以消除椎间孔内结构的碰撞，从而恢复患处的神经支配，使功能和机能得到恢复。

整骨疗法这一理念后来被称为"神经定律"。遵循上述理念的整骨医生被称为"直系"，但如今已经慢慢失去影响力。现在大多数脊骨神经学医生都被称为"混血"，因为他们在传统的脊骨神经学疗法的基础上结合了电疗、运动疗法等理疗康复技术。

整骨疗法和整脊疗法两者理念十分相似：它们都主张解除阻塞和压迫，并根据解剖结构的问题进行评估。

（三）医生对徒手疗法的贡献

医生对徒手疗法的最大贡献是创造了"徒手疗法"这一名词，这从最大程度上减少了术语混淆的问题。詹姆斯·门内尔（James Mennel）[6] 首当其冲，他和他的儿子约翰·门内尔（John Mennel）在徒手疗法领域中做出了巨大的贡献。另一位享有赞誉的是詹姆斯·赛利亚克斯（James Cyriax）[7]，他在其父亲埃德加·赛利亚克斯（Edgar Cyriax）奠定的基础上，为徒手疗法的科学诊断做出了卓越的贡献。

1907 年，詹姆斯·门内尔（James Mennel）[6] 加入了英国皇家物理疗法学会，并负责指导关节和软组织诊疗的操作技术。他鼓励医学同仁根据病情将病人转诊至理疗师处。他还编撰了一本名为《手法治疗》的专著，其中专门详述了按摩疗法，被动疗法，辅助、抗阻运动及关节手法等内容。他的儿子约翰·门内尔于1960年出版了《关节疼痛》一书，书中提出关节疼痛和病变的主要相关结构是滑膜，而非椎间盘。门内尔可能是第一个使用"关节附属运动"一词来描述关节活动质量的人，和他的父亲一样，他也向物理治疗师慷慨解囊，传授技术。

埃德加·赛利亚克斯在 1917 年发表了名为《颈交感神经节手法治疗》的论文，其中概述了触诊颈交感神经节并横向摩擦以刺激其功能的疗法。他的儿子詹姆斯出版了两卷《骨科医学教科书》，书中详述了在诊断中区分软组织的方法，被奉为经典，至今仍具价值。他还普及了一些短语，例如"末端感觉"、"囊状形态"、"关节松弛位 / 受阻位"、"收缩 / 非收缩结构"等。他认为发现、评估问题要比治疗手段更重要——这对徒手疗法来说意义非凡。他培训了一批物理治疗师，并认为物理治疗师实际上比医生更适合徒手疗法。

20 世纪 40 年代，徒手疗法获得了许多极具价值的突破。赫尔曼·卡巴特（Herman Kabat）博士认为神经障碍患者不仅仅需要关节运动疗法和辅助设备。他翻阅了大量谢林顿（Sherrington）、盖赛尔（Gessel）等神经生理学专家的研究文献，发现肌肉可受到拉伸或阻力等本体感觉刺激的影响，从而总结出了一种针对神经和骨骼疾病患者有效的徒手疗法方案，为神经肌肉促进技术（proprioceptive neuromuscular facilitation, PNF）奠定了基础。

骨科医生弗雷德·米切尔（Fred Mitchell DO）设计出了一种徒手治疗方法，通过对相应的肌肉施加一个特定且精准的反作用力来松解关节中的特定限制。最初这个方法被应用在脊柱上，通过多裂肌收缩拉动受限的脊柱，即所谓的肌肉能量技术（muscle energy technique，MET）。

珍妮特·崔佛（Janet Travell）博士于 20世纪 40 年代提出了扳机点理论。她将扳机点描述为继发于肌肉长期收缩和创伤的肌肉触痛点，并介绍了治疗扳机点的手法和注射方法[9]。

骨科医生劳伦斯·琼斯（Lawrence Jones）在 20 世纪 60 年代开发出了一种名为"拮抗 - 松弛"的徒手治疗方法[10]。其基本原理是肌肉拉伤后会处于收缩状态，而根据欧文·科尔（Irvin Korr）的肌肉纺锤体理论——缩短的肌肉纺锤体的 γ 神经元的活动会增加并保持收缩状态，从而在收缩的肌肉上出现明显的压痛区。在准确的位置施治就可以将这种异常活动降到最低。

20 世纪 60 年代，瑞典索德海姆的阿尔夫·布雷格（Alf Breig）博士提出了不良机械张力概念。他在新鲜尸体上演示了神经系统在脊柱和肢体运动上的表现。1960 年，他出版了《中枢神经系统生物力学》一书，介绍了颅神经，脑组织和脑室的动态力学。1978 年，他又出版了《中枢神经系统的不良机械张力》一书，介绍了不良神经张力的临床结果。

（四）理疗师对徒手疗法的贡献

英国早期的物理治疗师和美国的辅助功能重建人员精通按摩、关节手法和锻炼。他们的知识大多来源于医学体系。但在 20 世纪 30 年代，由于关节运动学的出现，一种系统的手法开始兴起。曾经，人们从骨关节学角度将运动分为三个平面的活动，从而用"屈曲"、"伸展"等一众名词描述了关节的运动。1927 年，沃姆斯利（Walmsley）[11]首次提出关节运动学概念。这个概念在后来也被《格雷解剖学》（Gray's Anatomy）采用。在书中，它描述了关节内部发生的运动，如滚动、滑动和旋转。物理治疗师弗雷迪·卡尔特伯恩（Freddy Kaltenborn）看到了新兴的关节运动学的重要性，将其运用在关节治疗中，并开发出来物理治疗中独一无二的全新操作方法，提出了"凹凸定律"。1955 年，斯坦德勒（Steindler）[12]在其著作《正常和病理状态下的人体运动学》中总结了既往的研究，并补充了大量关节运动学知识。卡尔特伯恩（Kaltenborn）[13]于 1961 年出版了《四肢关节手法》一书，并成为最早将手法和关节运动学结合起来的人。

斯坦利·V·帕里斯（Stanley V Paris）[3,5]为促进美国物理治疗师的徒手疗法作出了巨大贡献。他来自新西兰，以充满活力的教学模式和远见卓识著称。1963 年，他在《新西兰医学杂志》上发表了《特定脊柱手法的理论和技术》一文，文中指出："任何失去活动能力的关节都会开始退化，在退化的同时，其周围的其他关节也会出现损伤、退化和疼痛。"他称这种情况为"功能障碍"，并主张要治疗引起功能障碍的病因，而不是单纯解决功能障碍症状所带来的疼痛[1]。因此他的理念更多用于治疗运动障碍，并强调功能的改善。他是一名出色的教育家、临床医生、企业家、研究学者、游泳健将以及航海家。他可能是唯一具有资质的物理治疗大学的物理治疗师，他建立了美国佛罗里达圣奥古斯丁健康科学大学物理治疗专业。

杰弗里·麦特兰德（Geoffery Maitland）[14]这个名字对于全球大部分物理

治疗师来说如雷贯耳。他的振荡式关节松动技术已在全世界得到了推广和传授。1964年，他在其《椎体手法》中发布了自己的研究成果。其理念基于对可再现体征的治疗，致力于达到消除疼痛、改善关节活动度。

英国徒手医学协会成立于20世纪60年代，然而，在物理治疗行业中却缺乏一个具有这种容量和能力的正式组织。1966年10月26日，物理治疗师麦特兰德、格里夫、卡尔特伯恩和帕里斯在伦敦举行了首次会议，讨论成立一个国际机构来交流教育理念并维护徒手疗法的标准。1974年，在加拿大蒙特利尔举行的世界物理治疗联合会议上，国际骨科手法治疗联合会（IFOMPT）在帕里斯的主持下成立，来自美国的艾哈德担任主席。

20世纪70年代末，麦肯基（McKenzie[15]）开始推广一种通过伸展脊柱以治疗腰背疼痛的方法。他认为由于椎间盘之间存在流体力学的关系，椎体前部受到挤压，椎间盘后部的膨出会由于处于屈曲状态而更严重，而向后伸展可以压缩后部结构，降低了椎间盘向后移动的可能性，让椎间盘向疼痛敏感区的移动风险最小化。他的方法得到了全世界的认可，并经由他的学校向全世界开展了培训。

埃尔维（Elvey）和巴特勒（Butler）在20世纪80年代和90年代根据阿尔夫·布雷格博士的理论，开发出一种新的方法来测量周围神经的不良神经张力，并随之开发出相应的治疗方法。现在他们的方法已被全世界的物理治疗师所采用。

20世纪90年代，新西兰物理治疗师布莱恩·穆里根（Brian Mulligan）进一步提出了运动疗法。此前介绍的所有形式的徒手疗法都是被动的，即病人休息，由医生进行操作。而穆里根的理念认为病人需要通过活动关节的方式发挥关节原本的功能。他的方法在全球范围内广受欢迎。

1991年，美国骨科徒手物理治疗学会（American Academy of Orthopedic Manual Physical Therapy, AAOMPT）成立，法雷尔担任首届主席，该学会后来成为了国际骨科徒手物理治疗联合会的分会。美国骨科徒手物理治疗学会认为徒手疗法是一门实践性很强的学科，理论知识应该与指导实践培训相结合。他们指出住院医师培训的必要性，也为美国的徒手疗法培训指定了医师标准。

物理疗法中的徒手疗法可以说是多种学术思想的折中，或者说混合。其实大多医生都会同时关注位置和活动障碍，也会使用仪器、等长收缩训练、振荡技术、直接和间接的技术等方式。因此，本书的重点是将目前所有的徒手疗法理念整合起来，从每种理念中汲取适合的内容，提供最完美的治疗方案。本书呈现的徒手疗法，作为一种独特的当代疗法，是在帕里斯、卡尔特伯恩、阿尔夫·布雷格的理论和整骨疗法这些现有疗法的基础上编写的。将躯体病因与现有的传统骨科诊断相联系，以更好地选择适合的干预措施。此外，本书作为一册文献综述还介绍了对更多折中方法的需求，结合其他物理治疗干预方法来增强单一徒手疗法的效果。指导原则包括稳定性锻炼和功能恢复期间的护理等。

参考文献

1. Raju VK. Susruta of ancient India. Indian J Ophthalmol. 2003;51:119-22.

2. Ventegodt S, Kandel I, Merrick J. A short history of clinical holistic medicine. Scientific World Journal. 2007;7:1622-30.

3. Paris SV. A history of manipulative therapy through the ages and up to the current controversy in the United States. Journal of Manual and Manipulative Therapy. 2000;8:66-7.

4. Hood W. On so called "bone setting", its nature and results. Lancet. 1871;1:336-8, 372-4, 441-3.

5. Paris SV, Loubert PV. Foundations of clinical orthopaedics, 1990. Institute press, Division of Patris Inc, St. Augustine, FL.

6. Mennel J. Rationale for joint manipulation. Physical Therapy. 1970;50:181-6.

7. Cyriax J. The pros and cons of manipulation. Lancet. 1964;1:571-3

8. Wilson E, Payton O, Donegan-Shoaf L, Dec K. Muscle energy technique in patients with acute low back pain: A pilot clinical trial. J Orthop Sports Phys Ther. 2003;33:502-12.

9. Kuan TS, Hong CZ, Chen JT, Chen SM, Chien CH. The spinal cord connections of the myofascial trigger spots. Eur J Pain. 2007;11:624-34.

10. Woolbright JL. An alternative method of teaching strain/counterstrain manipulation. J Am Osteopath Assoc. 1991;91:370, 373-6.

11. Walmsley T. Articular mechanism of diarthrosis. J Bone J Surg. 1927;10:40-5.

12. Steindler A. Kinesiology of the human body under normal and pathological conditions. Thomas, Springfield, IL: 1955.

13. Kaltenborn F. Mobilization of the extremity joints: Examination and basic techniques. 3rd edn, 1980. Olaf Noris Bokhandel A/S, Oslo, Norway.

14. Maitland GD. Manipulation—Mobilisation. Physiotherapy. 1966;52:382-5.

15. McKenzie RA. Comments on a systematic review of the McKenzie method. Spine. 2006 5;31:2639; author reply 2639-40.

16. Hall TM, Elvey RL. Nerve trunk pain: physical diagnosis and treatment. Man Ther. 1999;4:63-73. Review.

第 3 章
徒手疗法的定义和操作分类

徒手疗法的文献中，可能由于一些理论具有独创性，部分术语会存在差异。因此本章旨在对术语类型做统一与简化，以便读者理解。"徒手疗法"是一个宽泛的术语，包括关节运动、松动术以及手法治疗等。一些徒手疗法专家会专精其中一种。例如卡尔特伯恩在课程中使用了"松动"一词，而帕里斯则使用了"手法"一词，还有人将"手法"限定为用于产生"啪"或"咔擦"声的"闪动力技术[1]"，"松动术[2]"则用于非闪动力技术。"手法"作为术语之所以不常被使用，是因为医学界对整脊医师的不信任以及对手法可能产生的不良影响心存疑虑，他们认为手法是一种激进的方式，对骨骼尤其对脊柱都可能产生不良影响。因此，操作者会选择"松动"这种争议较少的词语。然而软组织手法，例如按摩等，就非常常见。因为按摩是一种很少会被大力使用或需要医生在患者麻醉后才能进行的操作，基本不涉及闪动力。因此我们定义徒手疗法为：

- 对关节进行熟练的被动运动[3]；
- 具有治疗目的的熟练的被动运动（2004）。

这种运动可以是不同类型的。可以是持续地进行拉伸或范围性活动、振荡或者闪动力，可以作用于关节或软组织上。因此所有熟练的被动运动都可以视为徒手疗法，如果要进一步细分，则可以分为非闪动力手法（松动术和关节运动等）和闪动力手法（闪动力等）两类。

无论手法类型是有推力还是非推力，其作用部位都是相互关联的。它可以应用于特定区域，例如单个椎体或某个特定的软组织，也可用于整体，例如整个脊柱或是更大范围的软组织。整体（区域性）和特定（局部性）的手法见表 3.1。

表 3.1　徒手疗法分类

闪动力手法	非闪动力手法
快速复位手法	·包括松动和关节运动
	·麦特兰德技术 / 关节松动术
	·递进或持续拉伸或加压
	·软组织松解 / 筋膜松解术
	·神经肌肉疗法
	－ 神经松动术
	－ 本体感觉神经肌肉促进作用（PNF）
	－ 肌肉能量技术（MET）
	－ 拮抗 － 松弛技术（SCS）

一、徒手疗法操作

对关节进行熟练的被动运动。

（一）闪动力手法

在关节活动范围极限位突然进行快速、短振幅的运动。

（二）非闪动力手法

当关节、软组织在可用的主动或被动范

围内或达到极限（生理范围内）被拉伸或抖动。神经肌肉疗法中也包括非闪动力手法。

1. 麦特兰德关节松动术 / 分级振荡术（Graded Oscillation）　麦特兰德[4]推广了关节松动术并将其分为四个等级。这种技术通过循环加压的形式，以达到对不同部位交替地传达压力（开和关）。分为以下四个等级：

1 级：在开始阶段进行小范围运动。

2 级：在范围内进行大幅度运动，但是不达到范围极限。

3 级：大幅度活动至极限。

4 级：在极限（边缘）范围内进行小幅度活动。

2. 渐进式加压 / 拉伸（Progressive Loading/Stretch）　渐进式加压运动包括一系列连续的短振幅、弹簧式的压力。压力在幅度上逐步递增，并和关节松动术一样，以 1~4 级为标准。渐进加压可用于力学相关疾病、关节病和软组织活动受限。布莱恩·穆里根（Brian Mulligan）将这个原理与关节生理性运动相结合，发明了"动态关节松动术"（Mobilization With Movement, MWM）[5]。

3. 持续式加压 / 拉伸（Sustained Loading/Stretch）　持续式加压指的是连续不间断的压力，强度一般保持不变，也可以依从患者的反应增减。持续加压可以对适应力减弱的软组织的粘弹性产生影响。不过一般不足以解决关节内的受限问题。

4. 软组织操作术（Soft Tissue Mobilization）　通过对软组织进行手法操作，以对神经、肌肉、淋巴、循环系统产生影响。比较典型的就是按摩和罗尔芬健身法（注：一种姿势训练与肌肉按摩相结合的健身法）。其主要影响因素为肌张力（或紧张状态）及伸展性（或伸展能力）。

5. 肌筋膜松解术（Myofascial Release）一种基于神经反射的软组织疗法，可减轻组织张力。其核心在于找到进入肌肉骨骼系统的最佳切入点，施加适当的力以诱发抑制，通过灵敏的触诊对组织的反应做出正确的操作。其结果就是放松组织张力，减少肌筋膜紧绷感，从而改善组织延展性，减轻疼痛。

6. 神经肌肉疗法（Neuromuscular Therapies）

神经调动（Neural Mobilization）：埃尔维和巴特勒重振了阿尔夫·布雷格博士的工作，开发出一种新的方法来测试外周神经的不良神经张力，并提出了相应的治疗方法。他们认为神经与其他结构一样会进行运动，如果神经无法进行运动则会出现功能障碍。其诊断的重点就在于判断神经是否出现无法活动的情况，这被称为不良神经张力，是对缺乏活动能力的一种补偿，治疗方法就是恢复运动。

本体感觉神经肌肉促进技术（PNF）：由赫尔曼·卡巴特博士和物理治疗师玛格丽特·诺特开发的一种通过刺激本体感受器来促进"神经—肌肉"反应机制的方法。这个理论认为人体所有运动都是以对角线的模式发生的，施加特定方向、时间和阻力的手法刺激，对激发所需的"神经－肌肉"反应有所帮助。

肌肉能量技术（MET）：由骨病学博士弗雷德·米切尔（Fred Mitchell Sr DO）开发。作为一种手法，其通过肌肉的主动收缩（通常是等长收缩）诱发骨的运动，进而改善关节活动受限。虽然肌腱附着处的剧烈收缩导致骨移位会造成撕脱性骨折，但类似的概念也可用于通过肌腱的适度收缩来移动骨，从而起到有益效果。

拮抗 - 松弛技术（Strain Counterstrain）：由劳伦斯·琼斯（Lawrence Jones, DO.）提出。其基本原理为肌肉拉伤时肌肉会处于收缩状态。根据欧文·科尔（Irvin Korr）的肌肉纺锤体理论，短缩肌肉纺锤体的 γ-运动神经元活动增加并保持收缩状态。

此时，收缩的肌肉就会出现明显的触痛区。将拉伤的肌肉被动置于收缩位置 90 秒，可减少肌肉纺锤体中的异常 γ－运动神经元的活动，局部肌肉触痛明显减轻，使肌肉恢复正常长度并减轻疼痛[9]。

　　以上这些名词解释可以帮助读者在进一步阅读时解释分类中存在的差异。本书中介绍的治疗技术是该学科分类中的一个集合。不过由于神经肌肉技术超出了本书的范围，因此在此不做详述，建议读者另行阅读。

参考文献

1. Cleland JA, Flynn TW, Childs JD, Eberhart S. The audible pop from thoracic spine thrust manipulation and its relation to short-term outcomes in patients with neck pain. J Man Manip Ther. 2007;15:143-54.

2. Landrum EL, Kelln CB, Parente WR, Ingersoll CD, Hertel J. Immediate Effects of anterior-toposterior talocrural joint mobilization after prolonged ankle immobilization: a preliminary study. J Man Manip Ther. 2008;16:100-5.

3. Paris SV. Mobilization of the spine. Phys Ther. 1979;59: 988-95.

4. Maitland GD. Manipulation—Mobilisation. Physiotherapy. 1966;52:382-5.

5. Exelby L. The Mulligan concept: its application in the management of spinal conditions. Man Ther. 2002;7:64-70.

6. Hall TM, Elvey RL. Nerve trunk pain: physical diagnosis and treatment. Man Ther. 1999;4:63-73. Review.

7. Rees SS, Murphy AJ, Watsford ML, McLachlan KA, Coutts AJ. Effects of proprioceptive neuromuscular facilitation stretching on stiffness and force-producing characteristics of the ankle in active women. J Strength Cond Res. 2007;21:572-7.

8. Wilson E, Payton O, Donegan-Shoaf L, Dec K. Muscle energy technique in patients with acute low back pain: a pilot clinical trial. J Orthop Sports Phys Ther. 2003;33:502-12.

9. Dardzinski JA, Ostrov BE, Hamann LS. Myofascial pain unresponsive to standard treatment: successful use of a strain and counterstrain technique with physical therapy. J Clin Rheumatol. 2000;6:169-74.

10. Nyberg R, Basmajian JV. Rational manual therapies. 1993, Lippincott Williams and Wilkins, Baltimore.

第 4 章
机械功能障碍初探

新手医生需要了解运动的基本术语。譬如"受限"就常常被用于解释功能障碍的主要原因。了解了基本术语，就能更好地理解受限发生在何处。

众所周知，运动主要指肢体与身体轴线的空间关系，称为屈、伸、外展等。这些运动被称为"骨关节"运动，是肢体的总体活动。此类运动的受限一般可以通过目测观察到，也可以用动态关节角度计测量。不过，当这些运动在关节外发生时，关节内也会同时发生运动。就好比一扇活动的门，当门开启或关闭时，固定门的铰链也会相应地发生移动。如果铰链受到限制，门的活动也会受到限制。在身体中，门可以比作人的四肢或者长骨，而铰链就是关节。所以，肢体运动时，关节内部也会发生相应的运动。这种发生在关节内部的运动被称为"关节运动"（图 4.1），关节内运动是无法直观地被看见的，它们必须被动激发且活动范围很小，因此很难进行检查[1,2]。

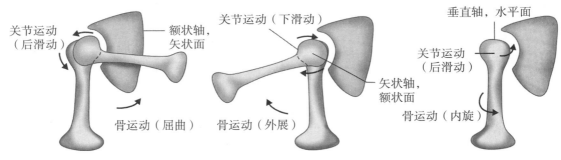

图 4.1　不同平面上的关节运动

在徒手疗法中，"关节受限引发功能障碍"这一术语中的"受限"指的是关节的运动受限。检测关节运动受限的技术是诊断功能障碍的重要依据。总体运动的范围以活动度作为描述标准，但关节运动却无法用每个关节的活动度来描述，而且每个关节的活动度也难以测量。

因此，徒手疗法医师会通过以下方法对关节神经受限进行评估[3]:

- 运动范围受限程度；
- 与正常关节的运动进行比较，检测不对称性；
- 检查运动过程中骨性标志的不对称或错误位置。

在"诊断原则"章节中，对检测关节运动受限有更详细的介绍。不过无论是诊断运动功能障碍还是治疗功能障碍，都应该先理解"关节内部运动"和"关节运动"的概念。

到物理治疗医师处咨询或转诊的患者，

通常临床症状大多表现为疼痛、某种关节运动受限导致功能障碍或肌力减弱。

试想一下，某个转诊患者是一名板球运动员，在一次保龄球运动后发生肩部疼痛，在排除其他病因的情况下，将其诊断为冈上肌撞击性肌腱炎。你酌情采用了电疗、物理疗法、运动疗法（包括松动术）等治疗手段来帮助他恢复活动范围。患者作为一名投球手，当他的症状得到缓解时，需要立即恢复运动，疼痛也会因此反复发作。因此，我们应该反问自己几个问题：

①投球是否是疼痛的原因？

②理疗师诊断冈上肌腱损伤是否正确？

回想我们日常检查中常见的两个客观体征：关节受限和肌肉无力。这些概念性的内容虽然听着很简单，但其中的含义却十分重要。在下面的章节中，我们将对它们进行更详细的介绍。

一、关节受限

想象一个球状关节和一个窝状关节。

关节球在关节窝上高效、快速地做着大范围滑动运动，当关节球挪动至关节窝的整个区域内，支撑软骨所受的压力最小且负荷分布均匀（图4.2）。如果是受限的情况，球关节在窝关节上的运动幅度就会减小，负荷就不会分布到更大的区域，而是集中到某一较小的区域。这就有可能导致局部压力增大，造成软骨磨损、骨关节炎、周边软组织刺激和疼痛[4]。

实际上，肩关节作为球窝关节的一种，在外展过程中，肱骨头向下滑动，并在关节盂上外旋。这时肱骨大结节和肩峰之间就存在足够的空间，冈上肌腱就不会受到阻碍。如果存在限制，那么肱骨头的下滑就会减少，肱骨大结节在用力外展时就可能将肌腱挤压

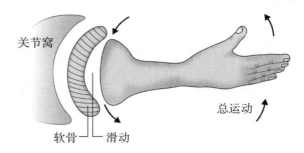

图4.2　球窝关节的运动

到肩峰上。如果胸椎节段在屈曲时受到限制，就会干扰斜方肌和菱形肌的力学结构。而斜方肌和菱形肌又与肩胛骨相连，由此产生的肩胛骨向下旋转和外展可能会扰乱肩胛骨与肱骨的正常活动[5]，使肩峰更靠近肱骨大结节，最终造成两者之间肌腱的撞击（图4.3）。局部注射、药物治疗或物理治疗可能会缓解症状，但要获得更多功能性的结果，必须恢复肱骨头的下滑，实现胸椎节段的后弯，恢复斜方肌、菱形肌和肩部旋转肌的效率，才可以从根本上解决问题。而物理治疗的诊断结果即是胸椎侧弯屈曲旋转、斜方肌下部薄弱或肱骨头后下部滑动不足，最终导致冈上肌腱炎。通过用力的活动可以恢复关节的活动范围，但有可能过度拉伸韧带或相关软组织结构，进一步损伤肌腱。

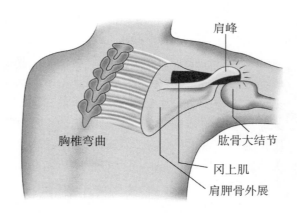

图4.3　功能障碍受影响的部位

二、肌肉力量减弱

毫无疑问，正常的肌肉组织在关节受力时会移动并且对冲击力产生缓冲或吸收的作用。通常需要加强肌肉活动的原因就是为了支撑关节和减轻冲击。如果承重关节仅由薄弱的肌肉组织支撑，长期过度使用或负重会导致软骨、韧带和其他软组织结构承受过大压力，导致减震功能下降，最终造成磨损和撕裂，进而引起疼痛。

现在我们想象一下临床的实际情况。臀中肌从髂骨背面贯穿至股骨大转子，在单腿站立时起到内收髋部和稳定骨盆的作用。众所周知，臀中肌无力会导致特伦德伦堡征阳性（Trendelenburg 征）（图 4.4）。当患者在臀中肌无力的情况下持续负重时，由于骨盆不对称，骶髂关节会受到牵拉，由于受力受到影响，骶骨活动受限，最终导致骶骨功能障碍。由于梨状肌距离髋关节后侧很近，因此也会引起髋部疼痛，并很容易被误认为髋部病变。此处的骨骼结构紊乱也可能使滑囊受到刺激导致滑囊炎。坐骨神经靠近骶髂关节，有时会穿过梨状肌，受到刺激时会导致神经根病变，有时也可能会被误认为是椎间盘病变。

因此医师在作出类似"髋关节疼痛"、"滑囊炎"、"骶髂关节痛"、"坐骨神经痛"或"神经根病变"等诊断时，也要考虑是否有可能是骶骨扭转受限或臀中肌无力的情况。

这样的案例不胜枚举。医师必须明白，错误的骨骼排列和力学结构（包括软组织失衡）会导致关节和软组织损伤，从而引发扭伤、拉伤、滑囊炎、肌腱炎及神经根疾病等常见病症。这些都属于"机械功能障碍"而非疾病。但如果疼痛是由恶性肿瘤、血管损伤或感染等医学因素引起的，则不属于机械功能障碍。

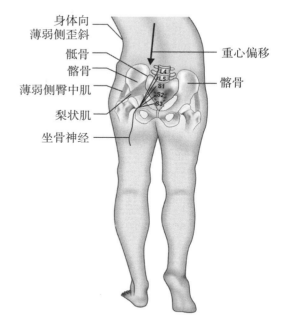

图 4.4　左臀中肌无力的异常生物力学

所以机械功能障碍可以表现为活动能力的变化，如活动受限、结构紊乱性无力等，最终均会表现为活动异常。这样的异常活动会持续对疼痛敏感的支撑结构造成压力，从而导致疼痛。因此治疗的重点应放在引起活动异常的原因上，而不能仅针对活动异常引起的疼痛进行药物或手法治疗[7]。

相同症状的病因可能是不同的。如坐骨神经痛，有机械性原因，如骶髂关节受限；也可能是由疾病引起，如骨盆肿瘤压迫坐骨神经。这两种情况都会造成坐骨神经痛。因此物理治疗师在临床上不仅要对功能解剖学和相关生物力学有透彻的了解，还必须对传统医学常识有所了解，以便准确地进行诊断。当然，我们并不是需要诊断出病因，而是要知道我们是否能处理这些症状，并视情况进行转诊。

止痛药之类的治疗方法在上述正确的徒手疗法中也有实践价值，可作为一种辅助手段使用。除了对生理病痛产生效果外，也可减轻徒手疗法时的酸痛感。

参考文献

1. Walmsley T. The articular mechanism of diarthrosis. J Bone and J Surg. 1928;10:40-5.

2. Steindler A. Kinesiology of the human body under normal and pathological conditions. Charles Thomas, Springfield, IL, 1955.

3. Snider KT, Johnson JC, Snider EJ, et al. Increased incidence and severity of somatic dysfunction in subjects with chronic low back pain. J Am Osteopath Assoc. 2008;108:372-8.

4. Birrell F, Afzal C, Nahit E, et al. Predictors of hip joint replacement in new attenders in primary care with hip pain. Br J Gen Pract. 2003;53:26-30.

5. Ludewig PM, Reynolds JE. The association of scapular kinematics and glenohumeral joint pathologies. J Orthop Sports Phys Ther. 2009;39: 90-104.

6. Nelson-Wong E, Gregory DE, Winter DA, et al. Gluteus medius muscle activation patterns as a predictor of low back pain during standing. Clin Biomech (Bristol, Avon). 2008;23:545-53.

7. Paris SV. The Spinal Lesion. New Zealand Medical Journal. 1965, Penguin press.

第 5 章
机械功能障碍防治原则

一、正位

结构与功能之间存在着不可分割、相互依存的关系。结构完整才能有和谐的运动功能，并最大限度地减少支撑结构的压力。如果结构异常，即便可以运动，也只能通过增加对支撑结构的压力来实现，就容易出现疼痛和功能障碍。换句话说，"正位"是实现正常肌肉骨骼功能的关键。作为一名医师，最重要的是掌握鉴别诊断"错位"病因的技能。

以下是帕里斯（Paris SV）博士在他的教学中引用的一个案例[1]。在枕部的所有运动中，寰椎总是紧随枕部或头部。寰椎关节可能会因为各种原因而受伤，例如在头部受到挥鞭伤或头部突然受到撞击等剧烈运动时，可能因肌肉保护性牵拉而错位。假设肌肉保护的方向是寰椎的右旋，如果不加以治疗，颈部可能会由于关节损伤出现血清纤维蛋白渗出物，形成粘连以及患侧肌肉缩短而导致一直保持右旋。由于枕骨和寰椎共同运动，寰椎的右旋又可能会影响头部的右旋。但患者显然更希望头面部能处于中立的位置，因此会在其他部位上进行代偿性左旋。这种左旋通常会发生在颈椎的中段，颈椎中段会向左侧弯曲，从而使眼球不平衡。为了使眼睛恢复平视，胸椎中部又会出现补偿性的右侧弯曲。其结果是出现轻微的结构性脊柱侧弯，由此产生的错误力学关系会对支撑结构造成压力，导致头痛、颈痛、神经根痛及胸痛（图 5.1）。

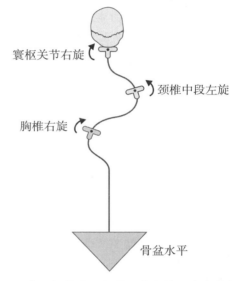

图 5.1　为了保持头面部处于中立位而出现的各部位的代偿运动

由于上述疼痛的根本病因在于寰椎卡在右旋位上，对症治疗后病人可能会暂时缓解疼痛，但疼痛缓解后恢复活动可能仍然会继续对支撑结构造成压力，所以症状仍会反复。这种对特定节段错位的诊断就是认识机械功能障碍的基础[2,3]。

二、与正位相关的因素：力量、稳定性、长度

上一节中讨论了肌肉力量与机械功能障碍的相关性，本节将讨论肌肉力量与协调性

的关系。尽管两者在概念上相同，但具体问题需要具体分析。

"协调性"是处理机械功能障碍的基础。骨骼系统只要保持正常排列就能实现正常的生理功能。骨骼在不同的功能强度下，维持协调性的应力风险也会不同，而保持非功能性协调的关键在于有肌肉组织的充分支撑。以前文提到的关于臀中肌对骶骨"协调性"的影响为例，假设已经明确骶骨功能障碍的原因是关节扭转，但如果不加强臀中肌的力量，骨盆会因臀中肌无力支撑而继续下陷[4]，即便通过适当的徒手疗法实现了矫正，也会导致骶骨功能障碍症状的复发。有明确证据表明通过手法矫正的最佳方法是保持核心的稳定和进行矫正练习[5]。

可以发现，肌肉无力会导致"协调性"的下降，对线错误也会导致相应的肌肉力量减弱。我们以臀中肌薄弱导致骶骨功能障碍举例，假设患者滑倒时直接撞到了骶骨，摔倒时的冲击可能会导致骶骨功能紊乱，从而限制相应一侧的骶髂关节活动，从而引起骨盆生物力学的变化。当原本正常的关节活动受限，臀中肌就不能发挥作用，时间一长则出现肌肉萎缩，进一步加重了骶骨功能障碍，出现持续的恶性循环。因此了解具体的病因和病程对于准确诊断非常重要。

在机械功能障碍方面，肌肉的紧张度或运动时的伸展范围与肌肉力量同样重要。所有肌肉都有一定的生理长度，当肌肉的长度处于适当范围内时，有助于实现其最佳功能。不符合生理范围内的活动会导致肌肉长度的损伤，经常有在运动前没有进行充分拉伸而发生肌肉拉伤的情况出现。除个别情况外，所有肌肉都有与骨骼相连的肌腱，通过肌腱与骨骼相连，从而使关节运动。肌肉不仅可以使关节运动，还能对骨骼起到支撑作用。因此，如果肌肉长度不够，就有可能对骨骼结构形成压力导致姿势异常

或骨关节排列紊乱。

假设有一个帐篷，帐篷中间有一根支撑杆，由两根绳子从两侧固定，若两根绳子的长度相同，那么杆子就会保持中立，如果其中一根绳子比较短，那么杆子的排列就会改变。类似的情况也适用于人体，想象一下，人体脊柱就像支撑杆，脊柱附近的肌肉及软组织扮演着绳子的角色，需要注意的是脊柱中的每块椎骨两侧都有肌肉及软组织附着，这使得人体的"支撑杆"更为复杂。以肩胛提肌为例，它附着于 1～4 颈椎横突两侧，若两侧肌肉不平衡，其中一侧比另一侧紧，会将特定节段拉向紧张的那一侧，发生颈椎的侧屈和旋转。如果这种情况持续存在，就会导致"错位"（图 5.2）。即便日后通过徒手疗法进行了矫正，也应时常对肩胛骨处的肌肉进行拉伸，避免复发[6]。

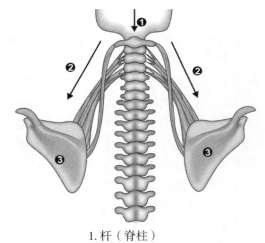

1. 杆（脊柱）
2. 绳（肩胛提肌）
3. 肩胛骨

图 5.2　后视图

三、功能恢复期的护理

在机械功能障碍的管理原则中，我们提出了"正位"和软组织完整性这两个重要方

面，一旦解决了以上两个问题后，更重要的就是功能恢复期的护理，或者说是指导患者如何在正确的生物力学原则下进行运动[7]。功能障碍的发生都有自身的特殊性，可从分布区域进行观察。以颈部和计算机从业人员的关系为例，长时间低头使用电脑会导致颈部和上背部肌肉疲劳，因为它们需要努力地支撑头部。如果肌肉力量足够，那么疲劳程度就会降到最低。然而在肌肉力量不足的情况下，长时间保持低头和圆肩的姿势会使颈部和上背部肌肉疲劳。疲劳后的反应表现为肌肉收缩。随着肌肉收缩加剧，其长度也会发生变化，这可能导致肌肉与椎骨的连接不平衡而牵拉椎骨导致"错位"。如果长期维持这种不正确的姿势或在这种状况下仍然进行运动，那么肌肉就会继续受压、收缩，功能障碍也将继续存在[6]。

因此在治疗肌肉骨骼功能障碍过程中，需要着重解决三方面的问题——正位、肌肉的力量/长度和功能恢复期后的护理。门诊治疗结束后，必须指导患者进行自我锻炼，以保持正确的运动方式，同时要根据情况指导患者保持正确的姿势、选择合适的鞋子等，否则功能障碍复发的可能性很高。

慢性疼痛是指持续时间较长的疼痛。常规治疗虽能暂时缓解疼痛，但疼痛仍会反复发作。如果疼痛是由于机械性功能障碍引起的，只要功能障碍的原因持续存在，疼痛就有可能发展为慢性。因此，机械性疼痛之所以会变成慢性疼痛，很多时候是因为根本原因没有被发现。以寰椎活动受限为例，此处关节引起的功能障碍可能会诱发严重的头痛。枕大神经和耳廓神经分别行走于枕浅部和颞前部，寰枢椎活动受限会刺激枕下的肌肉组织，进而刺激局部神经，引起明显的枕部和颞部头痛。患者可能会因神经或血管性头痛而不断接受药物治疗，但效果并不明显，因而变成慢性头痛。更重要的是，X 线或 CT 等检查可能无明显异常，因为这些检查通常不能发现关节功能障碍才是根本原因，这种障碍不像软组织撕裂或骨折那样存在明显的结构损伤。但是，如果对第一、第二颈椎的活动度、位置和压痛点进行熟练的触诊，就会发现出现功能障碍的部位，医师会将头痛与肌源性头痛联系起来，而不是血管性或神经性头痛。对第一、第二颈椎及枕下肌群进行手法治疗，就能在最大程度上缓解症状。

类似情况也发生在踝关节外侧韧带拉伤时，其在运动员身上更多见，且容易反复发作。尽管可以通过局部注射或超声波治疗使韧带愈合，但在剧烈运动后症状仍然可能会复发。这时医师应该考虑到，导致反复拉伤的原因可能是跟距关节或距腓关节的错位，或者是胫骨或股骨颈的外旋。这些问题都会导致功能障碍，增加足内翻的风险，导致踝关节外侧韧带拉伤。可通过适当的手法治疗来松解受影响的关节，并设计适合的运动康复计划加强足踝部肌肉的力量。同时使用矫形器来保持足部的正位，可以有效地解决本质问题。但如果病因没有得到治疗，则会导致踝关节反复拉伤，形成慢性劳损。

熟练的骨骼 - 肌肉查体诊断有助于发现发病的本质原因。如在第一个例子中，头痛实际上可能是由肌肉问题引起，而不是由血管问题引起的。如果找不到病因，疼痛就无法得到缓解，患者可能会被误认为是在装病。而疼痛持续存在最终又可能发展成慢性疼痛，严重影响患者的功能活动。因此，治疗病因对预防慢性功能障碍和疼痛症状至关重要。

参考文献

1. Paris SV. S3 course notes. Institute press, St Augustine, FL.

2. Snider KT, Johnson JC, Snider EJ, et al. Increased incidence and severity of somatic dysfunction in subjects with chronic low back pain. J Am Osteopath Assoc. 2008;108:372-8.

3. Jull G, Bogduk N, Marsland A. The accuracy of manual diagnosis for cervical zygoapophyseal joint pain syndromes. Med J Aust. 1988;148: 233-6.

4. Lamoth CJ, Meijer OG, Daffertshofer A, et al Effects of chronic low back pain on trunk coordination and back muscle activity during walking: changes in motor control. Eur Spine J.

2006;15:23-40.

5. Greenman PE. Principles of Manual Medicine, 2nd ed. 1996, Lippincott Williams and Wilkins, Baltimore.

6. Travell JG, Simons DG, Simons LS. Myofascial pain and dysfunction: the trigger point manual. Volume 1: Upper half of the body. 1999, Lippincott Williams and Wilkins,. Baltimore.

7. Hanson H, Wagner M, Monopoli V, et al Low back pain in physical therapists: a cultural approach to analysis and intervention. Work. 2007;28:145-51.

第 6 章

触　诊

一、概述

　　触诊是徒手疗法治疗中使用的主要检查手段。人体 25% 的环层小体都在手部，使手成为一种极其敏感的工具。经验丰富的医师能够发现一些很难看到或感知到的细节，当然这需要反复的实践。

　　如今不断进步的医学技术反而使医师很少会对患者进行触诊，这是一种悲哀。作为医师，我们需要通过感受和触摸来与患者交流。善于思考的头脑和通过丰富经验得到的手感可以发现临床中很多异常的情况，而复杂的成像技术则可能无法做到这一点。富有同理心的触诊本身也能产生治疗效果，这对医患双方都有益处 [1]。

　　正如艾伦·斯托达德（Alan Stoddard）所言："通过对触诊进行练习和思考，换句话说，专注于手指的触觉，可以培养出一种难以言喻的操作技能。"

二、治疗原则

　　我们通过触诊主要发现肌肉骨骼功能的如下异常，可以用 "ART" 这个词来记忆 [2]：

　　A（Alignment）：体表标志物错位或单侧软组织无力或紧张

　　R（Restriction）：关节或软组织活动受限

　　T（Tenderness）：局部触痛

（一）A（Alignment）：体表标志物错位或单侧软组织无力或紧张

　　大多数肌肉骨骼体表标志都是成对出现，这对诊断很有帮助。不对称可能不是错位的同义词，但我们可以说，通过发现不对称，可以确认非 "正位" 状态。单侧肌肉肥大或萎缩、肌肉无力、软组织紧张都可视为不对称。一侧肩胛骨隆起也可视为不对称。这些变化通常可用肉眼观察到，然而更复杂的不对称是无法用肉眼观察到的，必须通过触诊发现。例如，想要通过触诊发现骨盆不对称，需要将双手放在两侧髂嵴上以观察两侧高度上的差异。这是一个相对简单的例子，因为初学者也会对小儿麻痹症患者进行类似评估，可成为触诊的启蒙。

　　触诊椎体不对称可能会涉及更复杂的情况，必须先了解脊椎的组成和解剖学结构。最容易在脊椎上触摸到的骨性标志物是棘突，这些突起我们可以在背部中央看到或触摸到的。通过了解脊柱各节段的组成和结构以及椎体数量，可以确定正确的椎体节段 [3,4]，类似的方法也适用于了解四肢关节的骨性标志物 [5,6]。

（二）R（Restriction）：关节或软组织活动受限

　　活动受限是机械性功能障碍最常见的症状之一。关节受限可能导致功能障碍，这在前文已介绍过。因此在手法治疗前，通过触诊发现活动受限的关节或软组织是很有必要的。如果活动受限发生在单侧，那么它也是一种不对称，关节受限会造成不对称，从而导致错位。例如每个椎体的两侧都有两个关节面，一侧的活动受限会导致椎体活动不对称而造成错位。

如前所述，粗大运动的范围可以通过视诊评估，而触诊是评估关节活动度的重要方法。医师会通过触诊骨性标志物，并对关节进行被动运动来评估其活动范围。以髌骨为例，通过触诊髌骨外缘同时令患者屈曲膝关节，可以感觉到髌骨向外侧移动。采取类似的方法也可以评估其他关节的活动度，但难度会相对较大，与此同时也需要考虑软组织受限的情况。

（三）T（Tenderness）：局部触痛

触诊可以做得很精细，但也要掌握基本原则。软组织病变中与机械功能障碍相关的是局部肿胀触痛。触痛可能会让人误以为肌肉才是功能障碍的根源，但情况并非总是如此。每个关节或运动节段都有相应的肌肉来辅助运动，关节的功能障碍会对支撑其的软组织造成额外压力，导致肌肉的代偿性保护。这会让代谢产物在受累肌群中积聚，造成局部触痛，并且因代偿性保护作用而出现肌肉肿胀肥厚。

组织结构异常是另一个重要现象，将在后文作详细介绍。这种异常通常指的是由于收缩引起的软组织疼痛。一个被称为选择性组织张力的概念有助于评估功能障碍中软组织的挛缩性疼痛。触诊时，再现当前的症状也非常重要，这被称为"可比体征"。注意在触诊过程中应避免增加刺激，这样可以增加诊断的准确性，并让患者相信医师有能力找出他们的病因。

三、具体触诊

骨骼是人体的框架，通过触诊识别骨性标志有助于为鉴别功能障碍提供标准。本文按人体从高到低的顺序对这些骨性标志进行介绍，重点是较为明显且与临床相关的标志物，其余建议参考相关文献[7,8]。

（一）颈椎

1. 枕外隆凸和项线

枕外隆凸位于颅骨中线后方，颈后肌肉与颅骨连接处。

项线在枕外隆凸的下方，在颅底可触诊到一条凹陷。

2. 乳突

乳突是在耳后的骨性突出部位。

3. C1 横突

在乳突的正下方，软组织深层，触诊时会有触痛。

4. C2 棘突

颈部轻度屈曲时，可触及项线的骨性边缘。其下方的第一个骨性突起是 C2 棘突（C1 无棘突）。

5. C7 棘突

与肩部平齐，突出的棘突在颈部伸展时下垂。第七颈椎也被称为隆椎。

6. C3 至 C7 的横突、关节突关节

从侧面靠近颈部，在肌肉外可触诊到的骨性组织是 C3 至 C7 的椎体和关节突关节。颈椎中段（C4–C6）横突相对不明显。可以在胸骨后方与乳突连线处触诊到关节突关节。

7. 舌骨

舌骨是喉结最上方的标志。位于突出的舌骨正上方，与 C3 相对应。

8. 甲状腺和甲状软骨

甲状软骨是喉结上最突出的骨头。甲状

腺为两侧的光滑结构。在甲状腺出现肿大时更容易触及，对应于 C4 与 C5 的位置。

9. 环状软骨

在舌骨下方可触及的环形结构，与 C6 相对应。

10. 斜方肌、斜角肌、胸锁乳突肌、长颈横肌、枕下肌

参考肌筋膜触痛点图示。

11. 淋巴结

颈部周围有多个淋巴结，但最常触诊的部位是下颌骨下方和颈外侧区域。淋巴结肿大或有触痛表明有炎症或疾病。

12. 颈总动脉或颞动脉

在胸锁乳突肌前方的颈外侧区域可触及颈动脉。在眼眶后方的太阳穴区域可触及颞动脉。

（二）胸椎

1. 第一肋骨角

在锁骨上方、斜方肌上部纤维浅部正下方可触及。

2. 第三胸椎棘突（T3）

在肩胛骨脊柱内侧端水平处可触及。

3. 第七胸椎棘突（T7）

在肩胛骨下角水平处可触及。

4. T12 棘突／胸腰椎交界处

可在横向最后一根肋骨角（即第 10 肋骨）水平处触及。

5. 胸廓出口

沿锁骨至其内、下侧可触诊肋锁间隙。

（三）肩部

1. 肩胛骨

触诊时，胸廓后上部的明显骨性突出。

2. 肩胛下角

沿肩胛骨的内侧缘，向下和内侧移动至下端的顶点，可触及肩胛下角。将手掌根部放在肩胛骨下端并向上推，也能摸到下角。

（四）肩峰

通过在肩胛骨脊柱的侧面进行寻找，可在肩关节的外侧和上表面触摸到肩峰。

1. 肱骨大结节

可在肩峰外侧缘稍下方和前方触及。

2. 喙突

可在肩峰和肱骨头内侧的前方和内侧触及，这是一个位置较深的骨性标志。

3. 肱二头肌长头

可在三角肌前部深层触及。

4. 肩锁关节

沿锁骨侧面，可在锁骨与肩峰交接处触及。

5. 胸锁关节

可在锁骨内侧端触及。

6. 肩胛冈关节盂区

沿肩胛区外侧可触及肩胛冈，其下方区域为肩胛冈关节盂区。

7. 大圆肌和小圆肌

可在肩胛骨外侧边界触及。

8. 胸大肌和胸小肌

胸大肌是腋窝内侧区域可触及的较厚肌肉。胸小肌位于胸大肌的深部，在其侧下方。

9. 四边孔和三边孔

四边孔位于肩关节后方内侧的肌间隙，又称四边间隙、四角间隙。可在体表触及。其前上方为肩胛下肌和小圆肌；后上方为肱三头肌长头；前下方为肱骨颈；后下方为大圆肌。外侧覆盖有三角肌、筋膜和皮肤。腋神经和旋肱后血管通过此孔，腋神经于此处分出臂外侧皮神经，经三角肌下缘入于皮下。

三边孔，指位于腋窝后壁，外侧颈水平四边孔内侧 1cm 的三角形间隙，其上界为小圆肌和肩胛下肌，下界为大圆肌和背阔肌，外侧为肱三头肌长头，内有旋肩胛血管通过。

10. 三角肌粗隆和桡神经沟

可在肱骨中段后外侧触及。

11. 喙肱肌

可在三角肌前部与肱二头肌交汇处的下侧触及。

（五）肘部

1. 尺骨鹰嘴

为肘关节后侧可触及的骨性突起。

2. 桡骨头

将肘关节屈曲至90°，可触及外上髁。在外侧髁的远端可触及桡骨头。在前臂上举和放下时可感觉到桡骨头的移动，即可确认。

3. 肱桡肌／旋后肌

肘部伸直后，在肘窝外侧边缘2.5cm处可触及突出的肌肉。

4. 旋前圆肌

可在肘窝前方2.5cm处触及。

5. 肘管／腕屈肌尺侧

可在肱骨内上髁远端触及。

6. 尺神经

可在紧靠内上髁近端稍向后方触及。

7. 桡侧腕伸长肌／短肌

可在桡骨头远端触及肌腱起源。中指伸直时更为明显。

（六）手腕和手掌

1. 桡骨头

可在腕部外侧触及的骨性突起。

2. 尺骨头

可在腕部内侧触及的骨性突起。

3. 头状骨

这是腕部常用的骨性标志，可在第三掌骨基部触及。在头状骨上有一个可触及的轻微凹陷。

4. 月骨

紧靠舟状骨，可在头状骨近端外侧触及。

5. 舟状骨

在桡骨腕骨远端可触及一个凹陷，尺骨偏移滑动时更为突出。

6. 大多角骨

可在舟状骨远端触及的隆起。

7. 三角骨

可在尺骨髁远端触及，桡偏时突出。

8. 豌豆骨

在手掌表面，首先触及的是尺骨头。如果稍微向远端内侧移动，第一个骨性突起即为豌豆骨。

9. 钩状骨

从豌豆骨向内侧远端稍移动，可在深处触及钩状骨，该骨触诊难度稍大。

10. 拇长展肌和拇短伸肌

可通过抵抗拇指伸展触及，突出的肌腱即为拇长展肌。在桡骨头水平的是拇长展肌，外侧的肌腱则是拇短伸肌。

（七）腰椎、骨盆和髋关节

1. 髂嵴

在骨盆水平，腹部外侧明显的骨性突出即是髂嵴。

2. 髂前上棘

髂嵴的最前部可触及一个突出物，即是髂前上棘。

3. 髂后上棘

髂嵴的最后部可看到一凹陷，凹陷的下侧可触及髂后上棘。

4. 坐骨结节

这个骨性标志在臀横纹处，在坐位时可以非常明显地触摸到。

5. L4棘突

在髂嵴水平的中线上可触及。

6. L5棘突

首先触及髂后上棘，然后向内上方移动30°，可触及L5的棘突，这是腰椎棘突中最不突出的一个。

7. S2棘突

在髂后上棘水平的中线上可触及。

8. 骶骨底

在紧靠髂后上棘的内侧，可以触及骶骨底。此标志物较难触摸到。

9. 骶骨下外侧角

将手掌根部置于臀部并向上推，可触及骶尾关节。触诊骶尾关节时，稍微向上和向外侧移动，骶骨就会开始外翻。在外翻处，移至上表面，可触及下外侧角。

10. 耻骨结节

可在生殖器区域两侧、中线外侧触及。男性略高，女性略低。

11. 坐骨切迹 / 梨状肌

在骶骨外侧的臀大肌中央可触及梨状肌。在梨状肌的深处可触及一个上内侧方向的骨环，为坐骨切迹。

12. 臀中肌

可在股骨大转子和髂骨的中间、稍后端触及。

13. 骶髂关节和骶髂后韧带

髂后上棘可见于 L5 区下方两侧的凹陷处。触诊时可及一条上内侧的骨性边缘。其内侧和下侧为骶骨基底，骶骨基底外侧是骶髂关节。骶髂后韧带位于骶骨基底部上方。

14. 股骨大转子

将髋关节屈曲至 90°，可在髋关节外侧触及股骨大转子。

15. 缝匠肌

可在髂前上棘正下方触及缝匠肌，沿大腿向下内侧走行。

16. 阔筋膜张肌

在大转子和髂嵴的中间、稍前方可触及阔筋膜张肌。

17. 髂胫束

髂胫束位于股骨大转子下方，呈绳索状，可向下延伸达膝部外侧，向下触诊，髂胫束逐渐变得厚实且触感更为明显。

18. 股薄肌和股内收肌 / 腹股沟淋巴结

股薄肌和股内收肌可在大腿内上侧触及。腹股沟淋巴结可在内收肌内侧稍前方的腹股沟区域触及。疾病时可出现淋巴结肿大或触痛。

（八）膝部

1. 股骨内侧髁和外侧髁

在膝关节的内侧和外侧上表面可触及两个明显的骨性标志分别是内侧髁和外侧髁。

2. 腓骨头

可在股骨外侧髁后下方触及。

3. 胫骨外侧髁

可在腓骨头内侧触及。

4. 胫骨内侧髁

可在股骨内侧髁下部触及。

5. 腘绳肌

内侧和外侧腘绳肌腱可在腘窝上方和两侧后方触及。沿大腿外侧和后侧可触及外侧腘绳肌，股二头肌在外侧，半膜肌和半腱肌在内侧。

6. 腘肌

可在腘窝正中下方触及。

7. 腓骨肌

触诊位置在腓骨头下方，稍偏后。

8. 髌股关节内侧

在髌骨内侧触诊。当髌股关节受压时，该区域通常会受到刺激。

9. 外侧支持带

紧贴髌骨上外侧边缘进行触诊。

10. 内侧关节线和半月板

膝关节屈曲时，在髌骨中央部位的内侧触及内侧关节线。胫骨内旋和外旋时，可感觉到半月板的内外移动。

11. 外侧副韧带

患者盘腿坐位时，可在腓骨头上方触摸到这一结构。

12. 髌骨肌腱

可在髌骨的下侧触及。

13. 鹅足区

该区域位于胫骨上缘的后内侧边缘。

14. 胫骨前和胫骨区域

在胫骨突出部稍外侧的胫骨前区触诊该区域。

（九）踝关节和足部

1. 胫骨后肌

可在内踝的后下方触及。肌腱在对抗跖屈和内翻时可得到进一步的增强。还可以在小腿内侧触及肌腱。

2. 跟腱

在踝关节后方可触及一条粗大的肌腱。在踝后部，触诊跟腱的内外两侧以确定疼痛的位置，通常情况下，内侧比外侧的疼痛更敏感。

3. 跗骨窦 / 胫骨前韧带

触诊时，该区域位于外侧踝骨的正上方和外侧。

4. 腓浅神经

在完全跖屈、内翻时，可在外侧踝骨稍前方触及。

5. 胫骨前肌腱

可在踝关节的上内侧触及该肌腱，外翻和内翻时该肌腱会更加突出。

6. 腓侧肌腱

可在踝外侧上方触及腓骨长肌和腓骨短肌的联合肌腱，呈粗弦状。在腓骨外侧踝后下方，肌腱穿过腓肠肌腱网的地方，也可触及肌腱。

7. 距骨

可在紧靠胫骨下表面和前表面的正前方触及。

8. 足舟骨

触诊时，在内侧踝骨近前下方有一骨性突起。

9. 内侧楔骨

可在紧靠足舟骨前方触及。

10. 骰骨

可在紧靠第五跖骨基部的后方触及。

11. 跖筋膜

当第一足趾完全伸直时，可在足底下侧和内侧触及一条粗绳状的足底筋膜。

12. 足蹈收肌

可在后足与中足交界处的跟垫内侧触及。

13. 跖骨头

可在跖趾关节近端下侧触及。

参考文献

1. Montagu A. Touching: The human significance of the skin. 1971, Columbia University Press, New York.

2. Adams T, Steinmetz MA, Heisey SR, et al. Physiological basis for skin properties in palpatory physical diagnosis. J Am Osteopath Assoc. 1982;81:366-77.

3. Robinson R, Robinson HS, Bjørke G, et al. Reliability and validity of a palpation technique for identifying the spinous processes of C7 and L5. Man Ther, 2009;14:409-14.

4. Schneider M, Erhard R, Brach J, Tellin W, Imbarlina F, Delitto A. Spinal palpation for lumbar segmental mobility and pain provocation: an interexaminer reliability study. J Manipulative Physiol Ther. 2008;31:465-73.

5. Bron C, Franssen J, Wensing M, et al . Interrater reliability of palpation of myofascial trigger points in three shoulder muscles. J Man Manip Ther. 2007;15:203-15.

6. McKenna L, Straker L, Smith A. The validity and intra-tester reliability of a clinical measure of humeral head position. Man Ther. 2008;14:397-403.

7. Hoppenfield S. Physical Examination of the Spine and Extremities. 1976, Appleton-century-crofts, Connecticut, Norwalk.

8. Byfield D, Kinsinger S. A Manual therapists guide to surface anatomy and palpatory skills. 2002, Butterworth Heinemann Oxford.

第 7 章

诊断原则

请注意，"诊断"一词在本章中仅适用于躯体性诊断。这种诊断是指通过触诊等方法对机体进行评估，是日常实践中诊断的一个方面。本书第三部分将详细介绍肌肉骨骼功能障碍的诊断方法，主要依靠前述三个标准：

① 标志物错位或单侧软组织无力、紧张；

② 关节或软组织活动受限；

③ 局部触痛。

如何、何时、何地运用上述标准是诊断原则的核心。

医师需要考虑的两个重要因素是，任何肌肉骨骼功能障碍都有结构因素和功能因素。以"马蹄足"为例，足的前部跖屈明显，足背屈活动受限，静止时，踝关节可能会处于异常的内翻位，这属于结构性或移位性异常；活动时，由于足跖屈过分紧张，足背屈运动也随之受限，导致踝关节运动异常，这属于功能障碍。在此，我们分析一下马蹄足病例的功能障碍：

① 姿势异常：即"马蹄足"；

② 运动异常：在跖屈时受限或被"卡住"，就会导致背伸障碍。

此时，对比另一只处于正常中立位的足部，马蹄内翻足和紧绷的"腓肠肌－比目鱼肌"会出现偏移。

足背屈受限从而导致踝关节及其软组织活动受限。

在这种情况下腓肠肌和比目鱼肌会因为无法有效地减缓踝关节的前旋而被过度拉伸导致疲劳，随之出现局部触痛。

这个简化的例子旨在让我们能够理解基本原理，临床上的诊断复杂程度要大得多。根据我们在前几章中学到的知识，这是一个粗略的示例，从"骨－关节运动学"的角度来说明，这种原理同样也适用于更复杂的躯体诊断。

大多徒手疗法的培训学校会将躯体分为"脊柱"和"四肢"，因此本书也将按照此种分类进行介绍。由于结构学和关节力学上的差异，它们的诊断原则也有所区别，本书将对其一一介绍。

一、脊柱

在讨论这些原则之前，医师必须先了解在脊柱中哪些部位可以活动并识别可能存在活动障碍的区域，脊柱与滑液关节是一样的功能单位，因为它们都可以移动并产生运动效果。脊柱由椎骨依次排列而成，椎骨与椎骨之间需要有关节来保持稳定性和活动性，这些关节将椎骨固定在一起并影响其运动，被称为"关节面"。它们是成对的结构，位于每个椎体的侧面。每个椎体都有一对上关节面和下关节面。一个椎体的下关节面与其下方椎体的上关节面相接，形成一个椎体运动节段。椎体运动是指上一个椎体在下一个椎体上的运动，例如，L4 在 L5 上移动。这种运动受到下一个椎体的影响，而不是上一个椎体的影响。在正常情况下，一个椎体运动节段有三种运动：弯曲（前屈）、伸展（后仰）和旋转（侧屈），这些运动通常同时发生。如下示意：

○ L4
● L5

圆圈代表 L4 的下关节面和 L5 的上关节面

（一）前屈

在前屈过程中，上一椎体的关节面的两侧向前滑动，超过下一椎体的关节面。这种情况被称为椎间关节面的屈曲或"开放"位（图 7.1）。

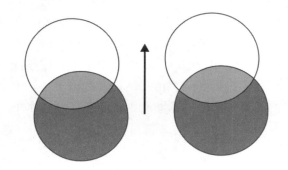

图 7.1　前屈

（二）后仰

在后仰过程中，上一椎体的关节面的两侧向后滑动，超过下一椎体的关节面。这种情况被称为椎间关节面的伸展或"闭合"位（图 7.2）。

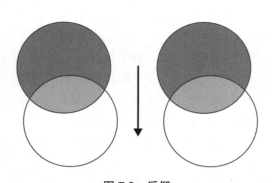

图 7.2　后仰

（三）旋转和侧弯

旋转是一种特殊的运动，在这种运动中，关节面不是向同一方向滑动，而是向相反的方向。例如，在向右旋转时，右侧关节面向后滑动，左侧关节面向前滑动，导致右侧关节面关闭，左侧关节面打开（图 7.3）。

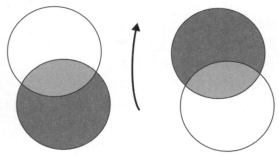

图 7.3　右旋

左旋则与右旋相反。

旋转和侧弯是耦合运动，通常不会单独发生。它们要么同时发生在同一侧，要么同时发生在相对的两侧。根据脊柱的弧度，有三种情况可能发生，这些情况被称为"脊柱力学定律"（Fryettes 法则[1]）。

分别是：

- 如果旋转和侧弯发生在对侧，则称为Ⅰ型或中立位力学机制。
- 如果旋转和侧弯发生在同一侧，则称为Ⅱ型或非中立位力学机制。
- 在三个运动平面中，如果在脊柱其中一个平面上进行运动，其他 2 个平面上的运动就会减少。这被称为Ⅲ型力学机制。

脊柱运动功能障碍常见于Ⅰ型或Ⅱ型，因此了解脊柱不同区域的力学类型对于纠正脊椎运动功能障碍非常重要。通常情况下，腰椎表现为中立位力学[3]，但如果在前屈或扭转时存在错误的力学方式或单侧切面受限，就会导致力线发生变化，变为非中立位力学。因此，了解腰椎不同区域的力学类型对于纠正这种情况至关重要。如下所示：

枕下椎体	中立	
中颈椎	非中立	
头颈段	中立[4]	
胸椎	上段：中立	
	下段：非中立	
腰椎	中立[3]	
骶骨和骨盆	中立	

这需要从运动学的角度来解释，人体发生的所有运动都是在前后、左右、上下这三个平面上进行的，因此行走是一种对角线运动。尽管我们通常认为行走是朝着一个直线方向前进，但由于人体的生物力学特性，实际行走时可能会出现微小的摆动或变化。因此，有人提出，人们应该朝着对角线方向行走，而不是严格按照直线行进，认为这更符合人体的自然运动方式。回顾神经肌肉促进技术（PNF）的对角线相互原则。从功能的角度来看，当一个人要扔一个球时，他的另一只手会自然地处于相反的对角线位置。这样的例子有很多，例如在行走过程中，对侧手臂和腿部向前运动，而另一侧手臂和腿部紧随其后。这种对角线运动模式有助于将复杂的对角线运动转化为更直线、更有目的性的运动。中性力学是指身体各部位在运动中处于力和力矩相互平衡的状态。相反的耦合运动通过对角线运动模式维持这种平衡。举例来说，虽然中颈椎可能不处于平衡状态，但整个脊柱在运动时以对角线方式相互作用，使得上颈椎和中颈椎的力学组合保持平衡。

在操作技术中，Ⅲ型力学通常用于定位

运动。有趣的是，正常的运动追求中立位力学。举例来说，虽然中颈椎可能显示出非中立位力学，但当与上颈椎结合在一起时，就会呈现出中立位力学。

（四）错位

1. 触诊

棘突是每个椎体都有的一个骨性标志，它是脊柱向后突出的部分。偏瘦的人在其背部中央，可以看到一排成直线的骨性突起，即棘突。它们的排列一上一下，相互之间距离基本相等。可以从棘突侧缘触及，并进行定位（图 7.4）。

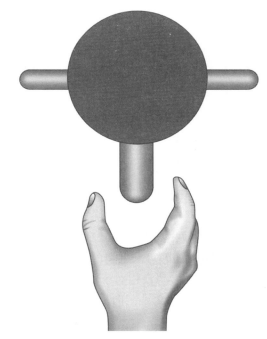

图 7.4　棘突的触诊方法

2. 功能障碍

通过观察棘突的位置确定该节段发生障碍的位置：

①每个棘突之间的距离

②棘突的位置与其上下相邻的棘突中的排列关系

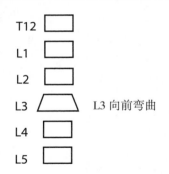

示意：棘突位置及其导致的功能障碍

　　观察上述棘突的排列。L1 和 L2 之间的距离相等，随后是 L4 和 L5。然而，L3 椎骨向前移动并相对于 L4 更加靠近 L2，可以推测 L3 节段处于向前弯曲的位置。

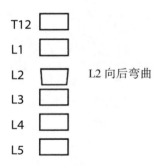

示意：棘突位置及其导致的功能障碍

　　在上述排列中，T12 和 L1 之间的距离相等，L3、L4 与 L4、L5 之间的距离也相等。然而，L2 向后移动，相对于 L1，与 L3 更加靠近。可以推测 L2 处于向后弯曲的位置。

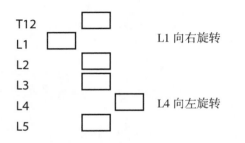

示意：棘突位置及其可能导致的功能障碍

　　T12、L2、L3 和 L5 的棘突排列在一条直线上，但 L1 稍微向左偏，L4 稍微向右偏。这可能意味着这些椎体发生了旋转，清楚旋转的方向至关重要。

　　图 7.5 为从上方观察脊柱节段，要注意将棘突置于后方。由于椎体是圆形结构，向一侧旋转会使棘突向另一侧移动。因此，如果棘突向左移，那么该节段可能发生了向右的旋转，反之亦然。在上述排列中，由于 L1 的棘突向左移，相对 T12 和 L2，它应当发生了右旋。

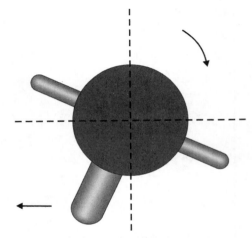

图 7.5　椎体右旋导致棘突向左偏转

　　同样地，由于 L4 的棘突向右偏，相对于 L3 和 L5，它应该发生了左旋。因此，在上述案例中，L1 应为右旋，而 L4 为左旋。

　　然而，通过位置诊断并非完全有效[5]，因为棘突的先天性解剖异常可能会产生误导。例如，在下图（图 7.6）中，由于解剖异常，棘突向左偏移，但椎体是中性的。由于棘突位置异常，不能简单地假定椎关节向右旋转。因此，医师在进行诊断时应谨慎，不可仅依据位置偏移就做出诊断。

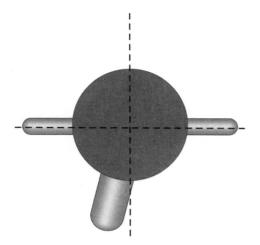

图 7.6 先天性棘突歪斜

（五）活动障碍

1. 触诊

椎体外侧的两个突起是横突。它们位于棘突外侧约 2.5cm 处，与棘突平齐，随着脊椎不同水平位置而变化。这些结构将在后续章节中讨论。它们很难通过触诊触及。我们首先要找到棘突以确定椎体位置，然后将拇指放在棘突两侧稍向外侧移动即可触及（图 7.7）。

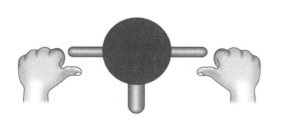

图 7.7 横突的触诊方法

2. 功能障碍

确定横突突出的一侧是诊断的关键。椎体功能障碍并不总是孤立发生，通常是在三个运动平面上联合发生。这是由于：

① 正常运动的性质
② 关节面的方向

正常的运动是以一定的模式或对角线的方式进行的。通常包括三种主要平面运动（屈曲／伸展、侧弯和旋转）的组合，其中旋转是关键运动。因为旋转会影响横突的突出程度。

例如，将拇指放在棘突的两侧（位于横突上方），如果棘突左侧突出较多，表示椎体可能处于左旋状态。椎体旋转会使横突向旋转一侧的后方移动（图 7.8）。

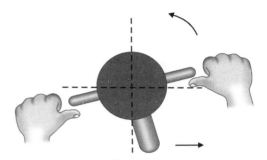

图 7.8 通过横突后侧诊断椎体旋转

这种突出称为"横突后突"，是诊断脊柱运动功能障碍的关键。由于是向外推动引起肌肉层突起增加，故在前屈或后伸时椎体旋转侧横突向后突出[1,2,5,6]。

就功能障碍而言，椎体的运动呈对角线模式，有两种可能[1,2]。具体如下：

伸展、旋转、侧弯（extension, rotation, side bending/ERS）（卡在闭合位置，无法打开）。屈曲、旋转、侧弯（flexion, rotation, side bending/FRS）（卡在开放位置，无法闭合）。

（六）伸展旋转侧弯 ERS（一侧小关节固定在封闭位置）

在回顾脊柱关节运动时，我们推断在屈曲时，关节面同等地向前滑动，而在伸展时则正好相反。让我们考虑两个节段，L4 和 L5。假设 L4 的右侧切面受到限制，或在伸展（闭合）时卡住。在中立位时，横突为中立位，因此将显示为 L4 中立位（图 7.9）。

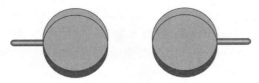

图 7.9   中立位

L4 ◯
L5 ⬤

在向后弯曲时，右侧关节面已经处于伸展状态，因此会出现后移。因为左侧关节面没有被卡住，可自由移动，也会向后移动。由于两者的运动都是朝后的，从理论上讲，它们在后弯时呈中性（图 7.10）。

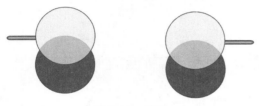

图 7.10   前屈

然而，在前屈时，由于左侧关节面可自由移动，因此会向前滑动，但由于右侧关节面停留在伸展状态，因此会保持原位（伸展）。这表现为右侧 L4 横突突出（图 7.11）。故诊断为 L4 右侧 ERS（而不是开放），因为该椎体停留在伸展状态，旋转和侧弯也随之发生。要牢记"诊断侧"始终是横突向后突出的一侧（图 7.12）。

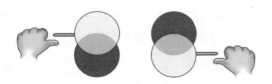

图 7.11   ERS 右侧弯 / 右侧关节面无法打开

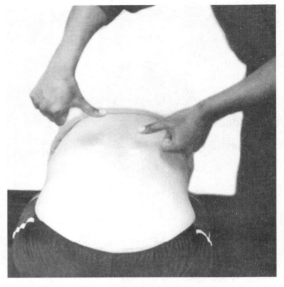

图 7.12   左侧弯（坐位前屈）

（七）屈曲旋转侧弯 FRS（一侧小关节固定在开放位置）

假设右侧 L4 椎面处于屈曲状态（未闭合）。在中立位时，它们总是呈现中立状态（图 7.13）。

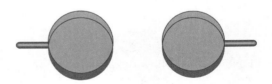

图 7.13   中立状态

◯ L4
⬤ L5

在前屈时，右侧关节面已经处于屈曲状态，因此会向前滑动。左侧关节面可自由移动，并且也会向前滑动。在前屈时不会出现后凸的征象，因为两个切面都向前滑动且呈中性（图 7.14）。

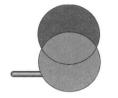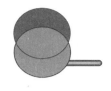

图 7.14　后弯

然而，在向后弯曲时，左侧面会自由移动并向后滑动。右侧面则停留在屈曲状态，不会向后滑动。由于左侧关节面向后滑动，故该侧的横突会出现后凸，而右侧的横突则不会出现，因为它处于屈曲状态（图 7.15）。

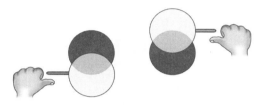

图 7.15　FRS 左侧弯 / 右侧关节面无法闭合

因此诊断为 L4 出现 FRS 左侧弯（右侧未闭合）（图 7.16）。诊断应当以横突后凸侧为依据，而不是限制侧（图 7.16）。简而言之，这种情况表示右侧 L4 不能闭合。

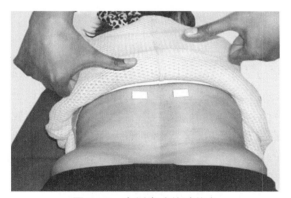

图 7.16　右侧弯（俯卧位）

（八）临床意义

不管是伸展旋转侧弯还是屈曲旋转侧弯，脊椎的错位或力学异常都可能构成我们日常工作中常见的临床问题。图 7.17 描述了之前讨论过的 L4 节段的问题。需要注意的是，L4 在伸展时受到限制，因此处于伸展旋转侧弯状态。如果在这种异常位置继续运动，软骨或关节囊就可能对椎间盘产生严重的剪切力，导致椎间盘损伤。这种"剪切"可能会改变椎间盘的大小或神经孔的通畅性，压迫神经，产生神经根病变。因此，通过解除关节的限制并纠正脊椎的错位，可以恢复神经孔的通畅性，减轻椎间盘的压力，降低关节对重压的敏感性，从而显著减轻症状。

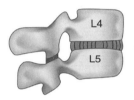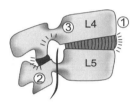

图 7.17　关节受限的后果 ①椎间盘剪切；②椎面剪切；③椎管狭窄

不良的机械结构可能会对这个运动节段中影响运动的大肌肉群产生压力，因此，调整脊椎对位、改善结构异常可以减轻脊柱和骨盆大肌肉的负荷，进而有效稳定关节及软组织。牵引可以暂时打开椎间孔，而关节注射或其他药物治疗则可以暂时缓解关节和神经根的疼痛。这些疗法确实有一定效果，尤其是在缓解急性疼痛时，但如果将它们与解决机械性和错位问题的方法结合起来对解决根本问题会更有效。

综上所述，在上述方案中：

1. 位置偏移

棘突偏离。

2. 运动障碍

L4 不能向前或向后滑动。

3. 错位

横突后突或棘突位置异常。

4. 关节或软组织活动受限

L4 在屈曲、伸展以及侧弯（旋转）时小关节或软组织活动受限。

5. 局部触痛

横突处存在局部触痛，大肌群和小肌群可能处于功能障碍状态。尽管关节面和椎体的运动常受到关注，但软组织对于脊柱运动的重要性也不可忽视。局部肌肉触痛或无力可能是反应脊柱问题最早、最明显的症状。检查韧带是否存在触痛对诊断也很有帮助，特别是骶髂后韧带、骶髂韧带、骶结节韧带。同时建议对核心肌群相关软组织进行详细检查，以全面了解患者的脊柱健康状况。

二、四肢关节

从徒手疗法和物理治疗的角度看，我们更关心功能性结果。尽管基于形态学的关节分类对我们来说很重要，但了解每个关节的运动类型也至关重要。麦康奈尔（MacConail）的关节分类系统反映了这一理念[7]，将关节表面描述为鞍型与卵球型（图 7.18）。

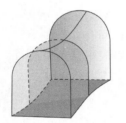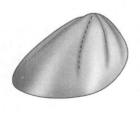

图 7.18　鞍型与卵球型

①鞍型（马鞍状）：它们呈反向弯曲，凸面和凹面互成直角。
②卵球型：它们在所有方向上都可以是凸面或凹面，与蛋壳相似，其表面的角度值不断变化。

麦康奈尔关节分类法（MacConail's Classification of Joints）：

①未经改良的卵球窝、三轴关节，如髋关节和肩关节
②改良卵球型、双轴关节，如掌指关节（Metacarpophalangeal, MCP）
③未经改良的鞍状关节、双轴关节，如腕掌关节（Carpometacarpal, CMC）
④改良鞍状关节（铰链型）、单轴关节，如趾骨间关节

在大多数关节位置，关节面并非完全对称，这是因为凸面侧比凹面的一侧更弯曲。

如前所述，医师更关注的是关节运动，而不是骨的活动。在徒手疗法术语中，骨运动被称为骨骼运动。关节运动是我们在解剖学入门中学习到的传统运动，发生在三个主要平面上，即屈/伸、内收/外展、内旋/外旋。

然而，骨骼运动是指在关节内部发生的运动，涉及骨相对于关节表面的滑动和旋转。具体如下[7]：

①旋转
②平移

这两个运动的主要区别在于，旋转受自主控制，而平移不受自主控制。

（一）旋转

所有主动运动基本上都是围绕一个轴进行的旋转，因此发生在三个基本平面上的屈曲、伸展等正常运动本质上都是旋转。重要的是，正常的活动功能是以旋转和对角线模式为主，在神经肌肉促进作用相关章节中有所介绍。这可能是由于肌肉组织纤维成螺旋状和对角线排列所致。与此同时，值得注意的是，就像骨骼运动发生在旋转对角线上一样，关节运动或骨运动也以同样的方式发生。例如，在膝关节伸展的过程中，胫骨会出现

向前的滑动和外旋。

1. 滚动

所有骨骼旋转时会产生滚动和滑行，两个相对关节相接触的两个点都是两两相应的，即为滚动（图 7.19）。

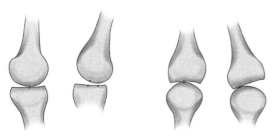

图 7.19 滚动

2. 滑动

一个关节上的一个点为固定接触点，另一个关节面上的接触点在两关节面相对移动时发生改变，即为滑动（图 7.20）。

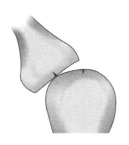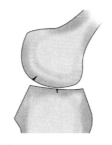

图 7.20 滑动

在所有骨骼运动中，滚动和滑动同时发生。单纯的滑动和滚动只能发生在完全平坦或弯曲的表面上，现实生活中不存在这种理想状态，因此人体骨骼运动中不会出现单一的滑动。因此关节面与关节面之间需要滚动和滑动同时存在才能进行运动，纯粹的平面是不存在的，滑动的方向取决于凸面或凹面的运动。

当凹面移动时，关节的滑动方向与之相同，如膝关节（图 7.21）。当凸面移动时，

关节滑动方向相反，如肩关节（图 7.22）。

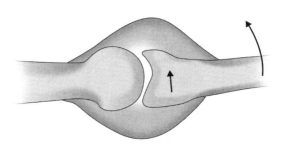

图 7.21 凹面移动

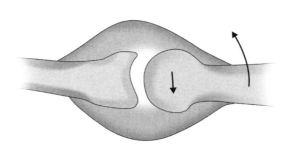

图 7.22 凸面移动

这就是所谓的卡特伯恩（Kaltenborn）凹凸规则，是关节活动过程中应用的普遍原则[7]。虽然这一理论已被广泛接受，但在治疗中应用时很多人对其持保留意见。批评者认为，滑动和滚动已经是程序化的，如果关节囊有足够的自由度，滑动和滚动就可以恢复。

（二）平移

平移是一种不受自主控制的骨骼运动，但对于活动自由且无痛的关节运动来说却是必不可少的。骨骼平移可以让关节发生独立的拉伸、压缩或滑动运动。这些运动被卡特伯恩描述为平移性关节活动（translatory joint play movements，TJP）。具体如下：

1. 牵引

牵引是使关节面分离的平移性关节活动。

2. 压缩

压缩是使关节面靠近的平移性关节活动。

3. 被动滑动

被动滑动是一种导致关节面滑动的被动平移性关节活动，其滑动范围通常很小。与主动运动时的正常滚动滑动不同，被动滑动是由医师在患者放松状态下诱导的，旨在恢复正常的主动滚动滑动功能。在进行被动滑行运动之前，通常会进行牵引运动，以确保手法的顺利和安全。此外，牵引还有助于有效拉伸关节囊，从而促进后续滚动滑动的恢复。

总的来说，我们的四肢关节在正常情况下进行简单运动时，依赖于关节内的旋转（滚动滑动）。平移性关节活动有助于使滚动–滑动关节运动正常化，而这种滚动–滑动对于主动运动至关重要。然而，在功能障碍时，由于平移性关节活动受到限制，关节的滚动–滑动就会丧失。这会影响到关节的正常生物力学，并导致关节的收缩和非收缩部分异常受力，进而引起病变的发生。因此，从徒手疗法诊断的角度来看，需检查的是平移性关节活动度以及相应的软组织有无压痛、对刺激的敏感性、无力和紧绷感。对于检查和治疗而言，与临床最相关的平移性关节活动是被动滑动。此外，恢复被动滑动可恢复正常的关节滚动功能，一个很好的例子就是后足外翻导致小腿外翻受限，外翻无力，造成外侧韧带拉伤。

腕关节伸展时正常的骨动力学运动（滚动–滑动）[8]为腕骨远端向背侧滑动，近端向掌侧滑动。影响运动的主要关节是桡侧的桡腕关节；桡侧腕长伸肌和桡侧腕短伸肌的活动会导致腕部向桡侧偏斜。

（四）桡骨头错位

常见于伸肌收缩时的手部。

当伸出的手受到撞击时，力量会通过第三掌骨传到月骨、舟状骨，然后传到桡骨和手部多个伸肌的起始点。

考虑一下临床情况，比如一个网球运动员或打字员在使用手腕进行运动及工作时，手腕需要反复伸展，或者像打网球那样承受有阻力的伸展动作。如果上述动作中的力学结构完好，肌肉力量也足够，那么手腕肌肉承受的力量会比较均匀，受伤的风险较小。但如果由于各种原因（比如桡骨的运动受限或腕部伸肌无力等），力学结构发生了改变，这可能会影响到腕部伸肌的正常运动。在这种情况下，肌肉需要承受更大的负荷来弥补力学上的变化，尤其是在肌腱插入点。这可能导致网球肘或外侧上髁炎等问题。

对症治疗是必不可少的，例如局部超声下注射药物或戴护具，但是如果不解决错位和力线问题以及肌肉力量薄弱的问题，就可能在恢复活动后复发。此外，韧带拉伤、神经卡压和肌腱损伤也可能因力学改变而发生。

手法诊断可评估被动滑动运动的限制，这些限制因素构成了病理机制。人体的每个关节都有类似的现象。这个例子只是为了说明徒手疗法诊断的重点。

要评估这种已改变的被动滑动运动，首先需全面了解人体各关节在正常运动时发生的正常滚动滑动和被动滑动。正常的滚动滑动将在力学部分进行介绍，而被动滑动将在改善整体关节活动范围部分进行介绍。

它们将在后续章节介绍每个关节时加以说明。被动滑动运动是通过感觉、位置和运动进行评估的，要做出准确的评估需要大量的练习。初学者可将发现的结果与对侧正常的关节进行比较，以了解患侧问题所在。同时，很多检查方法也是治疗方法。例如，在对桡骨头进行检查时，检查方法也是治疗手段之一（也需要具体分析）。

关节或运动节段的关节活动受限会导致

骨骼移动到一个新的位置。举例来说，如果肩胛骨向下旋转受限，那么与另一侧相比，肩胛骨的突起可能会更加水平。这种不对称可以通过熟练的观察和触诊发现。这就是功能障碍三联征中的不对称部分。不对称和滚动滑动受限共同干扰了关节的正常运动。总结如下：

骨骼旋转	骨骼平移
滚动 – 滑动	被动滑动（有牵引力，很少有压缩力）
正常力线	在正常力线发生改变时被动触发。它能恢复正常的滚动滑动和随后的正常力学状态。

显然，在导致功能障碍的问题上关节活动受限是重点，这一点我们不能轻视[9-11]。对软组织进行激活则是另一我们需要关注的重点。软组织激活的详细介绍超出了本文的范围，但其余每章末尾都会对可能受到激活的软组织部位进行总结。

当功能发生失调时，异常的力线会持续影响核心支撑结构，使其变得更容易受到疼痛的影响。一旦受到刺激，这些脆弱的结构可能会表现为滑囊炎、肌腱炎等常见病症。关节运动的疼痛敏感 / 脆弱核心支撑结构包括：

① 肌肉和肌腱
② 关节囊
③ 滑囊
④ 韧带
⑤ 神经

1. 肌肉和肌腱
据推测，就像肌肉会因废用或受伤而变得紧绷一样，关节也会如此。当这种情况发生在关节内部时，临床检查会发现被动滑动运动受到限制。中立位受限会改变关节 – 骨

骼的位置，导致关节不对称。了解了关节周围骨性标志，可以通过与其他正常关节的对比发现这种不对称。这种位置诊断与活动受限（被动滑行）相关联，可以加强对机械功能障碍的诊断。

在这个理念的基础上更进一步，机械功能障碍的诊断着重于发现导致病理的运动问题，而不仅仅是识别常见的运动功能限制。

例如，如果一位患者曾接受过踝关节手术并且因为固定时间过长，导致关节运动受限，医师会使用相应治疗方法来恢复受限的关节活动度。然而，更具经验的医师，特别是接受过徒手疗法培训的医师，则会更深入地从关节运动的角度来恢复其运动功能。

然而临床上所有的骨关节功能障碍并不都是手术后或固定后出现的。例如，胫骨后肌腱炎或髂胫束摩擦或疼痛等机械性神经肌肉骨骼病变即是如此。它们可能导致功能性骨关节活动度受限，这种功能障碍是非常独特的。

识别导致功能障碍的原因（异常姿势和运动限制）是体格检查的目的，而不是识别整体运动功能障碍。尽管我们了解了关节类型和它们的运动规律，以及恢复运动所需的具体动作，但在治疗疾病时，更重要的是了解哪些方向的运动受限制。本书的编写理念旨在解决这一问题。例如对肱二头肌肌腱炎与肱骨内旋、胫骨后肌腱炎与小腿外翻或舟状骨内旋相关性的描述。

此外，整体功能活动度及其相应的关节运动学 / 作用机制也会像其他理念一样得到关注。这仍然是一种用于解决运动后出现的机体整体功能障碍问题的有价值工具。因此，四肢关节机械功能障碍的治疗可分为两类：

① 针对特定躯体部位功能障碍的治疗；
② 全面改善活动范围的治疗。

选择性组织张力测试：

肌肉通过协同作用产生运动。就像在"网球肘"这种情况下，伸腕运动是多组肌肉协同工作的结果。因此，对腕关节伸展进行常规的人工肌肉测试可能无法可靠地引起选择性肌肉肌腱的疼痛。因此，我们采用选择性组织拉力测试（selective tissue tension testing, STT）。这一概念由赛利亚克斯（Cyriax）提出，有助于定位功能障碍所涉及的软组织[12]。

因此，腕关节伸展引起的疼痛，在伸展范围定位到中指时，可能会选择性地测试桡侧腕短伸肌，从而进行诊断。因此，为了保持正常的力学位置和运动力线，选择性组织拉力测试有助于确定特定的组织结构，从而确定引起功能障碍的位置。选择性组织拉力测试不仅是一种有价值的机械诊断工具，还能检测是否存在触痛点。大多数机械功能障碍都存在病变的软组织活动过度，表现为触痛点。了解触痛点的存在有助于医师找到病因和疼痛的原因。当医师了解到疼痛或不适部位时，对患者也会产生心理上的帮助。

关于为什么过度使用会继发这种持续性软组织病变，存在以下三种最常见的理论：

①过度使用时出现的长时间过度收缩，导致肌肉疲劳，肌肉又会因疲劳而加重挛缩，并持续形成局部软组织功能障碍，在局部出现被称为"触发点"的压痛点[13]。肌动蛋白和肌球蛋白交叉桥接时间过长和过多为其原因。

②过度和错误的肌肉收缩会对肌纤维造成损伤，愈合后可能会留下瘢痕。这种瘢痕会抑制正常的生理收缩，使该部位失去营养，并促使化学物质积聚，从而引起疼痛。此外，愈合瘢痕中可能存在的神经末梢也会对疼痛敏感。

③错误的活动会在细胞生理水平影响肌肉，产生持续的异常 γ 运动，从而导致软组织功能障碍[14]。

软组织上的触痛点可用于辅助诊断。这些触痛点常见于肌肉、肌腱和腱膜交界处。除了恢复正常的关节运动外，还建议采用徒手疗法来消除软组织中的劳损或横向摩擦松解触痛点。这对脊柱和四肢关节都很有效，因此将在后续章节中介绍。神经肌肉部分建议进一步阅读相关内容。在每个细分章节的末尾，都有一张常见功能障碍肌筋膜点的体表图。建议医师在没有禁忌证的情况下，对这些肌筋膜触发点进行深层摩擦，可以作为一种治疗策略。

2. 关节囊

关节囊包裹着关节并对其起到保护作用，其内含有滑液，可以润滑关节，使骨骼能够顺利地相互滑动。过紧的关节囊被认为是功能障碍的一个主要原因。然而，关节中错误的力学结构也会使关节囊过紧，造成特定障碍模式。这会降低关节表面顺畅滑动的能力，导致功能障碍。

3. 滑囊

这些滑囊有助于防止两个运动表面之间的摩擦。如果存在机械功能障碍（不对称或被动滑动受限），中间的滑囊就很容易受到压力。重复运动会对滑囊造成长时间和过大的压力，从而刺激滑囊，导致滑囊炎。

4. 韧带

如果身体出现机械性问题（比如动作不对称或者功能受限），支持关节的韧带可能会承受更大的拉力。重复的动作会让韧带长时间、过度的承受拉力，导致韧带损伤。因为韧带周围有丰富的神经，故患者容易感到疼痛。

5. 神经

神经像其他机械结构一样，是一种可以移动的结构。它们因具有滑动的能力，所以可以改变长度以适应身体运动。当神经的滑动被中断时，就容易出现功能障碍。这主要是由于神经内部的机械敏感性降低和神经所处通道的闭塞导致[15]。

神经的结构以及周围环境对于其维持滑动运动有着重要影响。神经外膜中的神经旁膜以及单个神经纤维或神经束容易受到损伤。此外，神经在其滑动过程中经过的解剖结构，如肌肉、韧带、纤维带和筋膜，也可能干扰其正常滑动，这些结构被称为神经界面。神经的整体运动称为"神经动力学"，神经动力学测试有助于评估神经滑动的正常性，例如坍塌试验、直腿抬高试验等。然而，如果神经滑动经过的任何一个界面受到刺激，由于机械性结构的损伤，就会影响神经在其中滑动的能力，导致神经功能紊乱。这种通过特定界面限制神经运动的情况被称为"神经运动学"障碍。创造这个术语是为了引导出评估神经功能障碍的方法。本文将在后续利用单独一节介绍这一概念。

在徒手疗法术语中，"神经动力学"类似于骨关节运动学（涉及粗大运动），而"神经动力学"则类似于关节运动学（涉及具体运动）。因此在治疗过程中，首先需要解决限制神经滑动的界面问题，然后再解决更精细的神经滑动问题。

神经功能障碍的假想躯体概念[16]

骨关节（屈、伸等）	神经动力学（神经粗大运动 SLR、Slump 试验等）
关节运动学（特定关节滑动）	神经运动学（神经在特定界面滑动）
解除关节运动受限，恢复骨关节运动	解除神经肌肉限制，恢复神经动态运动 / 滑动

因此，四肢关节功能障碍的诊断原则将遵循上述理念。在这种情况下，从关节运动学角度得出的结论是：

①位置偏移：桡骨头下部或上部的卡压或活动受限。

②运动障碍：桡骨头的向上滑动或腕骨远端在向后滑动时产生腕关节伸展受限。

③错位：桡骨头的功能障碍位置应为下侧或上侧。

④关节或组织活动受限：桡骨头不向上或向下移动（上 / 下滑动减少），或腕骨远端不向上移动（背向滑动减少）。

⑤局部触痛：肱骨外上髁和桡骨头有压痛，桡侧腕短伸肌有牵拉痛。

总之，对于肌肉骨骼功能障碍的诊断需要进行综合考虑。虽然本文介绍的理念很独特，但也应考虑其他因素，例如神经、血管、影像学结果、特殊查体等。徒手疗法在诊断中扮演着极其重要，又常被忽略的角色；但与其他诊断方法结合使用时，却会产生良好的效果。

参考文献

1. Bourdillon JF. Spinal Manipulation.1992, 5th ed, Butterworth-Heinemann, Oxford, Sydney.

2. Greenman PE. Principles of Manual Medicine.2nd edn, 1996, Lippincott Williams and Wilkins, Baltimore.

3. Fujii R, Sakaura H, Mukai Y, et al Kinematics of the lumbar spine in trunk rotation: in vivo threedimensional analysis using magnetic resonance imaging. Eur Spine J. 2007;16:1867-74.

4. Ishii T, Mukai Y, Hosono N, et al Kinematics of the cervical spine in lateral bending: in vivo three-dimensional analysis. Spine. 2006; 31: 155-60.

5. Troke M, Schuit D, Petersen CM. Reliability of lumbar spinal palpation, range of motion, and determination of position. BMC Musculoskeletal Disorders. 2007; 8: 103.

6. Greenman PE. Syndromes of the lumbar spine,

pelvis and sacrum. Phys Med Rehab Clin N Am.1996; 7: 773-85.

7. Kaltenborn FM. Mobilization of the extremity joints. Examination and basic treatment techniques. 3rd edn, 1980, Olaf Noris Bokhandel, Oslo, Norway.

8. Patla CE, Paris SV. E1,Course Notes: Extremity evaluation and manipulation. 1996, St. Augustine Institute press.

9. Lucas N, Macaskill P , Irwig L, et al Reliability of physical examination for diagnosis of myofascial trigger points: a systematic review of the literature. Clin J Pain. 2009; 25: 80-9.

10. Shah JP , Gilliams EA. Uncovering the biochemical milieu of myofascial trigger points using in vivo microdialysis: an application of muscle pain concepts to myofascial pain syndrome. J Bodyw Mov Ther. 2008; 12: 371-84.

11. Brezinschek HP. Mechanisms of muscle pain: Significance of trigger points and tender points.Z Rheumatol. 2008; 67: 653-7.

12. Cyriax J. Textbook of Orthopedic Medicine (Vols 1 and 2). 1994, Cassel and company, London.

13. Travell JG, Simons DG, Simons LS. Myofascial pain and dysfunction: The trigger point manual.2nd edn, 1999, Williams and Wilkins, Baltimore.

14. Korr IM. The collected papers of Irvin M.Korr. American Academy of Osteopathy, 1979, Indianapolis.

15. Topp KS, Boyd BS. Structure and biomechanics of peripheral nerves: Nerve responses to physical stresses and implications to physical therapist practice. Phys Ther. 2006; 86: 92-109.

16. Sebastian D. Effects of neural interface mobilization on lower extremity radicular pain A single case design. The Journal of Manual and Manipulative Therapy. 2005; 13: 185.

第 **2** 篇

脊柱徒手疗法

概　述

人体的每个关节都值得了解，它们是复杂骨骼结构间的连接纽带，与运动功能紧密相关。当我们观察身体的运动时，其精细结构和由此产生的协调动作在很大程度上要归功于中枢和周围神经系统的影响。除了神经系统的准确控制，各关节的正常且复杂的力学结构亦是进行正常运动的必要条件。

从生物力学角度来看，四肢关节的运动已经得到深入研究，并且它们的功能基础已被详细介绍。这类关于四肢关节的研究进展有多种原因。首先，四肢关节形成的粗大运动是通过较少的关节实现的，而这些关节可以在医学影像程序中更好地被观察，或者被触诊。如果在查体中发现肩关节屈曲受限，试想一下肩关节的屈曲运动和形成该运动的关节，诊断重点会放在什么结构？再试想一下腰椎屈曲运动受限，您思考的重点又在哪里？

病变定位越详细，相应的查体和治疗就越精细。当我们观察一位经验丰富的医师检查四肢关节时，他会仔细观察关节对线，测试关节的主动活动度及被动活动度，并对相关结构进行详细触诊。更敏锐的医师还会检查关节运动或小关节运动，并进行特殊查体以寻找病变关节存在的运动偏差。与此不同的是，脊柱查体可能只是粗略地测试其活动范围，很少进行力量测试、特殊体格检查或疼痛刺激操作，且缺乏精确的线性检查。值得一提的是，脊柱的关节是滑膜关节，与四肢关节无异，但在力学方面具有更明显的特殊性，且在每个区域都有独特性。

本书这一部分的重点是启发医师为脊柱制定与四肢相同的查体和治疗标准。详细了解每个区域（颈椎、胸椎、腰椎和骨盆）的力学原理，这对于诊断机械性脊柱功能障碍至关重要。在讨论脊柱的局部治疗操作之前，医师必须了解脊柱徒手疗法可能存在的禁忌证。这应该是任何治疗程序开始之前首先应想到的事情。正如大多数徒手疗法大师所建议的那样：

"当你有疑问时，不要这样做"

因此，建议医师在开始治疗前做出正确的临床判断。主要禁忌证如下：

- 椎动脉供血不足
- 韧带功能不全，尤其是翼状韧带和横韧带功能不全
- 类风湿性关节炎和唐氏综合征
- 结缔组织疾病
- 近期有骨折病史
- 急性椎间盘病变
- 骨质疏松症
- 恶性肿瘤病史
- 严重的脊椎真性滑脱
- 严重的脊柱不稳定
- 大小便失禁
- 妊娠期女性
- 严重的骨关节疾病
- 脊柱曾行手术或异常关节融合
- 先天性脊柱异常
- 严重的全身消耗性疾病
- 正使用抗凝药物

颈椎的功能是支撑头部并使其灵活运动，以实现大脑正常功能和本体感觉。这就要求颈椎有一定的灵活性，因此与脊柱的其他区域相比，该区域的稳定性相对欠佳，这使得颈椎发生功能障碍的可能性增加。颈椎的解剖和力学结构是独特的，因此明确颈段区域的工作方式是评估和治疗的重要前提。

一、骨解剖结构

颈椎由 7 个椎体节段组成。第一节颈椎（C1）被称为"寰椎"，第二节颈椎（C2）被称为"枢椎"。寰椎与上方的枕骨形成寰枕关节，与下方的枢椎形成寰枢关节。枕骨、寰椎和枢椎及其关节被称为上颈椎、枕下或颅下脊柱。C3 至 C7 为中颈椎。中颈椎节段在结构和力学上与颅下区域不同 [1,2]。

（一）中颈椎解剖

正常的中颈椎椎体由一个椎体、两个横突和一个末端分叉的棘突组成（图 8.1）。

椎体两侧有两个开口，称为横突孔，椎动脉从此通过。横突有两个突起，称为前结节和后结节。两个结节之间的浅凹陷称为神经根沟，脊神经由此通过。在后结节和棘突之间是关节面。这些关节是关节突或小关节，方向为 45° 角（图 8.2）。所有徒手疗法都是为了改善这些关节的运动功能。

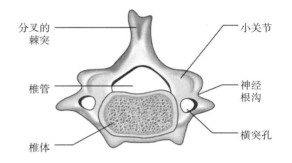

分叉的棘突　　小关节　　神经根沟　　横突孔　　椎体　　椎管

图 8.1　正常颈椎

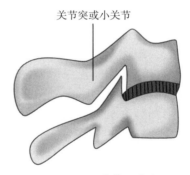

关节突或小关节

图 8.2　45° 关节面方向

（二）正常颈椎

颈椎椎体的上表面有从后外侧缘向上突出的骨性突起。下部呈斜面，以便契合下位椎体骨缘，形成外侧椎间关节或钩椎关节 [1]。因卢什卡最早对它们进行了描述，它们也被称为卢什卡（Von Luschka）关节。尽管存在一些争议，但这些关节并不被认为是滑膜关节。钩椎关节可防止脊柱过度侧弯和侧向平移，以保护脊髓和椎动脉免受侧向暴力的伤害。

二、韧带解剖

颈椎区域的韧带如同缰绳，可增强颈椎的整体稳定性。下文将介绍重要韧带的位置和功能。

（一）前纵韧带和寰枕膜

前纵韧带（anterior longitudinal ligament, ALL）附着于 C3 水平的椎体和椎间盘以及该水平以下的所有节段，止于骶骨骨膜。它向上附着于寰椎和枢椎体部，并向上延伸至枕骨，称为寰枕膜。该韧带可防止脊柱过度后伸。病理学上，前纵韧带可继发结晶沉积和钙化。

（二）后纵韧带和覆膜

后纵韧带（posterior longitudinal ligament, PLL）从 C2 一直延伸至骶骨和尾骨。它向上与覆膜相续，绕过寰椎并嵌入枕骨。它范围较广，因此可限制椎间盘向后突出并防止脊柱过度前屈。

项韧带和棘上韧带：项韧带从 C7 和 T1 的棘突延伸至枕外隆凸。棘上韧带、棘间韧带与项韧带相融合，均可限制颈椎过度前屈。

（三）黄韧带

黄韧带是颈椎的重要韧带之一，它位于椎管内，连结相邻两椎弓板，并参与构成椎管后壁。黄韧带起于 C2，延伸至尾椎，在 C2 以上，它被寰枢椎后膜所取代。黄韧带由大量弹性纤维构成，因此可约束脊柱过度前屈。在椎间盘高度正常时，颈椎前屈动作不会导致韧带折叠进入椎管。然而，当退行性改变导致椎间盘高度降低时，颈椎的过度前屈会导致黄韧带向椎管内折叠，引起椎管狭窄或压迫脊髓。

黄韧带参与椎间关节囊的形成，可调节椎间关节的活动范围，保持关节稳定。当黄韧带功能失调时，会出现关节失稳，例如在行椎板切除术期间出现后路去神经支配，从而导致小关节囊撞击而使椎间孔狭窄。

综上所述，黄韧带参与椎管后壁构成，可因其内折而引起椎管狭窄；参与椎间关节囊的形成，可因关节异常撞击引起椎间孔狭窄。

三、肌肉解剖

颈部肌肉从侧面分为前部和后部，按位置分为浅层和深层。

（一）后群

1. 浅层
①斜方肌
②肩胛提肌
③颈夹肌
④半棘肌
⑤后斜角肌

2. 深层
①枕下肌
②多裂肌

（二）前群

1. 浅层
①胸锁乳突肌
②前斜角肌和中斜角肌

2. 深层
①颈长肌

颈部肌肉能影响颈椎运动，这些肌肉由肌梭紧密排列而成，所以它们也作为本体感受器发挥作用。由于头部感觉器官和那些与颈椎相关的运动神经元之间的反射相连接，颈椎肌肉还参与完成独特且高度协调的功能。

这些肌肉就好比支撑帐篷的绳索,应充分利用其稳定对位的能力。此外,还需要考虑肌肉的长度或偏移,因为肌肉的紧绷、损伤或肌梭活动过度导致的肌肉长度改变可能会影响椎体正常对线。

最重要的是,这些肌肉在收缩时不仅会影响运动,还会对颈椎产生压力。若这些肌肉出现功能障碍则会增加其对颈椎的压力,进一步导致颈椎运动功能障碍。

我们需要了解颈部肌肉组织损伤后徒手疗法治疗的两大要素。其一,必须保持肌肉强度,因为这有助于维持颈椎稳定、保持颈椎正常力线和减少日常活动对颈椎带来的冲击。其次,必须保持肌肉长度,以减轻对脊柱产生的压力,并能防止由于肌肉对骨骼牵拉作用所导致的关节紊乱的发生[3]。

弗拉迪米尔·杨达(Vladmir Janda)将肌肉分为姿势肌和相位肌。普遍认为,在功能障碍状态下,姿势肌会收缩,而相位肌会松弛。这可能不是绝对的,但大多数情况下都是如此。此外,由于肌梭是密集排列的,它们在受伤时很容易互相牵拉,相反,在肌肉修复时也能互相协助。因此,徒手治疗后适当地运动,可增强疗效,这也是医师治疗脊柱机械性功能障碍的独特方法。

上述肌肉的解剖结构可以从任何教科书中获得,但主要的姿势肌和相位肌仍值得了解,以便对其进行适当的处理。

(三)姿势肌

①上斜方肌
②肩胛提肌
③胸锁乳突肌
④所有颈椎后部的伸肌

(四)相位肌

所有颈前部深层肌肉。中斜方肌和下斜方肌。

目前的文献表明,颈椎区域最重要的稳定器是颈深屈肌,即颈长肌[4]。

谨记姿势肌会松弛,相位肌会收紧。它们的主要趋势如上所述。因此在治疗时应先延长姿势肌,治疗相位肌时则反之。

四、颅下脊柱

颅下脊柱支撑枕骨或头骨,其力学结构非常独特。其力学原理比脊柱的其他区域更为复杂。了解基本的肌肉骨骼、韧带和血管解剖有利于做出准确评估[1,2]。

(一)骨解剖

1. 寰椎

寰椎(图 8.3)的名称来源于希腊神话人物 "阿特拉斯",他的背部支撑着地球。寰椎同样起着支撑枕骨的作用。它的特点是没有棘突,但侧面有两个横突。其两个上关节面与枕骨髁连接形成寰枕关节。中央开口是脊髓通过的椎管。在椎管内缘的前侧有齿状突凹,与枢椎的齿状突相关连。

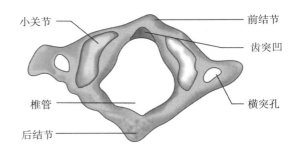

小关节　前结节　齿突凹　椎管　横突孔　后结节

图 8.3 寰椎

2. 枢椎

枢椎(图 8.4)可在颈椎内进行大幅度的旋转。它有一个明显的棘突,因此在枕骨下部触诊时,可触及的第一个棘突就是枢椎的棘突(寰椎没有棘突)。在枢椎的前侧有一个向上伸出的骨质突起，名为齿状突。齿突与寰椎椎管前内缘的齿突凹相接，形成寰枢关节。就好比一个戒指在手指上旋转，因此，枢椎为寰椎的旋转提供旋转轴，为寰枢关节的旋转提供支持。

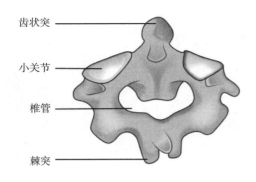

图 8.4　枢椎

齿状突 —
小关节 —
椎管 —
棘突 —

（二）韧带解剖

尽管颅下区域有较多韧带，但我们将仅对与徒手治疗密切相关的重要韧带进行更详细的介绍。正如前文所述，颈椎为了满足颈部的活动需求，牺牲了一定的稳定性。韧带是为这一区域（尤其是颅下区域）提供稳定性的主要结构。韧带主要用于稳定骨骼结构，防止其损害脑和脊髓的神经元。掌握它们的解剖结构、功能特点和完整查体方法对医师极为重要，因为如果发生意外可能是灾难性的。寰枕前膜、寰枕后膜、覆韧带已在前文介绍过。寰枢关节韧带是黄韧带在颅下的延伸。现对颅下区域中与临床相关的一些韧带进行介绍。

1. 寰枕韧带
- 纤维囊
- 寰枕前韧带
- 寰枕后韧带
- 两条寰枕外侧韧带

2. 枕枢韧带
- 枕枢韧带
- 两条翼状韧带
- 项韧带

3. 寰枢关节韧带
- 寰枢关节前韧带
- 寰枢关节后韧带
- 两条外侧韧带
- 寰枢关节部翼状韧带

4. 交叉韧带
- 寰椎横韧带
- 上纵束
- 下纵束

5. 翼状韧带

翼状韧带附着于齿突的两侧，向外上方延伸并附着于枕骨，并从齿突延伸至 C1 和 C2 两侧的小关节囊。它最重要的功能是连结枕骨、寰椎和枢椎作为一个整体，并限制其过度旋转、侧屈，以维持颅颈结构的稳定性（图 8.5A）。韧带松弛或退化会严重影响其功能，从而影响该区域的稳定性，增加神经结构的易损性。

齿突是易发生骨折的结构。翼状韧带一端附着于齿状突上，另一端附着于枕骨上会形成向上的牵拉力。徒手治疗操作中，尤其是牵引可导致骨折的齿状突向上牵拉至枕骨大孔，并可能压迫延髓（图 8.5B）。此外，齿状突也可能存在先天畸形，如齿状突游离小骨（os odontoideum）。

在翼状韧带因疾病、退化或损伤而松弛的情况下，对颅下脊柱进行任何形式的操作或徒手治疗都会造成严重危害，甚至可能危及生命。

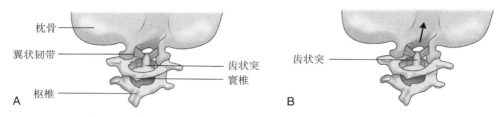

图 8.5　（A）翼状韧带和损伤后（B）骨折的齿状突因牵引被翼状韧带拉入枕骨大孔中

6. 寰椎横韧带

寰椎横韧带附着于寰椎椎管内缘两侧，环绕并加固齿状突（图 8.6A）。这一结构为齿状突提供了极强的稳定性。它在椎管内作为紧贴其后方的脊髓的屏障，可防止齿状突后退而损害脊髓。当该韧带因疾病或损伤而失去完整性时，齿状突和脊髓之间的屏障就不存在了（图 8.6B 和 C）。翼状韧带可能是下一道防线，但并不可靠。任何形式下的颅下脊柱前屈、前移或旋转都会使齿状突更接近脊髓而导致脊髓受损。因此当寰椎横韧带不稳定时，颅下脊柱的徒手疗法操作，尤其是涉及前屈、前移或旋转的手法操作，都可能导致严重的脊髓损伤。

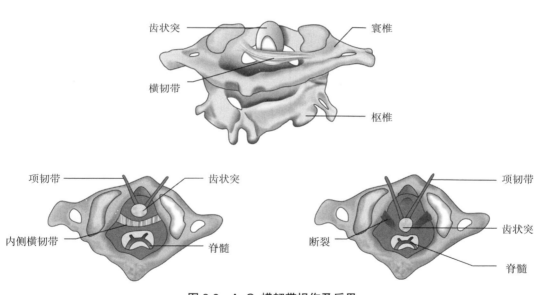

图 8.6　A~C. 横韧带损伤及后果

（三）血管解剖

1. 椎动脉

椎动脉起源于锁骨下，上行进入第六颈椎。它进入横突的开口即横突孔。由于寰椎横突较宽，当它从寰椎中发出后会向内水平转向。然后向上进入枕骨大孔，与另一侧的椎动脉汇合，形成基底动脉（图 8.7）。

2. 颈动脉和颞动脉

左颈总动脉起自主动脉弓，右颈总动脉起自头臂干，两支血管的走向相同。均斜行向上穿行，大约在第三颈椎处分为内支和外支。内支上行进入脑区，而外支则在腮腺处终止，分为颞浅动脉和上颌动脉。颞浅动脉穿过颞骨的颞突，分为穿过头皮的额支和顶支。颈动脉有时会受到 C1 横突的刺激，偶尔发生动脉粥样硬化性颈动脉炎，若该病未被发现，可能导致严重后果。通常情况下，患者会有血管病史，颈动脉触诊时有压痛，并且在向对侧运动时可诱发疼痛。

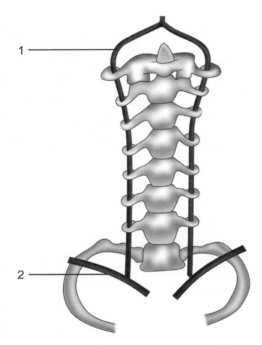

图 8.7　基底动脉：（1）椎动脉；（2）锁骨下动脉

医师还可触诊颞部是否有明显粗大的颞动脉搏动，以排除颞动脉炎，而这种情况常见于同时伴有枕部疼痛和血管病变的老年男性。

大脑活动需要血供，椎动脉是血供的来源之一。因其穿行于颈椎之中，因此可能会受到卡压，例如枕部被拉伸并旋转时，相应一侧的颅下区域即可能被卡压。患者无法从颈动脉获得足够的供血，进而可能出现脑血管缺血的相关症状和体征[5]。

在对颅下脊柱进行徒手治疗时，如果施以过度或猛烈的牵伸、旋转，可能会导致椎动脉受损，甚至造成偏瘫或死亡。

（四）肌肉解剖

1. 枕下三角

枕下三角由与枕骨、寰椎和枢椎相关的小肌肉排列而成。其内上界是直肌：

①头后小直肌

②头后大直肌

头后小直肌起自寰椎后结节，止于枕骨下项线内侧。

头后大直肌起自枢椎棘突，上行至枕骨下项线外侧。直肌的外侧是斜肌：

①头上斜肌

②头下斜肌

较大的头下斜肌起自枢椎的棘突和邻近的椎板，止于寰椎横突。头上斜肌起自寰椎横突，向外上走行附着在枕骨下项线（图8.8）。

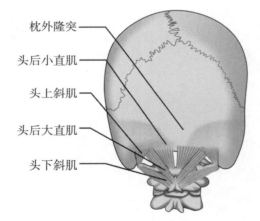

枕外隆突
头后小直肌
头上斜肌
头后大直肌
头下斜肌

图 8.8　枕下肌肉组织

两条直肌及头上斜肌参与头部伸展运动。

头后直肌和头下斜肌共同作用使脸部转向同侧，头上斜肌主要是向同侧侧屈头部。

第二颈神经的后支在寰椎后弓和枢椎椎弓板之间后行，于头下斜肌下方穿出，并发出肌支支配该肌，同时与第一颈神经后支交通后分为内支和外支。

内支被称为枕大神经，斜向内上行至头下斜肌和头半棘肌之间。它穿过后方肌肉及斜方肌后分布至枕部，与第三颈神经后支发出的细支联合后，在枕区与枕动脉伴行，其分支与枕小神经相联合后分布至颅顶部的皮肤及头半棘肌，有时也发出分支到耳廓后上部的皮肤（图 8.9）。

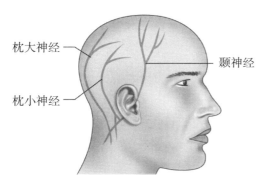

图 8.9 与头痛有关的神经支配

枕大神经具有重要的临床意义，正因枕大神经对头部头皮的支配，当枕大神经受到刺激易导致肌源性头痛。

这种疼痛通常发生在头后、头顶和颞部。当枕下肌、枕寰枢关节或两者均发生功能障碍时可能会使枕大神经受损 [6]。此外，头后小直肌受刺激可能会加重头痛，因为它与硬脑膜直接相通 [7]。

五、力学机制

综合力学机制分析如下 [2]。中颈椎可进行的运动包括前屈、后伸、侧屈和旋转。在颅下脊柱，"点头"动作发生在寰枕关节（AO），就像人们做"是"的动作提示。重点是，点头与前屈是不同的，因为它们发生在颈椎的不同位置。旋转，就像做"不"的动作提示一样，发生在寰枢关节（AA）。因此，寰枕关节常被称为"是"关节，而寰枢关节则被称为"否"关节。其重要功能是使头看起来平直、眼睛保持水平（侧屈除外）。中颈椎的小关节呈 45° 倾斜角，因此会发生以下运动：

前屈会导致所有的小关节相对于其下方的小关节向上和向前滑动。后伸会导致所有的小关节相对于其下方的小关节向后和向下滑动。旋转，如右旋，会导致右侧小关节向下和向后滑动，左侧小关节向上和向前滑动。侧屈时也是如此，由于 45° 倾角和右侧屈会导致右侧小关节向下和向后滑动，左侧小关节向上和向前滑动。

当我们向前弯腰时，头部和面部会向下，向后弯腰时则相反，头部和面部会向上。

那么如果关节是平的，在旋转和侧屈时，头部和面部会直视肩部，因此出现的是完美的旋转。然而当关节呈 45° 倾角时，侧屈和旋转实际上会使面部向下朝向肩部，而头部为了实现功能会继续保持平直。

出现该情况的原因如下：基于神经生理学，所有运动都是以对角线方式进行的，因而所有功能亦是如此。如果行走被认为是一种功能，那么人们就会认为行走是一种对角线活动。如果是这样的话，那么我们将以侧向的角度行走，而不是有目的地直线行走。当我们向前行走时，右臂、左腿、左臂、右腿是存在相互作用的。本体感觉神经肌肉促进疗法（PNF）将其描述为互惠的对角线。因此所有运动在某种程度上都是互补的。现在回顾弗莱特原则的第一条，中性力学是侧屈和旋转在相反方向的耦合。如果是中性的，那么运动节段中的结构就不会受到不当的压力。然而由于以 45° 角定向的中颈椎脊柱关节的侧屈和旋转向同侧耦合，因此颈椎复合体的其他部位需要发生相反的运动。因此，当中颈椎发生侧屈时，轴线的相反旋转就会发生在对侧。

旋转亦是通过枕骨向对侧侧屈进行代

偿[8]。影响这种情况的两个因素是神经生理基础和韧带张力。

第二个要点是除旋转外，寰椎始终紧随枕骨。因此前屈会导致寰椎向前滑动，后伸会导致寰椎向后滑动。侧屈会导致寰椎向与侧屈相同的方向滑动，然而旋转会导致寰椎向旋转的反方向滑动，因为枕骨向反方向侧屈。这点非常重要，因为它是诊断颅下功能障碍的关键。其临床意义在于如果要改善旋转功能，仅调整中颈椎关节和寰枢关节可能是不够的，还应相应调整寰枕关节在反方向的侧屈运动。侧屈功能的改善亦是如此，要完全改善侧屈功能，仅靠调整中颈椎关节和寰枢关节可能是不够的，还应相应调整寰枢关节在反方向的旋转运动。因此，为了总结中颈椎和颅下脊柱的综合力学原理，以下是每位医师必须了解的力学变化顺序。

（一）前屈

- 枕骨在寰椎上向前滚动
- 寰椎沿着枕骨的轴线向前滑动
- 中颈椎小关节向前和向上滑动
- 钩椎关节向前平移
- 椎管略变窄

（二）后伸

- 枕骨在寰椎上向后滚动
- 寰椎沿着枕骨向后滑动
- 中颈椎小关节向后和向下滑动
- 钩椎关节向后平移
- 椎管比前屈时更为狭窄

（三）侧屈（如右侧屈）

- 枕骨相对于寰椎向下和向右滚动
- 寰椎首先沿着枕骨向右滑动
- 然后寰椎以中轴线为基准向左旋转以保持面部平直
- 右侧的中颈椎小关节向下和向后滑动

- 左侧的中颈椎小关节向上和向前滑动
- 右侧的钩椎关节向后平移
- 左侧的钩椎关节向前平移

（四）旋转（例如右旋）

- 右侧枕骨髁在左侧前后滚动
- 寰椎向右旋转并向左滑动，与枕骨相反
- 然后枕骨在寰椎上方向左侧屈，以保持面部水平，因此寰椎仍然跟随枕骨运动
- 右侧的中颈椎小关节向下和向后滑动
- 左侧的中颈椎小关节向上和向前滑动
- 右侧的钩椎关节向后平移
- 左侧的钩椎关节向前平移
- 左侧屈和旋转时则相反

六、功能障碍发生机制

治疗颈椎机械性功能障碍首先要考虑的是姿势。颈椎及其软组织的作用是支撑头部和定位/移动头部。

头部和颈部保持中立和直立的姿势能以最小的能量消耗和对支撑结构最小的压力来实现最佳的平衡、肌肉协调和适应性。如果姿势不中立、不平衡，重量或在关节前方，或在关节后方，头颈部就会通过软组织的被动张力或肌肉活动的增加来实现平衡。颈椎最常见的姿势偏移是头部前倾（图8.10）。

（一）头部前倾姿势的形成

头部前倾姿势可能是由于一种习惯，或自然倾向，或无精打采，或佩戴眼镜。这种姿势也常见于低头伏案工作者。其力学变化如下：

为了使头面部保持中立会出现头部向后弯曲的情况。这会导致包括枕下肌群在内的

软组织结构挛缩，寰枕关节和寰枢关节活动可能会受限，枕大神经可能受到刺激而出现枕部和颞部头痛。

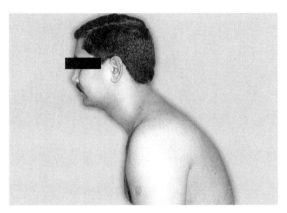

图 8.10 头部前倾姿势

在中颈椎，小关节被迫处于前屈位以代偿颈椎生理性前凸的消失，中颈椎活动增加以代偿颅下脊柱区域活动受限，从而导致中颈椎磨损加剧和传统的"颈椎病"。颈部肌肉组织，尤其斜方肌上部、肩胛提肌和胸锁乳突肌会收缩并改变其长度张力关系。它们与颈椎的密切连接会改变颈椎对线，导致伸展、旋转、侧弯（ERS）和屈曲、旋转、侧弯（FRS）（打开和关闭）功能障碍。这反过来又会影响小关节和关节囊，损害椎间孔和脊神经，导致神经根病变[9]。椎间盘可能受剪切应力影响，造成椎间盘突出、磨损和撕裂。肌肉缩短也会对关节和椎间盘产生压迫，进一步造成磨损和撕裂。由于斜角肌附着于第一肋远端，其收缩会影响胸廓出口，并造成第一肋的抬高，这会损害肋锁间隙，导致胸廓出口综合征。

由于头部前倾，下颌被迫张开。为了保持口腔闭合，咬肌和颞肌会变得过度紧张，导致颞下颌关节（TMJ）受到的压力增加，从而引发功能障碍。

包括肩胛骨在内的肩胛带伸展会造成肩部冈上肌腱的撞击；包括胸小肌在内的内旋肌会收紧，从而导致胸廓出口综合征的症状。

长期头部前倾会导致腹壁收缩，从而减少膈肌呼吸，增加上呼吸道呼吸。这会增加作为呼吸辅助肌的斜角肌的压力，从而导致胸廓出口综合征的症状。

这种恶性循环是显而易见的，医师应牢记这些功能障碍的发生不仅是由于姿势错误，也是由于颈部肌肉无力和过度使用造成的。肌肉无力和过度使用均会使肌肉疲劳，长此以往就会造成上述功能障碍。颈部肌肉向后牵拉头部的功能也增加其功能障碍发生的可能性。像外科医师或作家那样长时间头部屈曲（低头看手术台或书桌），会使颈部肌肉疲劳[10]。肌肉过度疲劳的直接反应就是收缩，在职业因素影响下可能会出现肌肉持续收缩的情况，进而导致功能障碍。

（二）创伤

颈部最常见的创伤和继发刺激是挥鞭样损伤。通常是由于被行驶中的车辆从后面撞击或从后面暴力推挤造成的。由此产生的力会使头部猛地伸展并弹回，继而屈曲。所造成的枕下肌、颈肌和颅下小关节的创伤大于中颈椎复合结构。前述原因继发于姿势错误、疲劳和过度使用，挥鞭样损伤会对颈部肌肉造成实际创伤，尤其是胸锁乳突肌、颈长肌和颈肌，因为它们位于前方，会剧烈收缩以防止头部弹回[11]。与中颈椎的小关节相比，颅下脊柱的小关节受累最严重。因此，它们会导致包括剧烈头痛在内的多种症状，使治疗相对困难。

由于小关节囊的损伤和肌肉僵硬，颅下复合体的关节活动受限和疼痛更加明显，并伴有强烈的头痛。由于枕下肌群在生理上与眼外肌和眼内肌以及颈部和躯干肌肉组织密切相关，因此眼部疼痛是一个共同症状。上述肌肉的本体感觉冲动（通过第一和第二脊神经）传递到脊髓，然后重新分配到相应节段和节段以上水平。

注视方向、视觉轴线以及头、颈和躯干姿势都是通过肌肉运动和固定来产生、维持的，其中枕下小肌肉起着重要作用。眼部肌肉和颈部肌肉之间主要的相互连接通路包括内侧纵束和脑干网状结构，两者都能接收对于整合和调节外部定向和内部平衡至关重要的本体感觉、外部感觉和内部感觉。脑干和脊髓功能受包括神经精神层面在内的更高级神经整合中枢的指导和支配。因此，在创伤情况下也可能出现主观性和客观性的平衡紊乱、自主神经功能紊乱。颈部和头部的深部疼痛，以及颈部肌肉痉挛、头颈部力学排列改变则是挥鞭样损伤的显著特征[12]。

需要补充的是这些症状不仅见于挥鞭样损伤，也见于颅下脊柱的长期过度使用和疲劳综合征。只是在挥鞭样损伤中这些症状相对更为常见[3]。

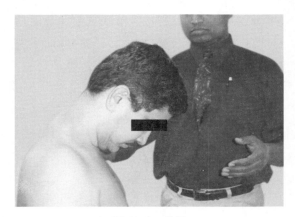

图 8.11　前屈

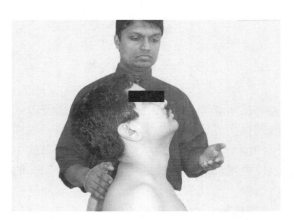

图 8.12　后伸

七、体格检查和诊断

（一）中颈椎

中颈椎体格检查相对简单，因为小关节只在前后两个方向滑动。首先应排除肌肉损伤的可能性，以断定受限部位在小关节。

1. 主动运动

① 前屈

嘱患者低头，使颈部轻轻向下至胸前。注意是否有任何活动受限和横韧带受累的可能迹象（图 8.11）。

② 后伸

指导患者向上看天花板，同时注意避免其躯干向后倾斜（图 8.12）。此动作不常测试，老年人应避免采用，以免椎动脉受损。

③ 侧屈

指导患者将耳朵歪向肩部，面部保持平直，同时注意避免其对侧肩部耸起，肘部由检查者支撑，以便该侧肌肉松弛。此时如果侧屈的活动度增大，则说明损伤的可能是肌肉。

如果耸肩后活动仍然受限，那么损伤部位更可能是小关节（图 8.13 和 8.14）。

④ 旋转

指导患者将头转向一侧，若对侧肩膀向上耸起后，活动度有所改善，则考虑肌肉损伤；反之亦然（图 8.15 和 8.16）。

2. 被动运动

如前所述，中颈椎区域的小关节只能向

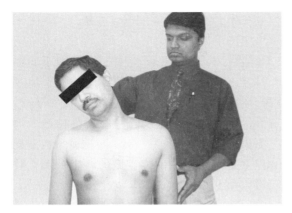

图 8.13 侧屈

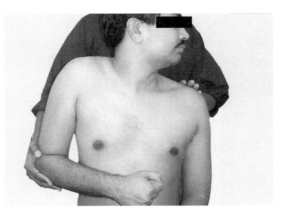

图 8.16 耸肩旋转，放松肌肉

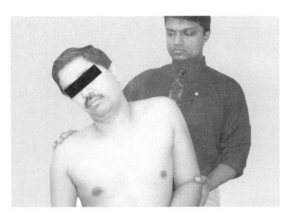

图 8.14 耸肩侧屈，放松肌肉

下滑和后滑被称为小关节的"闭合"位置。对整体运动来说节段性的查体非常重要。

    因为如果一个关节的活动受到限制，其他关节可能会通过过度运动以代偿完成整体运动。这可能会给医师造成运动正常的错误印象。但实际上，可能是某个关节节段受限，其上方或下方的节段发生代偿，造成过度活动，易导致进一步功能障碍。

    该检查在颈部屈曲和伸展时进行测试。在伸展状态下测试时应小心，因为可能会出现椎动脉受损，尤其对老年人应更谨慎。

    3. 中颈椎躯体诊断

    基本固定：见图 8.17。

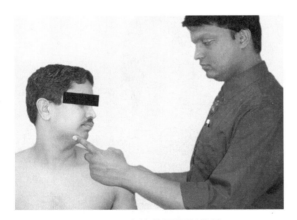

图 8.15 末端范围超限旋转

两个方向滑动（向上向前和向下向后）。因此医师应该检查中颈椎每个节段的这类运动。上滑和前滑被称为小关节的"开放"位置，

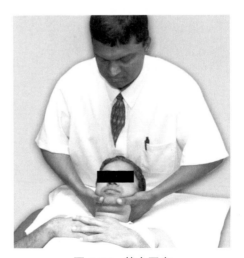

图 8.17 基本固定

正常的运动是以模式或对角线的方式进行的。通常是三个主要平面（屈/伸、侧屈和旋转）的运动组合。脊柱的运动是对角线模式，有以下两种可能：

- 伸展、旋转、侧弯（ERS）打开受限（不打开）/ERS 屈曲受限（不屈曲）
- 屈曲、旋转、侧弯（FRS）闭合受限（不闭合）/FRS 伸展受限（不伸展）

①打开受限（不打开）/ERS 屈曲受限（不屈曲）

在回顾脊柱关节运动时，我们推断在屈曲时小关节向前滑动，而在伸展时则正好相反。以 C4 和 C5 两个节段为例，假设 C4 的左侧小关节受到限制，或在伸展时受限（闭合）。在左侧用第二掌指关节将颈限制于甲状腺水平，并向该水平侧屈，尝试右旋，观察下颏偏移。这是在颈部屈曲时进行的。假设下巴向右偏离的程度是下颏向左偏离程度的一半，那么我们可以假设左侧 C4 停留在伸展、旋转、左侧屈（左侧 C4 ERS）或左侧 C4 打开受限，因为它没有屈曲或打开（图 8.18）。

②闭合受限（不闭合）/FRS 伸展受限（不伸展）

假设 C4 的右侧面受限，或受困于屈曲（打开）状态。在左侧用第二掌指关节将颈阻挡于甲状腺水平，并侧屈至该水平，尝试右旋，观察下颏偏移。这是在颈部伸展的情况下进行的（图 8.19）。假设下颏向右偏离的程度是下颏向左偏离程度的一半。那么我们可以假设右侧的 C4 停留在屈曲、旋转、侧屈（因为从后方看，C4 左侧 FRS，而不是右侧）或右侧 C4 的闭合受限，因为它没有伸展或闭合（图 8.20）。显然两侧都需要进行 ERS 和 FRS 功能障碍测试。以上这些原则针对中颈椎。

然而中颈椎和颅下脊柱之间的关系密切，由于综合的力学原理，两者易联合出现功能障碍。接下来将介绍颅下脊柱的检查，之后将介绍联合功能障碍的识别。

（二）颅下脊柱

颅下脊柱由于其独特的力学结构，需要更复杂的检查方案，并且要特别注意对定位

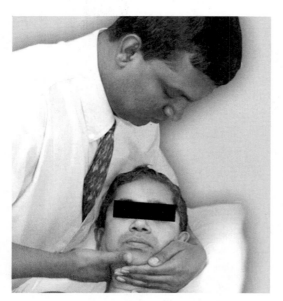

图 8.18　测试左侧打开受限

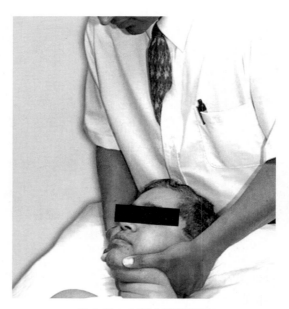

图 8.19　左侧中颈椎打开

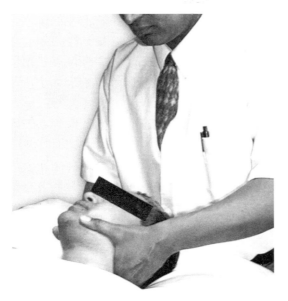

图 8.20　右侧中颈椎闭合

的检查。因为相关运动和症状也可能来自中颈椎。颅下脊柱的小关节方向与中颈椎不同，相对较平坦。

因此该区域的检查更为直接，关键是锁定中颈椎以确定发生运动的位置，进而对它们进行具体处理。唯一的例外是 FRS 和 ERS 概念不适用于颅下关节（寰枕关节／寰枢关节）。该概念不适用的另一个部位是骨盆复合体（骶骨和髂骨）。

1. 主动运动

① 前屈

据前文可知，寰枕关节（AO）的运动分为前屈和后伸。严格来说，这个动作非前屈，而是向前"点头"，即前文所言的"是"关节。因此嘱患者向前点头，就像说"是"。需要观察的标志是下颏与中线的关系。如果下颏偏离中线应怀疑是寰枕关节功能障碍。偏离侧就是功能障碍的一侧。例如，如果下颏偏向右侧，则可能是右侧寰枕关节受限（图8.21）。

② 后伸

同样嘱患者向后"仰头"（后背不弯曲

并抬头看天花板）。在后伸过程中，可以观察下颏的偏离，偏离的方向与功能障碍的一侧是相反的。因此如果右侧寰枕关节在后伸时受到限制，下颏就会向左侧偏。颅下脊柱的后伸功能障碍并不常见（图8.22）。

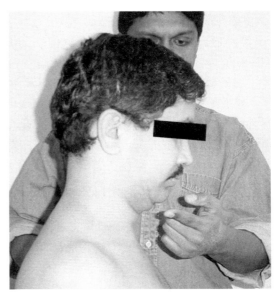

图 8.21　寰枕关节向前点头

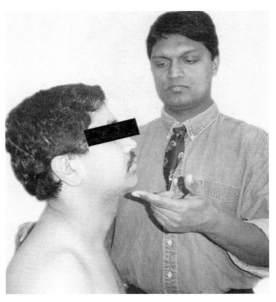

图 8.22　寰枕关节向后仰头

③ 旋转

旋转主要发生在寰枢关节。但请记住旋转也发生在中颈椎。关键是要将这一运动定位在寰枢关节上，以便测试的是单纯寰枢关节旋转。这肯定不能是主动运动，因此需要旋转。这在主动运动中是无法准确实现的，因此医师必须依靠被动运动来实现。

医师通过被动运动查体来获取信息。该方法在躯体诊断章节中有所介绍。

2. 被动运动试验和肌肉骨骼红旗征评估

如前所述，颅下脊柱的被动运动检查可能对易损结构造成压力，存在风险。因此在采取任何其他检查方式或治疗手段前，应首先检查这些结构的完整性。首先要检查的三个结构是翼状韧带、寰椎横韧带和椎动脉。

① 翼状韧带

患者取坐位，医师一手放在患者头顶部，另一手拇指放于 C2 棘突（枕骨底部第一个可触及的棘突）上。嘱患者充分放松，并告知其头部将向两侧微微侧屈（图 8.23）。

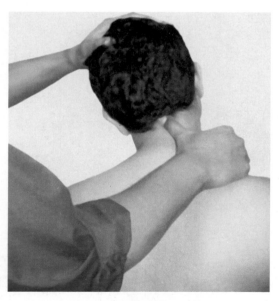

图 8.23　坐位时评估翼状韧带完整性

在侧屈时会立即感觉到棘突偏向对侧。

例如头部向右侧屈时，棘突将向左侧偏移。如果未出现该情况，则应怀疑韧带松弛或齿状突骨折，或两者都有。如果怀疑翼状韧带松弛，则应严禁使用任何颅下治疗方法，尤其是牵引。

该检查亦可在仰卧位进行，医师立于患者头侧，以手掌托住患者头部，同时将两中指放在 C2 棘突两侧，并指导患者侧屈，角度不超过 10° ~ 15°，侧屈时对侧手指会感觉到棘突偏向对侧。例如头向右侧屈，左手中指会感觉到棘突向左侧偏移。如果没有出现这种情况，则应怀疑韧带松弛或齿状突骨折，或两者都有。

翼状韧带通常在颈椎发生挥鞭样损伤时受到牵拉或损伤。由于该韧带附着在齿状突上，齿状突骨折会使该韧带受到牵拉从而变得不稳定。任何过度运动，尤其是过度侧屈，都会增加该韧带的不稳定性，甚至可能危及生命。牵引操作可能会使齿状突移位，进而压迫枕骨大孔中的神经结构。多种疾病状态可影响翼状韧带的完整性和稳定性，例如类风湿性关节炎、唐氏综合征、妊娠晚期和胶原蛋白病，如齿突小骨、马凡综合征、系统性红斑狼疮等。这些都是颅下脊柱徒手治疗的禁忌证。

② 寰椎横韧带

患者取坐位，嘱其通过下颏向后和向内移动来使头部前屈。在下颏微微施加压力，同时在 C2 棘突上施加一个反压力（图 8.24）。检查阳性者会表现为剧烈疼痛，并伴有四肢刺痛和麻木感，有时或可听到"咔哒"声。

寰椎横韧带可以防止寰椎在前屈时过度向前滑动。因此该韧带可能会在强制前屈时受伤。寰椎横韧带的松弛可使寰椎向前滑动，进而使齿突靠近脊髓（图 8.6 A 至 C）。因此检查时不仅会有疼痛，还会出现脊髓的刺激体征，如四肢刺痛和麻木。

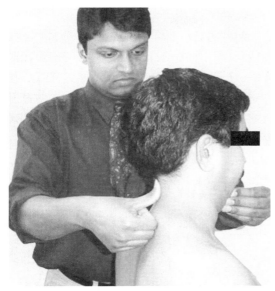

图 8.24　坐位时评估横韧带完整性

③ 颈椎屈曲

由于该检查具有损伤性，因此可以采用另一种简单的检查方法。患者坐位，医师立于患者侧面，面对患者，将手掌放在患者前额作为支撑，嘱患者轻轻地将颈部前屈（图8.25）。颅下结构中寰椎紧随枕骨，因此寰椎会向前平移。这将使齿状突更接近椎管和脊髓。如果横韧带完好无损则不会造成任何影响。但如果韧带松弛，则有可能损伤脊髓。检查阳性者会产生剧烈疼痛，并伴有四肢刺痛和麻木感。

如果寰椎横韧带松弛，徒手治疗过程中尤其是颈椎前屈时会严重损害脊髓，因而需严格掌握禁忌证。翼状韧带和寰椎横韧带受损的患者通常会出现明显的肌肉僵硬，因此有时无法进行这些检查，且进行这些检查可能会存在危险。他们表现为头部沉重而难以抬头，还可能出现剧烈头痛。上述情况都需立即就医。

④ 椎动脉检查

患者仰卧位，医师立于患者头侧，告知患者，他的颈部将被拉伸并向一侧旋转，且保持 15 ～ 20 秒。最好不要向患者暗示他可能会经历什么。操作开始后头部最好不要越过治疗床的边缘。治疗床的头端可向下倾斜，也可在肩胛区放置一个枕头。这样做的原因是如果患者的检查结果呈阳性，可以立即将头枕调至中立位或移除枕头。医师用双手支撑头部，首先将头部充分向后牵伸，同时要求患者睁眼，监测其体征。然后医师将患者头部旋转至一侧，并维持 15 ～ 20 秒（图8.26）。要求患者从 15 倒数到 1，了解患者是否保持清醒。在这 15 ～ 20 秒内，医师要全神贯注地观察并注意患者是否出现以下情况：

- 头晕
- 复视
- 构音障碍

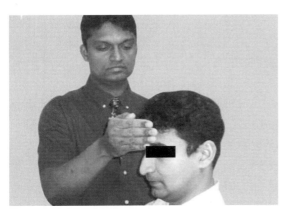

图 8.25　坐位时评估横韧带完整性

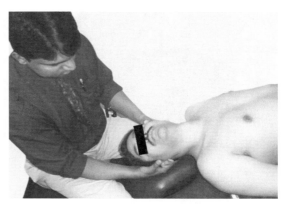

图 8.26　仰卧位椎动脉检查

- 吞咽困难
- 跌倒发作

如果怀疑有上述任一情况，医师应立即将患者头部恢复中立位，并用枕头抬高腿部以加强头部血液循环。如果患者检查结果为椎动脉功能不全阳性，则严禁行徒手治疗，尤其是针对颅下脊柱的徒手治疗。

目前有研究对标准椎动脉试验的有效性提出质疑。建议医师应当遵循所有颈椎徒手疗法操作时都应在手法结束后进行椎动脉试验这一原则，且至少维持 15 秒，并观察椎动脉征是否阳性。这应是常规操作，阴性结果则可继续施展该手法。

为排除红旗征还需进行的其他重要检查如下：

① 顶骨挤压

患者坐位，医师立于患者背后。对顶骨进行轻度挤压（图 8.27）。伴有外伤史的中重度疼痛和重度肌肉紧张可能预示着严重病变，如 Jefferson（杰斐逊）骨折。杰斐逊骨折是寰椎前后弓骨折。其原因是头顶受到撞击，如从非常低的天花板下弯腰站起。垂直挤压会破坏寰椎使其裂开，就像放在硬球（枕骨）下并受到挤压的玻璃手镯（寰椎）。如果检查结果阳性并有相关病史，需立即就医。

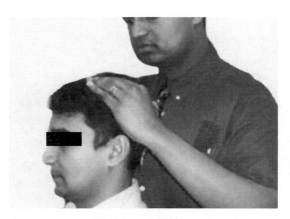

图 8.27　顶骨挤压

② 瞳孔反射

患者坐位，医师面向患者，要求患者将视线集中在医师的食指上，食指与患者眼睛齐平。使用瞳孔笔向患者眼睛照射光线，医师观察瞳孔是否收缩（图 8.28）。同侧瞳孔收缩表示视神经完好，对侧瞳孔收缩说明动眼神经完好。做这个检查的原因有两个：

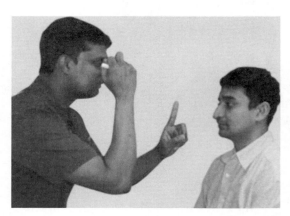

图 8.28　瞳孔反射试验

有时挥鞭样损伤会导致脑震荡。这有助于确定脑干是否受累。

挥鞭样损伤会造成软组织损伤，尤其是富含本体感受器的椎间小肌肉和关节。这些本体感受器混乱地发出信号，并可能建立本体自主神经反射，从而损害脑干功能（这种反射会导致挥鞭样损伤后的瞳孔运动紊乱；向颈部注射局麻药后瞳孔运动会有所改善）。

医师应注意其他包括药物（巴比妥类药物）在内的各种情况都可能导致瞳孔反射减弱[13]。

③ 乳突瘀斑和熊猫眼征

对于头部撞击、摔倒或其他形式脑震荡的患者，应检查耳后是否有充血区。这种情况被称为"乳突瘀斑"。此外，还应注意眼睛周围是否有浮肿和发红现象，看起来类似熊猫的眼睛。如果两种情况同时存在提示可能存在颅底骨折，应立即就医。

④ Clay-Shoveler 骨折（铲土者骨折）

铲土者骨折是指 C7 棘突骨折，该病多见于通过手臂快速伸展来负重的劳动者。这些活动包括铲和拉。肌肉（斜方肌和菱形肌）牵拉颈根部脊柱的强大收缩力会撕裂椎体棘突。症状包括肩胛骨之间脊椎骨折处的灼痛和"刀割样"疼痛。当反复活动使背部肌肉紧张时，疼痛会剧烈加剧。C7 棘突和附近肌肉有明显的触痛。

患者坐位，医师支撑其头部，用手指轻轻沿着棘突向下触摸（图 8.29）。根据相关病史，下颈椎部位尤其是 C7 上的急性触痛可能提示铲土者骨折。

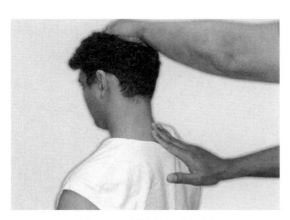

图 8.29　评估铲土者骨折

3. 颅下脊柱躯体诊断

为了便于参照，枕骨被称为 C0，寰椎和枢椎分别为 C1 和 C2。颅下脊柱的功能障碍被分为 C0、C1（寰枕关节）和 C1、C2（寰枢关节）功能障碍。功能障碍命名主要根据活动受限的方向而定。

① C0、C1（寰枕关节）功能障碍

在 C0 和 C1 上可能出现的动作是向前和向后点头以及侧屈。因此诊断的原则是根据活动受限的方向检查这些运动的受限情况。

② C0、C1 前屈受限

患者仰卧位，医师立于患者头侧，双掌托住枕部，手指指向枕突和乳突，大拇指握住颞部。向下按压枕骨，轻轻向后滑动枕骨髁（图 8.30），此时枕骨髁向后滑动，寰椎向前滑动，当其中任何一个部位受到限制时，做此动作都会受限。

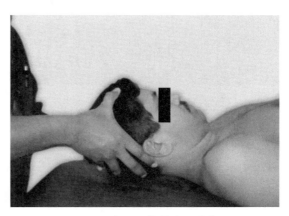

图 8.30　寰枕关节被动向前点头

面部保持平直，两侧髁状突都要接受检查。为了定位和检查一侧的受限情况，可稍微旋转头部并使用相同的检查手法。例如头部向右旋转并施加向下的力，则测试的是右侧寰枕关节。如果存在限制，患者通常会在操作时感到疼痛和不适。此外当操作定位于一侧时，如向右或向左旋转头部，一侧的不适感通常多于另一侧。

③ C0、C1 后伸受限

患者仰卧，医师立于患者头侧，按压方法与前屈类似，唯一的区别是枕骨受到向上的压力（图 8.31）。两侧的检查方法与前屈测试相似，此时枕骨髁向前滑动，寰椎向后滑动。如果未出现这样的情况，即为活动受限。

由于可能存在椎动脉损伤风险，应谨慎进行后伸试验。最常见的受限是前屈受限。我们回想一下，在头部向前时，颅下脊柱处于后伸状态，因此在检查时经常会感觉到前屈受限。

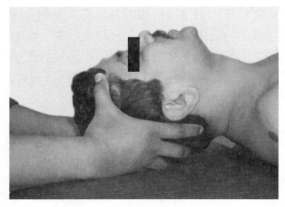

图 8.31　寰枕关节被动向后点头

我们应该始终牢记，当使用"前屈受限"这一术语时，它表示前屈"运动"受限，但相应节段卡在后伸状态。

④ C0、C1 侧屈受限

据前文可知，除旋转运动外，寰椎的所有运动都跟随枕骨移动。因此在正常侧屈时，应感觉到寰椎滑向侧屈的同侧，同时它还会向相反一侧旋转，因此会感觉到横突略微前移。因此患者坐位，医师立于患者后方，用指尖在横突略前方触摸 C1 的两个横突（图 8.32），嘱患者分别向两侧侧屈，医师触诊突出的程度是否增加。例如头部向左侧屈，就会感觉到左侧的横突突出。如果感觉不到，则提示左侧的寰枕关节侧屈受限。同样的理论也适用于右侧。

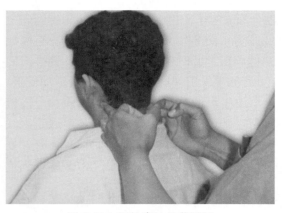

图 8.32　评估寰枕关节侧屈

⑤ C1、C2（寰枢关节）功能障碍

寰枢关节仅产生旋转运动，因而这将是唯一需要检查的运动。然而，寰枢关节的旋转会伴随中颈椎的旋转，因此在测试过程中必须避免这种情况。因此要锁定中颈椎以定位寰枢关节。可通过侧屈或前屈中颈椎后旋转枕骨来实现。侧屈是首选，因为它能更好地锁定中颈椎。如果存在过多的限制或防护而无法进行适当的侧屈，则采用前屈的方法。

⑥ 旋转受限

患者仰卧位，医师位于头侧，面对患者。医师握住屈曲的枕部，在活动范围内轻轻地将颈部侧屈至一侧，然后使颈部向对侧旋转。以专门测试寰枢关节（图 8.33）。最好在双侧肩部耸肩时进行测试，因为这有助于缓和可能干扰测试的软组织（胸锁乳突肌）。

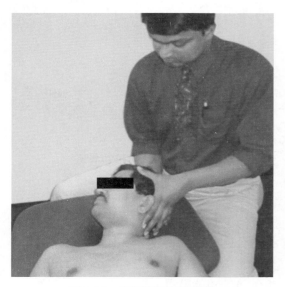

图 8.33　评估寰枢关节旋转

进行这项检查时，明确受试侧非常重要。当颈部处于屈曲状态时，受试侧是与旋转侧相反的一侧。例如处于屈曲状态的颈部向左侧屈并向右旋，则检查的是左侧寰枢关节。

⑦ 组织触痛

颅下和中颈椎的组织异常通常表现为可

触及的增厚，有时还伴枕下肌、椎板和横突的压痛。如果仅在功能障碍部位有压痛感时，临床意义更大。

八、治疗

治疗的进展取决于检查结果。如果只在颅下脊柱或中颈椎发现功能障碍，则酌情处理。不过此情况相对少见，因为功能障碍会同时出现在颅下脊柱和中颈椎。因此，治疗过程应有先后顺序，即首先治疗颅下功能障碍，然后再治疗中颈椎功能障碍。

（一）颅下脊柱治疗

颅下脊柱的治疗可缓解：
C0、C1（寰枕关节）功能障碍
①向前点头受限
②向后点头受限
③侧屈受限

1. 软组织拉伸

软组织，尤其是肌肉和肌筋膜，是骨骼的强大支撑与屏障。因此在采用解除关节束缚的技术干预之前，必须先进行软组织松解。传统的软组织按摩是非常有效的，但出于特异性和时间限制的考虑，可采用拉伸技术。

2. 颅下脊柱放松性牵引（枕下松解术）

患者仰卧位，医师立于患者头侧。医师将两手的食指、中指和无名指分别放在枕骨边缘的两侧，即枕骨下缘。手指首先轻轻向上用力，然后进行长轴牵引，并保持数秒后松开（图 8.34）。

这是一项力量较大的手法技术，在韧带功能不全时，尤其是翼状韧带和寰椎横韧带功能不全时严禁使用。

3. 颈椎前屈

患者仰卧位，医师立于患者头侧。假设

右侧向前点头受限。头部轻轻向右旋转，用右手掌扶住患者前额。用右手诱导颅下点头，同时用左手食指、中指和无名指阻止寰椎因受限而向后滑动（因为正常情况下寰椎应在向前点头时向前滑动，但由于它在右侧受限，可能会因枕骨髁向后滑动而向后滑动）。这将有助于释放寰椎，使其向前滑动，从而解除受限（图 8.35）。

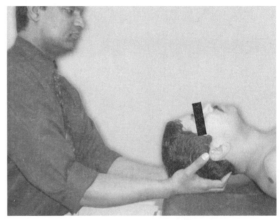

图 8.34　枕下松解

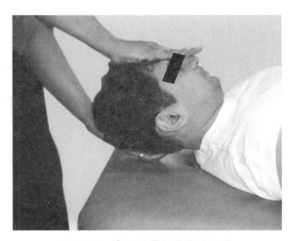

图 8.35　寰枕关节向前点头活动

或者患者仰卧位，医师立于患者头侧，一手托住颈部，另一手的食指、中指和无名指放在枕骨下缘，保持颈椎轻微屈曲，医师以右肩前侧固定患者前额（图 8.36），通过肩部轻轻向下和向前加压，用右肩诱导颅下脊柱点头运动，同时用食指、中指和无名指阻止寰椎因受限而向后滑动（因为正常情况下寰椎应在向前点头时向前滑动，但由于它在右侧受限，可能会因枕骨髁向后滑动而向后滑动）。这将有助于释放寰椎，使其向前滑动，从而解除受限。

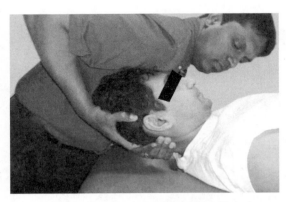

图 8.36　肩部加压下的寰枕关节向前点头

4. 颈椎后伸

患者和医师的体位同上。医师的手指放在两侧枕外隆凸上。要求患者头部向后用力，顶住医师的手指（图 8.37）。这将使头后小直肌和头上斜肌收缩。这些肌肉附着于枕骨和寰椎，收缩时会将向前卡住的寰椎向后牵拉，有助于解除受限。

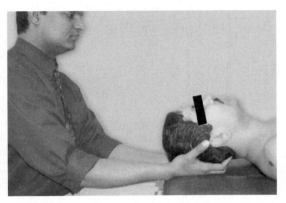

图 8.37　通过头后大直肌和头上斜肌令寰枕关节向后点头活动

5. 侧屈

患者仰卧位，医师立于患者头侧。假设右侧屈受限。轻轻旋转头部并向右侧屈，用右手掌扶住患者前额，用右手向下向对角线方向诱导颅下点头和侧屈，同时左手支撑枕部（图 8.38）。

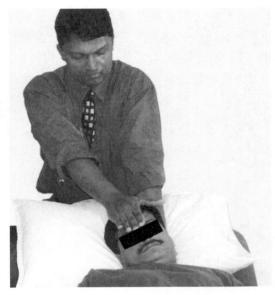

图 8.38　寰枕关节侧屈移动

6. C1、C2（寰枢关节）功能障碍

旋转受限：假设右旋受限，受限部位在左寰枢关节处。因此在右旋受限时，头部应完全向左侧屈并略微向右旋转。另一只手托住下颏，用前臂托住头部。

医师用腹部支撑头部在适当位置，右掌指关节（MCP）触到 C1 的右侧横突（图 8.39）。此时右掌指关节对 C1 的右侧横突施加侧向和向下的力，使其向右旋转。这将使寰枢关节恢复右旋。切记始终要评估和监测供血不稳定的迹象。

在插图中，理想的情况应是头部略微向右旋转。

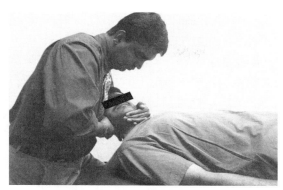

图 8.39　寰枢关节旋转移动

（二）中颈椎治疗

对中颈椎的治疗将缓解：

C3 至 C7（中颈椎）功能障碍

① 伸展、旋转、侧屈（ERS）限制未打开。

② 屈曲、旋转、侧屈（FRS）限制未闭合。

1. 软组织拉伸

中颈椎的软组织松解可采用拉伸法进行，方法与颅下脊柱的方法相同，其后是：

2. 侧向拉伸

方法 1

患者仰卧位，医师站在患者头侧。如果医师站在患者左侧，则右手扶住前额以稳定头部。左手放在颈旁肌肉组织上，施加侧向和前向拉伸的力，保持数秒后松开。在对侧重复同样的动作（图 8.40）。

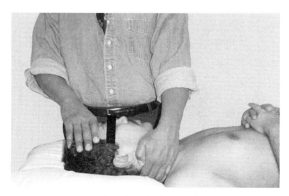

图 8.40　侧向拉伸

方法 2

患者仰卧位，医师面向患者头侧。为拉伸右侧，医师将左手放在患者枕骨下。右手掐住右肩的锁骨、第一肋骨和肩胛骨。

枕部向左侧屈，同时对右肩峰施加向下的反压力。然后头部稍向左旋以拉伸右侧肩胛提肌和后斜角肌，再稍向右旋以拉伸右侧斜方肌。中斜角肌在中立位时重复该过程；前斜角肌在伸展位时重复该过程。监测椎动脉征，尤其是在伸展时。两侧交替进行，每次一块肌肉。

①肩胛提肌：侧屈和旋转（图 8.41）。

②斜方肌：侧屈并向同侧旋转（图 8.42）。

③斜角肌：轻微伸展时侧屈（图 8.43）。

3. 解除右侧 ERS 受限的技术（右侧未打开）

基本固定操作是用一手的前臂托住枕部，手指放在下颏下方。头部必须处于中间位置。另一手的第二掌指关节放在对侧的关节支点上，拇指放在下颏上（图 8.44）。

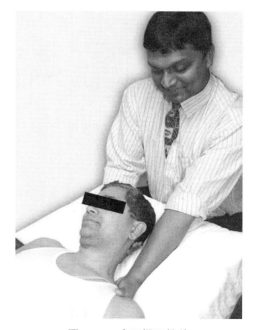

图 8.41　肩胛提肌拉伸

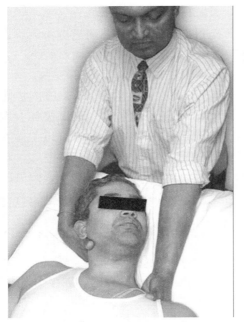

图 8.42　斜方肌拉伸

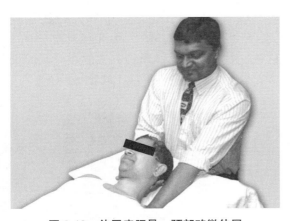

图 8.43　伸展肩胛骨，颈部略微伸展

注意： 以下这些技术操作需由接受过整脊技术培训的经验丰验的医师完成，并要时刻注意手法操作的安全性。

假设 C4 左侧小关节受限，或受困于伸展（闭合）状态。医师用左手第二掌指关节抵在患者甲状腺水平，并将患者颈部侧屈至该水平，尝试右旋，观察下颏偏移。这是在颈部屈曲时进行的。假设下颏向右偏离程度是下颏向左偏离程度的一半，那么可以假设

左侧 C4 停留在伸展、旋转、右侧屈（左侧 C4 ERS）或左侧 C4 处于打开受限状态，因为它无法屈曲或打开（图 8.45）。现在医师将颈部保持在右旋受阻位或右旋极限位的位置，并轻轻摇动关节以将其释放到打开位置。

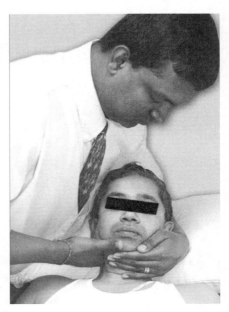

图 8.44　基本固定

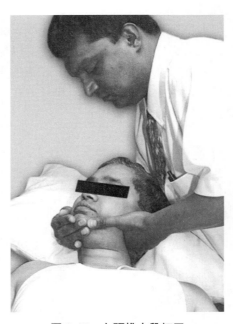

图 8.45　左颈椎中段打开

4. 释放左侧 FRS 受限的技术（右侧不闭合）

假设 C4 的右侧小关节受限，或受困于屈曲（开放）状态。医师用左手第二掌指关节抵在患者甲状腺水平，并将患者颈部侧屈至该水平，尝试右旋，观察下颏偏移。这是在颈部伸展的情况下进行的。假设下颏向左偏离程度是下颏向右偏离程度的一半。那么可以假设右侧 C4 停留在屈曲、旋转和侧屈（C4 左侧 FRS 而不是右侧，因为是从后方看），或者右侧 C4 的闭合受限，因为它没有伸展或闭合。现在医师将颈部保持在右旋受阻位或右旋极限位的位置，并轻轻摆动震荡关节，使其游离至闭合位置（图 8.46）。这两种徒手技术都要监测血管征。

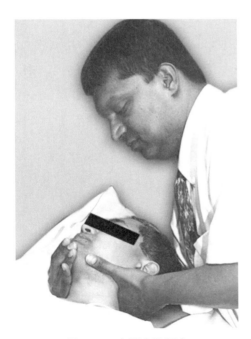

图 8.46　右颈中段闭合

5. 侧向滑动

患者仰卧位，医师位于患者头侧，面对患者。将双手的第二掌指关节置于下颌骨正下方的外侧关节支点上。下颌角对应 C3 和 C4。医师的拇指放在患者下颏两侧（图 8.17 和 18）。

在两侧引导轻微的侧向运动会引起颈椎小关节的侧向平移。请注意当从右向左进行侧向滑动时，右侧小关节会向下滑动，从技术上讲是闭合操作，而同一小关节的对侧向上滑动则是打开（图 8.47）。研究表明，这是一种有效而安全的打开和闭合小关节的方法，对改善神经根性疼痛和颈椎活动度有效。

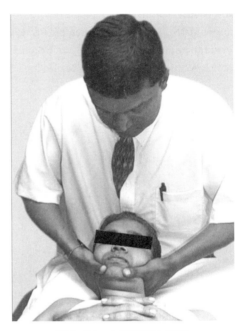

图 8.47　中颈椎侧向滑动

参考文献

1. Porterfield JA, DeRosa C. Mechanical Neck Pain, 6th edn. WB Saunders. Philadelphia, 1995.

2. Paris SV. S3 course notes, Institute press, St. Augustine, 1988.

3. Sebastian D. Extracranial causes for head pain: Clinical implications for the physical therapist. JIAP. 2002;1:9-16.

4. Falla D, Jull G, Hodges PW. Feedforward activity of the cervical flexor muscles during arm movements

is delayed in chronic neck pain. Exp Brain Res. 2004;157(1):43-8.

5. Kapral MK, Bondy SJ. Cervical manipulation and the risk of stroke. CMAJ. 2001;165(7):907-8.

6. Lewitt K. Pain arising from the posterior arch of atlas. Euro Neurol. 1977;16:263-9.

7. Hack GD,et al. Anatomic relationship between the rectus capitis posterior minor and the duramater. Spine.1995;20(23):2484-6.

8. Ishii T, Mukai Y, Hosono N, et al. Kinematics of the cervical spine in lateral bending: in vivo three dimensional analysis. Spine. 2006;31(2):155-60.

9. Rosomoff HL, Fishbain D, Rosomoff RS. Chronic cervical pain; Radiculopathy or brachialgia. Noninterventional treatment. Spine. 1992;17:S362-6.

10. Travell JG, Simons DG, Simons LS. Travell and Simon's Myofascial pain and dysfunction: The trigger point manual. 2nd edn. 1999, Williams and Wilkins, Baltimore.

11. Van Der Muelen JCH. Present state of knowledge on the process of healing in collagen structures. Int J Sports Med. 1982;3:4-8.

12. Kunkel RS. Diagnosis and treatment of muscle contraction headaches. Med Clin North Am.1991:75(3):595-603.

13. Hinoki M. Vertigo due to whiplash injury: aneurotological approach. Acta Otolaryngologica. 1985;419:9-29.

第9章
胸椎和肋骨

胸椎的机械性功能障碍多是单独发生的，但通常与颈椎功能障碍有关。反之，胸椎功能障碍也易导致颈椎功能障碍，这更多是针对上胸椎而言。同样的原理也适用于下胸椎和腰椎功能障碍。上胸椎在结构和力学特性上更像颈椎，而下胸椎与腰椎的关系也是如此。

胸椎与肋骨紧密相连，因此在功能障碍状态下容易出现胸痛。在美国近40%的心脏急诊患者的胸痛源于骨骼。准确识别和治疗胸廓功能障碍可减轻以往被认为是由内脏引起的疼痛[1]。

一、骨解剖

正常胸椎由椎体、两个横突和一个棘突组成（图9.1）。胸椎上部和下部均有两个关节面，与其上方和下方的节段连接形成小关节。在椎体和关节面之间的后部两侧上下方也有两个半关节面，与肋骨头相接。侧面在横突两侧有两个关节面，与肋骨结节相接。

因此，正常胸椎有12个关节，即4个小关节、4个与肋骨头相连、2个与肋骨结节相连，2个与椎间盘相连。

（一）正常胸椎结构

胸椎椎体解剖的独特之处在于横突与棘突之间的水平关系。它们在不同节段的胸椎上有所不同。这一点很重要，因为在进行触诊时，首先要找到棘突以确定水平，然后定位相应横突。然而胸椎的横突与棘突并不在同一水平。横突所处的水平高于棘突。对于相应水平关系的描述，不同作者的论述不太一致。

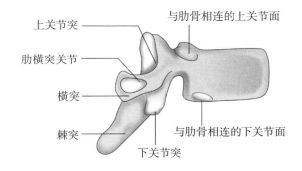

图9.1 正常胸椎结构

与肋骨相连的上关节面
上关节突
肋横突关节
横突
棘突
与肋骨相连的下关节面
下关节突

最常见的描述被称为3s原则，具体如下[1]：

1，2，3	相同水平
4，5，6	差距½水平
7，8，9	差距1节水平
10，11，12	相同水平

因此，从触诊的角度来看，为了便于实际操作，当触诊到棘突时，相应的横突位于棘突上一节的水平。原因是棘突的可触及区域（尤其是向下延伸的节段）不是尖端，而是棘突的主体。尖端向下延伸到1到1个半节段（T5、T6、T7节段更明显），并不总是能触及到的最突出区域。

从实际角度来看,如果医师触诊T8棘突,那么要定位相应横突,医师就需要向上触诊一个节段,对应于T7棘突。

二、韧带解剖

胸椎没有特定的韧带,但有贯穿胸椎区域的韧带。包括前纵韧带、后纵韧带、棘上韧带、黄韧带和横突间韧带。在肋横突关节和肋椎关节处还有一些韧带将胸椎与肋骨连接在一起。肋横突关节的韧带包括肋横突上韧带、肋横突内侧韧带和肋横突外侧韧带,而肋椎关节的韧带包括肋头辐状韧带、关节囊韧带和肋头关节内韧带。

三、肌肉解剖

胸椎的肌肉与颈椎的肌肉也密切相关。胸椎肌肉的主要功能是支撑胸椎节段,防止其后凸畸形。因为这可能导致头部前倾和肩胛骨前伸,从而诱发颈椎和肩部功能障碍。下胸段胸椎后凸的增加可能会导致腰椎前凸的增加,从而导致腰椎功能障碍。方便起见,可将这些肌肉分为将胸椎连接到颈椎的肌肉和将肩胛骨连接到胸椎的肌肉。

(一)连接胸椎和颈椎区域的肌肉

- 斜方肌(上部)
- 头夹肌
- 颈夹肌
- 半棘肌

(二)连接胸椎和肩胛骨的肌肉

- 大菱形肌
- 小菱形肌

- 斜方肌(中部和下部)

附着于颈椎(尤其是枕骨)上的胸椎相关肌肉,主要起着牵拉和支撑头部,以保持头颈部中立位的作用。附着在肩胛骨上的胸椎相关肌肉向后牵拉肩胛骨,以保持直立姿势下胸椎正常后凸状态。它们还有助于维持肩峰和肱骨头之间存有正常的活动空间。其他一些肌肉如果出现功能障碍,也会导致胸痛:

- 后上锯肌
- 竖脊肌
- 前锯肌
- 胸小肌
- 锁骨下肌
- 肩胛提肌

四、神经解剖

- 肩胛背神经
  第5颈椎——支配菱形肌
  第3、4颈椎——支配肩胛提肌
- 胸背神经——支配背阔肌
- 胸长神经——支配前锯肌

当相应的神经受累时,由于其支配的肌肉位于胸腔区域,容易出现胸背部的疼痛和功能障碍。

(一)胸椎脊神经的后支和前支

- 后支内侧支支配1～6半棘肌、多裂肌;7～12横棘肌群、最长肌。后支外侧支支配最长肌、髂肋肌、肋横突关节。
- 前支由肋间神经、肌支和肋下神经组成

（二）肋间神经支配

- 内外肋间肌、后上锯肌
- 第二肋间神经与臂内侧皮神经相连，支配内侧手臂。

（三）肌支支配

约 7 ～ 11 节段支配腹部。

肋下神经供应髂嵴、髋外侧和下腹部的皮肤。靠近肋椎关节的肋间神经受到刺激后会引起肋区疼痛，导致肋间神经痛。

五、力学机制

由于胸椎呈后凸状态，其力学结构非常复杂。因此为了避免混淆，以下是简化后的力学原理分析。

上胸椎和中胸椎的小关节方向与中颈椎几乎在同一平面上，因此侧屈和旋转方向相同。下胸椎的切面方向几乎在矢状面上，因此表现得更像腰椎。在这种情况下，侧屈和旋转发生在相反的方向。

六、功能障碍发生机制

当胸椎肌肉组织过度使用、疲劳、虚弱或受到损伤时，就容易出现机械功能障碍。胸椎功能障碍最常见的原因是姿势异常、过度使用/疲劳和虚弱[2]。异常的头部姿势或持续屈曲会对胸椎中用于缩回头部的肌肉的附着部位造成压力。如果时间过长，肌肉会因疲劳而收缩，影响胸椎小关节的力学结构，从而造成受限和功能障碍。上背部和肩胛骨疼痛是其常见症状。肌肉的创伤性收缩是由于头部（挥鞭样损伤）和手臂（如试图拉、推或举起重物）的猛烈运动造成的，进而导致胸椎功能障碍。肌源性的头痛也可能源于胸椎，尤其是上胸椎。头半棘肌起源于 C7 和 T1-T6 或 T7 的横突，附着于枕骨项线。枕大神经在该肌肉枕部附着点附近穿行。由于上述原因，该肌肉的功能障碍会刺激枕大神经引起头痛。此外，错误的头部前倾姿势会导致上胸椎前屈，进而增加颅下脊柱的后伸，从而导致枕下肌收缩，引起头痛。第一根肋骨与 T1 相连，通常也是功能障碍和疼痛的根源。因为异常姿势或呼吸辅助肌过度活动，第一肋通常会有抬高倾向。第一肋位置升高会导致胸廓出口损伤，引起胸廓出口综合征。

针对胸廓出口综合征的特殊检查如 Adson 试验、Allen 试验等，假阳性率很高。包括检查第一肋骨、斜角肌松紧度和胸小肌及上背部牵拉肌无力的查体方法有助于确诊，因为这些结构的功能障碍会导致胸廓出口损伤。

胸椎部软组织结构的异常非常明显。功能障碍节段会在其相应的横突和肌肉组织上表现出压痛。格林曼（Greenman）将其描述为四个层次的肌肉增厚，背部四层肌肉中最深的一层往往因胸椎小关节功能障碍继发过度增厚，并有触痛。

肋骨功能障碍是导致胸痛的另一个原因。肋椎关节、肋横突关节和肋软骨关节正是其中间环节。盂肱关节活动度降低或肩肱关节功能障碍也是胸痛的诱因。

七、体格检查

上胸椎的检查取坐位最佳。上胸椎检查包括第一肋骨是否隆起，以及 ERS 或 FRS 功能障碍。

八、胸椎躯体诊断

（一）第一肋骨抬高异常

患者取坐位，医师站在患者身后。双手放在上斜方肌处并向后收缩斜方肌肌纤维来触诊第一肋骨。在回缩的上斜方肌纤维和锁骨之间可触及的骨性结构是第一肋角。

医师触摸两侧第一肋骨，并嘱患者深吸气（图 9.2）。此时可发现两侧的第一肋骨向上隆起。当患者继续呼吸处于呼气相时，正常情况下两侧第一肋骨都应向下回落。如果第一肋骨没有下降，触诊为隆起，那么这根肋骨就停留在隆起的位置。触诊时通常会有压痛，并可触及骨性突起。

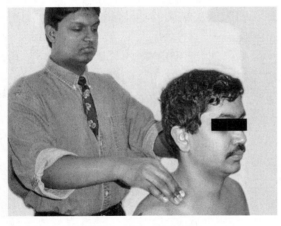

图 9.2　第一肋骨触诊

（二）评估闭合和打开受限

1. ERS/ 打开受限（上胸椎）T1 ～ T5

患者取坐位，医师站在患者身后。临床医师首先触诊 T1 的棘突。在棘突的同一水平触摸到相应横突。然后嘱患者将头和肩膀前屈，但不要转动。触诊两侧的横突以观察是否有一侧后凸（图 9.3）。

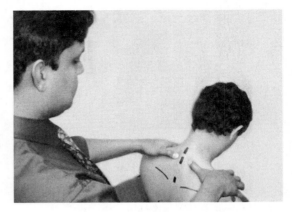

图 9.3　ERS/ 打开受限评估

若头部和肩部前屈，则 T1 的横突出现在右侧后方。假设左侧小关节向前滑动至屈曲状态，而右侧小关节则停留在伸展状态（未打开）。

可在中立位和后伸位触诊横突来确认。如果横突完整呈现，则可以认为小关节能够向后滑动回伸展位。阳性体征是右侧横突在屈曲时出现后凸，为伸展时受限（未打开）。因此，诊断结果为 T1 右侧 ERS（未打开）。

类似的原理也适用于坐位下的 T1 至 T5 段。

2. FRS/ 闭合受限（上胸椎）T1 ～ T5

患者取坐位，医师站在患者身后。按上述方法触诊 T1 横突，并嘱患者向后弓背，抬头仰望天花板。触摸两侧的横突以观察是否有后凸（图 9.4）。若患者上背部和头部向后拱起时右侧横突出现后突，就可以认为右侧的小关节是向后滑动出现后凸，但左侧的小关节停留在屈曲状态（未闭合）。

可在中立位和前屈位触诊横突来确认。如果呈中立位，则可以认为小关节能够向前滑动至屈曲状态。因此，阳性结果指的是右侧横突在伸展（弓背）时后移，而左侧小关节在屈曲时受限。虽然是左侧小关节在屈曲时受限，但诊断侧是在后方，所以还是 T1 右侧 FRS（左侧未闭合）。

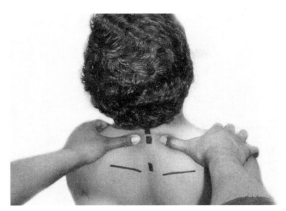

图 9.4　FRS/ 闭合受限评估

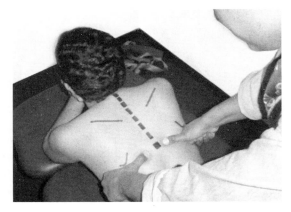

图 9.6　FRS/ 闭合受限评估

类似的原理也适用于坐位时的 T1 ～ T5 节段。此为上胸椎常见的功能障碍。

3. ERS（中胸椎和下胸椎）T6 ～ T12

位置和检查方法与上胸椎相同，但对于中胸椎和下胸椎，嘱患者向前弯腰时两臂落在两膝之间（图 9.5）。

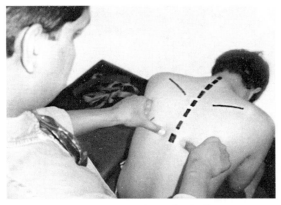

图 9.5　ERS/ 打开受限评估

4. FRS（中胸椎和下胸椎）T6 ～ T12

患者取俯卧位，嘱患者用肘部支撑，下颌置于手掌上，处于伸展状态。医师站在一侧，斜对患者头部，触诊中下段胸椎的横突，观察是否有后凸（图 9.6）。

若 T7 的右侧横突出现后凸，可认为右侧小关节向后滑动到伸展位，左侧则被限制在屈曲状态。

可嘱患者保持直立的坐姿后向前弯腰来确认。如果横突成中立位，则可以认为小关节能够向前滑动至屈曲位，仅在伸展时才能观察到后凸，因为左侧小关节在屈曲时受限。由于诊断侧是后凸侧，诊断结果是 T7 右 FRS（左侧未闭合）。

九、治疗

（一）软组织松动术

患者取俯卧位，医师立于患者侧面。此项技术使用拇指的大鱼际肌和掌面。将拇指放在肌肉的长轴上，正好与医师对侧的棘突相邻并位于棘突外侧。此时另一手的掌面置于拇指上加固，然后在竖脊肌上施加轻柔的侧向压力，并根据患者的耐受性逐渐增加压力。压力保持约 10 ～ 20 秒，然后沿胸椎长轴方向重复施压。应注意往远离棘突方向用力，而不是朝向棘突（图 9.7）。

患者取俯卧位，用指压棒对上胸椎区域的左右椎旁肌肉进行触发点的按压，主要集中在肩胛提肌、上、中斜方肌和菱形肌（图 9.8）。

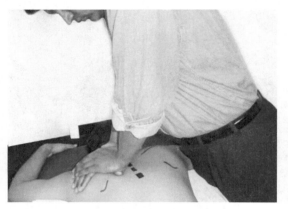

图 9.7　中胸椎脊柱旁软组织松动

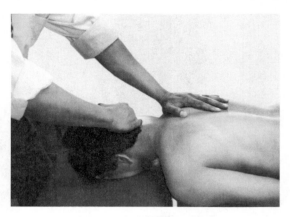

图 9.9　上胸椎软组织松动

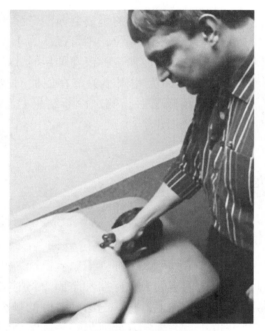

图 9.8　使用指压棒松动上胸椎的软组织

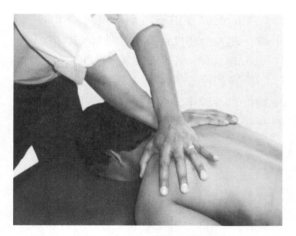

图 9.10　上胸椎软组织松动

（三）矫正技术

1. 上胸椎常规松动术

患者取坐位，双臂交叉放在颈上部，肘部向前，医师位于患者头顶侧，面向患者。医师将双手沿患者前臂下滑，置于 T1、T2 和 T3 棘突下，向上牵伸的同时轻轻振动。此操作有助于将胸椎节段活动到闭合位置（图 9.11）。

患者取俯卧位，医师位于患者头顶侧，面对患者。用两指持法夹住 T1、T2 和 T3 的棘突。用另一手掌强化，向尾部方向轻轻振动。这一手法有助于将胸椎节段活动到闭合

（二）单手和交叉手拉伸肩胛提肌和上部 /中部斜方肌

患者取俯卧位，医师立于患者头顶侧。医师将一手放在枕骨底部，另一手放在肩胛带。双手反方向用力以达到轻柔的拉伸效果（图 9.9）。

再重复这项技术，将双手放在肩胛带和肩胛骨中段区域进行纵向拉伸（图 9.10）。

位置（图 9.12）。

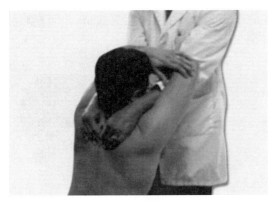

图 9.11　上胸椎常规松动术

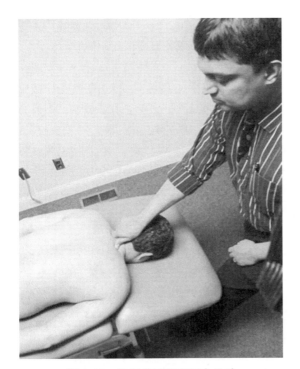

图 9.12　使用虎口进行闭合松动

2. 右侧第一肋骨隆起

患者取坐位，医师站在患者身后。将与受累侧相反的手臂放在医师大腿上。医师用一手臂托住患者头部，肘部放在患者的肩胛带区。另一手虎口置于抬高的第 1 肋骨上。患者头部旋转并向同侧侧屈以放松斜方肌上

部。嘱患者深呼吸，呼气时用手的虎口向下按压肋骨使其凹陷（图 9.13）。下压在吸气过程中可持续一至两个周期。

3. ERS（上胸椎）T1 ～ T5（未打开）

患者取坐位，医师位于患者后方。假设功能障碍为 T1 左侧 ERS。医师将左上臂放在患者肩胛带，手掌支撑头部；再将右手拇指放在 T1 棘突右外侧，使患者颈部屈曲，直到感觉到 T1 移动，然后将头部右侧屈，并右旋头部直到 T1；可锁定到 T1 为止的脊柱节段。维持该姿势，医师再用左手支撑患者头顶，右手拇指从右向左施加侧向力（图 9.14）。

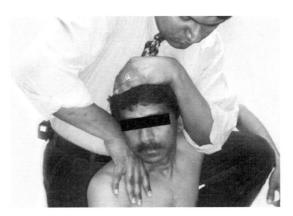

图 9.13　第一肋骨凹陷操

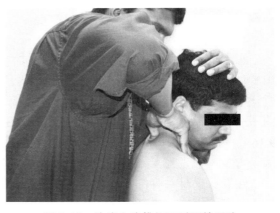

图 9.14　治疗上胸椎打开受限的手法

这样能使原本处于伸展（未打开）状态的 T1 小关节释放到屈曲状态。

4. FRS（上胸椎）T1 ～ T5（未闭合）

患者取坐位，医师位于患者后方。假设功能障碍是 T1 左侧的 FRS。医师将左上臂放在患者肩胛带，手掌在乳突或头顶支撑头部侧面（图 9.15）。右手拇指放在 T1 棘突的右侧面。医师拉伸患者颈部直到感觉到 T1 在移动，然后将头部左侧屈并向右旋转直到 T1。这将锁定脊柱节段直到 T1。

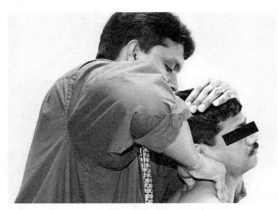

图 9.15　治疗上胸椎闭合受限的手法

维持该姿势，医师的左手支撑患者枕部并向上牵拉，右手拇指则从右向左施加侧向力。使原本处于屈曲（未闭合）状态的 T1 右侧小关节释放到伸展状态。

5. 上胸椎闭合技术

患者取坐位，双手置于脑后，医师位于患者后侧。医师的手臂穿过患者手臂，将手置于患者脑后，但注意不要令患者头部弯曲。医师的前臂放在患者的胸肌外侧区域（图 9.16）。嘱患者吸气，呼气时向后上方施加闪动力。

注意：这是一种闪动力技术，应由训练有素的医师操作，并严格遵守禁忌证。

6. ERS（中胸椎和下胸椎）T6 ～ T12

患者取俯卧位，医师位于患者左侧。假设功能障碍为 T8 右侧 ERS。通过调整治疗床或用枕头使躯干上部弯曲直至 T8。然后在左肩下布置枕头将上躯干左侧屈并向左旋转直至 T8。

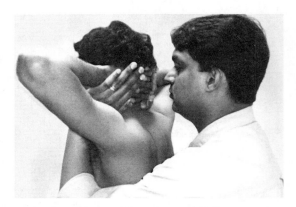

图 9.16　颈胸交界处和上胸椎的牵引

医师以右手小鱼际处突起的豌豆骨接触 T8 的右侧横突。医师将左手掌放在 T9 下方的左侧横突上以阻挡运动，即"交叉手位"。当左手提供作用力时，对右小鱼际 / 豌豆骨接触的 T8 右侧横突施加向下的力（图 9.17）。使原本受限于伸展状态的 T8 右侧小关节恢复到屈曲状态。

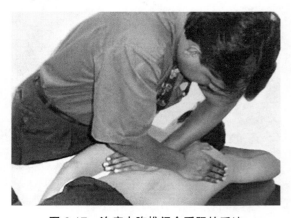

图 9.17　治疗中胸椎闭合受限的手法

7. FRS（中胸椎和下胸椎）T6 ～ T12

在对于 T8 右侧 FRS，采用与上述完全相同的操作，不同点在于上躯干是伸展状态，而不是屈曲（图 9.18）。

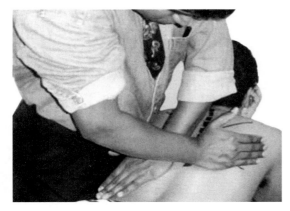

图 9.18　治疗中胸椎关闭受限的手法

8. 中胸椎 ERS

患者取仰卧位，医师位于患者侧面。患者手臂交叉放在胸前，膝盖弯曲。医师一手托住患者的头颈部，另一手大鱼际和小鱼际间的空隙放在中胸段。手放在肩胛骨下角同水平的 T7 处，患者的躯干屈曲、旋转并向右侧屈以打开 T7 的左侧小关节。用医师的胸廓对患者的手臂施加松动的闪动力（图 9.19）。在伸展时采用相同的方法以闭合 T7 的右侧小关节。

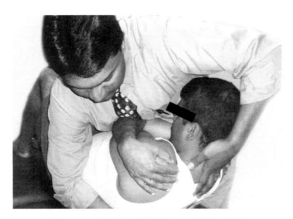

图 9.19　治疗中胸椎打开受限的手法

9. 中胸椎 FRS

方法与上述相同，但腿部伸展，胸椎保持相对伸展。

注意：这是一种闪动力技术，应由训练有素的医师操作，并严格遵守禁忌证。

10. 坐位（打开和闭合）

患者取坐位，双臂交叉于胸前，医师位于患者后侧。医师折叠一条毛巾，放在待活动的 T7 节段上。医师双臂环绕患者并握住患者双肘（图 9.20）。令患者的躯干屈曲至毛巾水平，旋转并右侧屈以打开 T7 左侧小关节。在向上和向后的方向进施加闪动力以打开 T7 左侧小关节。在躯干伸展的情况下尝试类似的方法以闭合 T7 的右侧小关节。

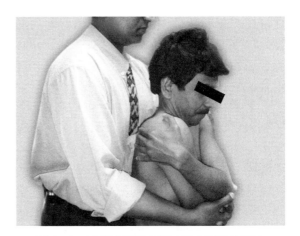

图 9.20　治疗中胸椎打开 / 闭合受限的手法

注意：这是一种闪动力技术，应由训练有素的医师实施，并严格遵守禁忌证。文献报道了胸椎椎间盘突出症的发病率[3]。胸椎椎管比脊柱的其他部位要小很多。也有在操作过程中损伤脊髓的钙化椎间盘的报道[4, 5]。建议医师常规检测巴宾斯基征，阳性结果需立即转诊，这也是徒手疗法操作的严格禁忌证。请记住，中胸椎和下胸椎操作的关键在于上躯干侧屈和旋转至后方的对侧。

- 上躯干为 ERS 屈曲。
- 上躯干为 FRS 伸展。

十、预防

（一）颈胸复合体

1. 运动处方

颈胸复合体机械功能障碍的预防最重要的是稳定肌肉组织。正如前文所述，肌肉组织就像绳索，可以保持对齐并将活动时带来的冲击力降至最低。合适的运动处方有助于解决这一问题。医师应谨记切勿将家庭锻炼计划制定得过于复杂，要考虑到人们日常工作和生活的情况，否则会降低他们的积极性。建议针对患者的具体情况开展最适合的功能障碍锻炼。而且由于运动是针对功能障碍的，不合适的运动处方可能会影响运动效果，所以合适的运动处方非常重要。

上半身的肌肉组织的整个长度横跨三个区域。它们起源于颅下脊柱，穿过中颈椎附着于中胸椎。因此稳定性将涉及整个复合体，功能障碍的发生也与其有关。从功能上讲这是三个区域的综合力学效应，这三个区域需要支持和影响上半身的功能。因此，一个区域的受限通常会通过增加其他区域的活动来代偿，这种情况在颈椎中非常常见，经常诊断为颈椎病或颈神经根病的受累节段通常是 C5、C6，甚至 C8、T1。但我们鲜少见到涉及 C1、C2 或 T4、T5 的诊断，这种情况经常被漏诊。在很多情况下，诊断中颈椎功能障碍的患者会伴有上颈椎或上 / 中胸椎功能障碍，因为上颈椎和上胸椎的力学改变会对中颈椎区域产生应力，因为它会对力学和功能改变进行代偿。对于中颈椎功能障碍引起的神经根疼痛，对上颈椎或上 / 中胸椎功能障碍进行精准的诊断性手法治疗有助于明确中颈椎的诊断，而不是仅仅使用颈椎牵引治疗。因此正如徒手疗法应整体解决整个颈胸复合体的功能障碍，而运动处方的制订也应针对整个颈胸复合体进行。

常见的软组织受限模式有：

- 颅下脊柱后伸，枕下肌、半棘肌和颈屈肌无力。
- 中颈椎侧屈和旋转，伴斜方肌、斜角肌和肩胛提肌上部肌纤维缩短。
- 肩胛骨前伸，胸大肌和胸小肌上部缩短，胸椎后凸加剧。

上述所有肌肉都是姿势肌，姿势肌收紧会导致肌肉缩短，从而导致对位功能障碍。因此姿势肌肌纤维显然需要被伸展，最合适的方法是进行主动拉伸练习，以防止再次出现错位。

连接胸椎和肩胛骨的肌肉属于相位肌，它们的减弱会导致上述错位。常见的减弱模式有：

- 继发于颈前肌减弱的颅下后伸。
- 继发于斜方肌上部减弱的中颈椎前屈。
- 肩胛骨前伸，肩膀变圆，继发于斜方肌中下部和菱形肌减弱的胸椎后凸加剧。
- 继发于多裂肌减弱的椎间不稳定。

这种减弱模式适合通过积极的强化训练来解决，以防止再次出现错位。目前的文献表明，颈深屈肌是促进颈椎区域稳定的关键肌肉 [6]。

十一、肌筋膜压痛点

解决肌筋膜压痛在于减少肌动蛋白和肌球蛋白的交叉结合以及肌纤维的限制。它们的持续存在可能会促进化学物质积聚、早期疲劳和肌肉性能下降，并伴有疼痛和功能障碍。它们附着在脊柱上会进一步导致错位问题。最好通过手法松解和物理治疗进行治疗。异常 γ 传出神经继发的压痛点可能需要采用另一种姿位释放技术进行治疗，读者可以进一步阅读有关"摆位放松术"方法的书籍。以下是一些常见的颈胸区域功能障碍点（图 9.21 和 9.22 ）。

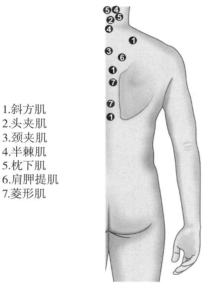

1.斜方肌
2.头夹肌
3.颈夹肌
4.半棘肌
5.枕下肌
6.肩胛提肌
7.菱形肌

图 9.21　颈胸椎（后部）肌筋膜触痛点

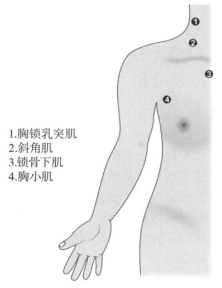

1.胸锁乳突肌
2.斜角肌
3.锁骨下肌
4.胸小肌

图 9.22　颈胸椎（前部）肌筋膜触痛点

十二、肋骨

肋骨是薄而扁平的弧形骨骼，在上胸部器官周围形成一个保护罩。肋骨由 24 块骨组成，分 12 对排列。肋骨分为三类。

前七对肋骨称为真肋。这些肋骨在后部与胸椎相连。在前部，真肋骨通过肋软骨直接与胸骨相连。

接下来的三对肋骨称为假肋。这些肋骨比真肋骨稍短，在后方与胸椎相连。不过假肋并不是直接连接到胸骨，而是通过肋软骨连接到最低的真肋，即第七肋。

最后两对肋骨称为浮肋。浮肋比真肋和假肋都要小。它们在 T11 和 T12 水平的后方与胸椎相连，但没有前方附着处，因此是浮动的。

典型的肋骨由肋椎关节和肋横突关节与胸椎连接。肋骨连接于胸椎的肋横突关节上，肋骨头与同一椎体的上肋椎关节和上一椎体的下肋椎关节连接（图 9.23 ）。

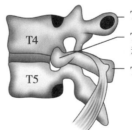

T4肋横突关节
T4的下肋椎关节
和T5的上肋椎关节
T5肋横突关节

图 9.23　所示肋骨属于 T5

由于上层的关节面凹凸不平，因此肋骨以泵柄的方式运动。较低层的关节面相对较平，有助于横向扩张，因此以桶柄方式运动（图 9.24 A 和 B）。

肋椎关节和肋横突关节活动度过大可能是由于反复活动造成的压力，也可能是由于胸椎关节在反复操作时经常发生弹响。当肋骨运动到吸气位置时，由于肋骨以泵柄的方式运动，肋骨会相对前移。肋骨后关节的不稳定性被前侧紧绷的胸小肌和后侧薄弱的前锯肌所利用。肋骨的这种相对"前滑"会导致突发的不稳定性，引起支撑肌肉（即后上锯肌、前锯肌和肋间肌）的痉挛或卡住感。在发生这种情况时，肋骨头有可能刺激肋间神经，导致肋间出现缠绕性剧痛。这一症状被称为肋间神经痛。因此，肋骨功能障碍可引起以下临床综合征：

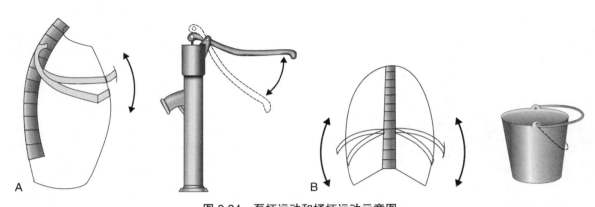

图 9.24　泵柄运动和桶柄运动示意图

（一）肋锁综合征/胸廓出口综合征

前斜角肌和中斜角肌分别附着于前两根肋骨。它们是吸气时的辅助肌肉，因而有助于抬高第一和第二肋骨。第一肋骨在前侧位于锁骨下方两者之间的间隙被称为肋锁间隙。斜角肌紧张会抬高第一根肋骨，损及肋锁间隙并压迫臂丛神经或血管，即锁骨下动脉。这种情况就是肋锁关节导致的胸廓出口综合征。

1. 检查结果
- 头部前倾姿势
- 活动范围受限，伴有疼痛的肌肉触痛点（通常是肩胛提肌、斜方肌中上部和斜角肌）。
- 明显的肌紧张，尤其是浅层肌群（主要是斜角肌和胸小肌）。
- 中颈椎的闭合或打开受限
- 相应神经根（C8、T1）的感觉减弱
- 相应神经根（C8、T1）支配的肌肉徒手肌力减弱
- 核心肌群减弱（颈长肌、颈夹肌和斜方肌下部）
- 尺神经上肢神经张力试验（ULTT）阳性
- 斜角肌紧张
- 第一肋骨隆起或锁骨下肌紧张
- 胸小肌紧张
- 可能存在颈肋
- 上臂缺血试验呈阳性

（二）肋间神经痛

这是一种涉及 1 条或多条肋间神经的神经痛[7]。肋间神经共 12 条，由前支和后支组成。这些神经在肋骨下缘的沟槽中运行，即肋沟。常见病因包括贫血、受寒、肿瘤压迫或主动脉瘤。与临床相关的是，胸椎功能障碍也可能导致这种症状。在胸椎机械性功能障碍（椎间孔狭窄或椎间盘突出变性）和相关肋骨功能障碍（前部或肋骨不稳定）情况下，错误的姿势和继发于前锯肌减弱和胸小

肌紧张的肌肉失衡会导致肋骨功能障碍[8]和相关的肋间神经痛。

1. 检查结果

- 缠绕肋骨一圈的尖锐样剧痛
- 带状疱疹病史
- 通常位于第五神经区域
- 存在胸椎或肋骨功能障碍
- 左侧疼痛更常见，主要是位于第五至第九肋间神经
- 如果它位于涉及到乳腺的神经，会引起乳腺神经病理性疼痛
- 长期姿势不当的患者，短浅的呼吸习惯会导致慢性泵柄、肋骨抬高胸小肌紧张，肩胛骨后引试验阳性
- 前锯肌无力

（三）肋软骨炎

这是一种以肋软骨关节发炎为特征的疼痛性疾病。通常很难确定肋软骨炎的单一病因[8]，通常被认为是继发于重复性微小创伤或过度使用。高发于 20 ～ 40 岁的年轻人。肋软骨炎也可能因过度使用而发生，特别是竞技性赛艇运动员或常做重复水平内收运动的人时有发生。外伤后也会出现这种疾病，通常是继发于车祸，司机的胸部撞击方向盘导致肋骨和肋软骨区的软骨受伤。病毒感染（通常是上呼吸道感染）也是肋软骨炎的病因之一。患有风湿病的人也是易感人群。

1. 检查结果

- 肋软骨区域局部压痛
- 有举重、划船、卧推等剧烈运动或重复性的体力活动劳损史
- 类风湿性关节炎病史
- 钝器外伤史
- 肌肉失衡，如前部肌群（胸肌）强而有力，而后部肌群（斜方肌下部、菱形肌）薄弱

（四）肋间肌拉伤

肋间肌位于肋骨之间的肋间隙中，分为内外两部分。肋间内肌起自 2 ～ 12 肋骨，附着于 1 ～ 11 肋。肋间内肌负责肋骨凹陷以减小胸腔的横径，从而有助于用力呼气，属于泵柄运动。肋间外肌起源于 1 ～ 11 肋，附着于 2 ～ 12 肋。肋间外肌负责提升肋骨以扩大胸腔的横径，从而有助于用力吸气，属于桶柄运动。肋间外肌和肋间内肌都受肋间神经（胸脊神经腹支）的支配。这些神经的病理变化已在肋椎关节和肋横突关节不稳定 / 肋间神经痛一节中讨论过。据报道反复剧烈运动（如划船）也会对肋间肌造成压力。同时这也与肋骨的应力性骨折有关。

1. 检查结果

- 肋骨局部触痛，可能有瘀伤
- 体位变化时疼痛，尤其是从仰卧改坐位时
- 瓦式试验阳性
- 弹响史
- 长期姿势不当的患者，短浅的呼吸习惯会导致肋骨抬高
- 胸小肌紧张，肩胛骨后引试验阳性
- 前锯肌无力

（五）前肋间压迫综合征

前肋间压迫综合征（AICS）是一种因肋间隙受损而导致前胸和胸椎疼痛的病症[11]。然而出现前肋间压迫综合征时很难明确具体的致病结构，在排除内脏因素且没有神经放射性疼痛的情况下才可以考虑本病。

头前倾和肩胛骨外扩会导致颈椎、胸椎和肩部功能障碍。值得一提的是头前倾对肋骨的影响。上肋骨在胸小肌的协助下以泵柄的方式运动，通过缩小肋间空间帮助呼吸。前锯肌可辅助肋部加宽或进行桶柄运动，有助于加宽肋间隙[9]。

需要在固定肩胛骨的同时稳定肋骨，避免过度前移[10]。除了其他因素（颅下、颈椎和胸椎功能障碍），长时间的头前倾和肩胛骨前伸等功能障碍状态会导致胸小肌紧张和前锯肌减弱。这可能会导致肋间隙相对接近而引发疼痛。在没有肋间神经痛的情况下，推测肋间隙内引起疼痛的结构是肋骨骨膜、肋间肌、肋间动静脉。

因此治疗应针对头部前倾的所有因素，具体是胸小肌拉伸、肋间隙松动开放和前锯肌强化。鉴别诊断包括肋间肌痉挛或撕裂、肋骨骨折、肋软骨炎、泰齐氏综合征、罕见病中的肋骨感染或转移，以及胸外科术后，尤其是冠状动脉搭桥术后。

1. 检查结果
- 肋前区、侧肋区有钝痛病史
- 长期头前倾姿势和短浅的呼吸习惯，导致慢性泵柄、肋骨抬高
- 胸小肌紧张，肩胛骨后引试验阳性
- 前锯肌无力
- 弹响史

（六）滑动肋综合征

这种情况主要发生在浮肋上，是第11和第12肋在肋椎关节和肋横突关节连接处不稳定的一个特征。下肋骨偶尔也会因前侧肋软骨不稳定而受累。滑动肋综合征也被称为西里阿克斯综合征（Cyriax综合征）。

这种情况可能会有出许多种内脏不适的表现。该综合征可通过"勾法"的临床检查来诊断，即医师用手指钩住下肋骨，向上或向前方拉动时疼痛再现[12]。

1. 检查结果
- 下胸部或上腹部肋缘上方剧烈疼痛，主要是下肋部和浮肋
- 肋缘有压痛点
- 按压压痛点或外部压力导致疼痛再现

- 体征和症状通常是单侧的，但也有双侧疼痛病例
- "勾法"检查阳性

十三、评估和治疗

对肋骨功能障碍是定性评估，症状的发生部位通常是医师考虑的第一线索。以下是常见的共同体征和症状：有肋骨前侧和侧面的钝痛病史；长期头前倾和短而浅的呼吸习惯，导致肋骨长期泵柄和肋骨抬高；胸小肌紧张，肩胛骨后引试验呈阳性；前锯肌无力；有反复弹响史。

肋骨可能在以下部位出现功能障碍：
①上部（主要是第1肋和第2肋）
②后部（呼气）
③前部（吸气）

（一）上肋部（隆起）功能障碍

1. 右侧第一肋骨隆起

医师位于患者后面，面向坐位的患者，双手触诊锁骨前方与斜方肌上部后方之间的第一肋，两侧皆要操作。嘱患者深吸气，医师感觉到两侧第一肋上升。呼气时触诊并感觉到肋骨下降。若呼气时右侧肋骨没有下降而感觉到左侧肋骨下降，则可认为是右侧第一肋隆起。

右侧第一肋隆起的治疗方法如下。患者取坐位，医师站在患者后面。将与受累侧相反的手臂放在医师大腿上。医师的一只手臂托住患者的头部，手肘放在患者的肩胛带区。另一手的虎口置于右侧隆起的第一肋上（图9.25）。患者头部旋转并向同侧侧屈以放松斜方肌上部。嘱患者深呼吸，呼气时用手的虎口向下按压肋骨，使其下陷。下压在吸气过程中可持续一到两个周期。

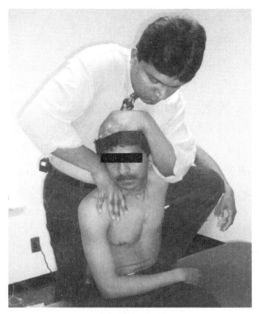

图 9.25　令第一肋骨下陷

（二）肋骨后部功能障碍

1. *右侧肋骨后部功能障碍*

肋骨后部功能障碍的触诊类似于触诊横突后部，只是触诊的手指要更多地向外侧移动以触诊肋骨后角和触诊压痛。请记住，肋横突关节是肋骨从胸椎的延伸。肋骨后部功能障碍可发生于胸部在方向盘上直接撞击后，或前锯肌和上后锯肌肥厚、痉挛（图 9.26A 和 B）。

肋骨后部功能障碍的治疗技术与中胸椎的打开或闭合松动类似，但支撑手现在要稍稍侧移到肋骨角，而不是棘突。

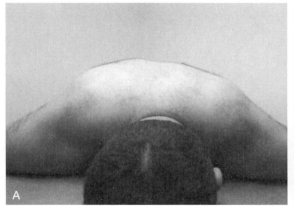
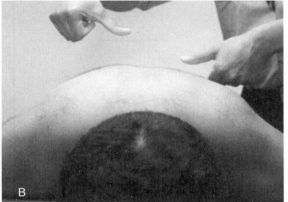

图 9.26　A 和 B：在后侧观察右后侧肋骨

（三）肋骨前部功能障碍

评估肋骨前部功能障碍的方法与评估肋骨后部功能障碍的相似，只是患者需取仰卧位来触诊肋骨前角，以确定其位置是否向前。但只有出现症状时才考虑功能障碍的可能，前五肋均可能发生功能障碍。这种情况常见于姿势不当、背部受到直接撞击、胸小肌肥大，最重要的是前锯肌减弱的患者。患者取仰卧位，医师触诊锁骨及其下方的肋间隙。向下可触及第二肋。同时对两侧触诊，以观察该肋骨是否处于相对较高的位置。压痛可能出现在更高或更靠前的肋骨上。

（四）肋间隙拉伸

患者取侧卧位，医师用一只手的拇指将肋骨下端固定在肋间隙下方。另一手的指尖放在拇指上方的肋间隙中。轻轻向上拉伸以拉伸肋间隙（图9.27）。

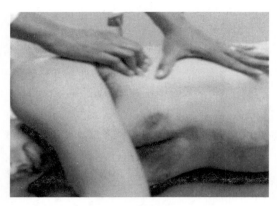

图 9.27　肋间隙拉伸

（五）前锯肌强化

前锯肌附着在肩胛骨的内侧和前侧内部，与外侧的五根肋骨相连。当前锯肌激活时，它会将肩胛骨内侧边缘向下固定在胸部，以防止翼状突起，并将肋骨向后下方牵拉，从而拉伸肋间隙。患者取站立位或仰卧位，双臂处于90°肩关节屈曲位，肘部完全伸直。如图所示，将一条弹力带缠绕在肩胛骨处并用双手握住。患者仰卧位时则使用一对哑铃。患者在这种姿势下双侧肩胛骨前伸，就像站立时向前伸手或仰卧时向天花板伸手。在整个过程中，患者肘部不得屈曲，医师应确保肘部不会过伸（图9.28 A 和 B）。

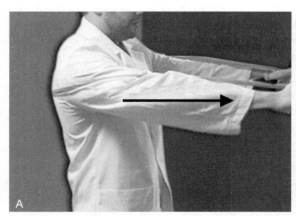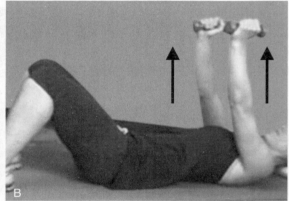

图 9.28　A 和 B：前锯肌强化

参考文献

1. Greenman TW, Flynn PE. Thoracic spine and rib cage: Musculoskeletal evaluation and treatment. 1996, Butterworth - Heineman, Boston.

2. Flynn TW. Thoracic spine and rib cage disorders. Orthop Phys Ther Clin North Am. 1999;8:1-20.

3. Deitch K, Chudnofsky C, Young M. T2-3 Thoracic disc herniation with myelopathy. J Emerg Med. 2009;36(2):138-40.

4. Lopez-Gonzalez A, Peris-Celda M. Acute paraplegia after chiropraxis. Eur Spine J. 2011;20(Suppl 2):S143-6.

5. Wang CC, Kuo JR, Chio CC,et al. Acute paraplegia following chiropractic therapy. J Clin Neurosci. 2006;13(5):578-81.

6. Falla D, Jull G, Hodges PW. Feedforward activity of the cervical flexor muscles during voluntary arm movements is delayed in chronic pain. Exp Brain Res. 2004;157(1):43-8.

7. Gonzalez-Darder JM. Thoracic dorsal ramus entrapment. Case report. J Neurosurg. 1989;70(1):124-5.

8. Ayloo A, Cvengros T, Marella S. Evaluation and treatment of musculoskeletal chest pain. Prim Care.

2013;40(4):863-87.

9.　Brand RA. Origin and comparative anatomy of the pectoral limb.Clinical Orthopaedics and Related Research. 2008;466(3):531-42.

10. Flynn TW. The Thoracic Spine and Chest Wall. Butterworth-Heinemann Boston, 1996.

11. Sebastian D. Anterior intercostal compression syndrome. Sebastian D (ed) In differential screening of regional pain in musculoskeletal practice). 2015; Jaypee Brothers Medical Publisher, New Delhi.

12. Kumar R, et al. The painful rib syndrome. Indian Journal of Anaesthesia. 2013;57(3):311-13.

第 10 章

腰 椎

一、概述

腰椎病变是一个临床难题，往往难以确定疼痛来源的具体结构，这些症状主要表现为腰痛并向下放射至腿部。医师通常会将原因归结于椎间盘，以及少数的椎间孔损伤问题[1]。但问题的根源并不都是上述结构，事实上椎间盘病变或椎间孔损伤可能是其他部位病变而产生的结果[2]。腰椎是功能十分重要的区域，其位于胸腰交界处和腰骶交界处这两个过渡区之间，并且该区域的骨骼异常也很常见，增加了其出现功能障碍的可能性。腰椎、骨盆和髋关节区域基本上是作为一个整体来发挥作用的，在功能障碍的情况下也是如此。支撑腰椎 – 骨盆 – 髋关节复合体的支柱是下肢。而下肢，尤其是足部和踝部的功能障碍可能也会导致"腰痛"[3]。

本章节或本书其他章节所介绍的治疗策略都是基于功能障碍的根源是机械性的，而非源自恶性肿瘤、血管或内脏器官病变。然而有些机械性病因错综复杂导致其可能被遗漏，需要包括手术在内的多种方法综合治疗。值得强调的一点是，所有人群中腰痛的病因不尽相同，即使都是纯粹的机械性疼痛，单纯的腰痛和腰痛伴下肢放射痛的病因也是不同的[4]。

二、骨解剖

腰椎由 L1–L5 五块椎骨组成。腰椎椎体与其他节段的不同之处在于它们的椎体更大、更厚。两侧有两个横突，中线有一个棘突（图 10.1）。腰椎节段的小关节几乎位于矢状面上，也决定了其运动模式。L5 的棘突与其他腰椎节段相比较平坦，有时会因先天性异常而缺失。腰椎的弧度呈前凸状，由于没有与肋骨相连，因此活动度更大。

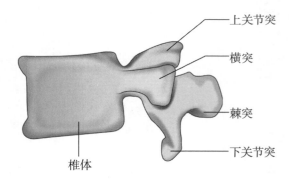

上关节突

横突

棘突

下关节突

椎体

图 10.1　正常腰椎

腰椎支撑着身体的上半部分，并将重量传导到骨盆和下肢。椎体才是减震器，而非椎间盘，这一观点经常引起争议[5]。本章节中虽然讨论的是腰椎椎间盘和小关节的结构和作用，但从本质上说整个脊柱均是如此。

（一）椎间盘

椎间盘存在于除骶骨和寰枢椎节段外的所有椎体之间。椎间盘约占脊柱全长的25%，出生时约占50%。椎间盘的形状取决于脊椎的形状和脊柱的弧度。因此由于颈椎和腰椎前凸，椎间盘前部比后部厚。椎间盘主要有以下三种功能[5]：

①联结并支撑椎体。

②形成一个光滑的表面以便在椎体节段内移动。

③均衡和分散负荷，而不会吸收负荷。

椎间盘由三部分组成，即椎体终板、纤维环和髓核。椎体和椎间盘之间有一层薄薄的透明软骨称为软骨终板。椎间盘纤维环就是由该层结构中产生的。纤维外环由大约6到10个同心排列的坚韧纤维环组成。其功能包含保护髓核、稳定椎体、支持运动并提供较小的减震功能。

椎间盘内部被纤维环包裹的是一种凝胶状结构，称为髓核。髓核位于椎间盘的最中心部分。其功能如下：

- 髓核的形态使其具有浸润特性，能够凭借其渗透性吸收营养物质。该过程是通过软骨终板实现的，其中营养物质来自椎体。静止状态时发生浸润会导致髓核膨胀。一旦脊柱开始负重，液体就会被挤出。这就是为什么人在早晨醒来时身高往往相对较高，而到了一天结束时会逐渐下降的原因。但纤维环在早晨被拉伸得最长，受伤的风险也更大。

- 髓核的功能是传递力、平衡应力和支持运动。它不仅能支持运动，还能支持摇摆动作。

（二）小关节

小关节由上位椎体下关节突和下位椎体的上关节突形成。小关节的方向在颈椎是介于额状面和水平面之间，在胸椎介于额状面和矢状面之间，在腰椎是在矢状面。

小关节[6-7]由关节软骨组成。年轻人的小关节具有一定的可压缩性，其在短暂运动后也有膨胀倾向，在休息后则会消退。与其他滑膜关节一样，小关节也具备部分弹性，且有与黄韧带相融合的关节囊。多裂肌和黄韧带可防止关节囊被夹在骨面之间。关节囊的弹性成分还有助于保持关节面之间的紧密联系。

小关节的主要功能是促进脊柱节段内的运动。脊柱节段的所有运动都涉及椎间盘，并且是由小关节的运动控制的。椎间盘为一种独特的结构，可运动并传递所接受的负荷。然而椎间盘没有独立运动的潜力，其活动性依赖于小关节。因此正如我们在伸展旋转侧屈（ERS）和屈曲旋转侧屈（FRS）功能障碍中看到的，小关节力学的微小改变会对椎间盘的力学结构产生深远影响，从而导致损伤[8]。此外，继发于小关节力学改变的椎间盘运动会导致椎间盘吸收获得营养能力的下降，并易导致椎间盘退变。

三、韧带解剖

腰椎的韧带和脊柱其他部位一样，除了具有本体感觉功能外还可以限制和调节运动。腰部的所有主要韧带都是涉及多节段的，它们横跨脊柱全长。此外，还有脊柱各节段特有的节段性韧带[5]。

（一）多节段韧带

1. 前纵韧带

前纵韧带如之前在颈椎部分所述，附着于所有节段的椎间盘前面和外侧面，止于骶骨骨膜。前纵韧带的功能是限制椎体的牵拉和后伸。它还能支撑腰椎的重量，尤其是在腰骶交界处。它在临床上最重要的功能是防止腰椎节段滑入盆腔，并且可能是脊椎滑脱症的主要限制结构。

2. 后纵韧带

该韧带附着于除寰椎以外的所有椎体节段的椎间盘后表面。其横跨腰椎并延伸至骶骨和尾骨。该韧带有中央部分和侧向扩张部分。侧向扩张部分比中央部分薄，这也是椎间盘突出后向后外侧移动的原因。该韧带在腰椎最低的两个节段较窄，因此对椎间盘突出的抑制作用较弱。

3. 棘上韧带

棘上韧带被认为与项韧带相融合。部分人认为棘上韧带在颈椎中被颈韧带所取代。而关于棘上韧带在脊柱末端的位置常存在争议，被研究的大多数尸体显示该韧带止于L4。从功能上讲该韧带限制前屈和部分旋转。从临床角度来看，腰椎的下两个节段缺乏棘上韧带是不利的，这使得对椎间盘突出的束缚力下降。

（二）节段性韧带

1. 黄韧带

关于该韧带的介绍见颈椎部分。值得一提的是腰椎部分该韧带的厚度达到了约8毫米。因此该韧带比其他任何节段的韧带都更能持续牵拉小关节的关节囊。该韧带不断发挥作用以防止关节囊被夹在小关节的关节面之间。在该韧带功能受损时，易致关节囊受到冲击。在慢性退行性病变中，该韧带在后伸时有向椎管内折叠的趋势，易导致脊髓病变。

2. 棘间韧带和横韧带

棘间韧带从下一棘突的上部向后上方延伸至上一棘突的下部。20岁以后，这些韧带会出现退化，尤其是在L4、L5和L5、S1水平。由于该韧带向后延伸，因此它们在抵抗前屈的同时还能提供更大的活动度。横韧带位于相邻横突间，仅在腰部发育良好。除了有助于限制侧屈和旋转外，尚未发现其他的重要临床意义。

3. 髂腰韧带

髂腰韧带从L5的横突延伸至邻近骶髂关节和髂骨的上方。女性的髂腰韧带被L4顶端的另一条韧带进一步加强，可能是对女性骨盆稳定性的额外加强。髂腰韧带在年幼时最初是肌肉，在20多岁时发展成韧带，至40多岁时完全成熟。这条韧带的临床意义在于它构成了髂腰部椎管的顶端，其从L5横突一直延伸到骶髂关节和邻近髂骨的上方。该韧带的炎症会导致L5神经根受压，引起腿部相应的神经根性疼痛。

四、肌肉解剖

请参阅第十一节"骨盆复合体"中有关肌肉解剖的内容。

五、力学机制

腰椎的小关节的关节面在矢状面上，因此侧屈和旋转发生在相反方向上。因此，如果向左旋转，腰椎也会向左旋转，但会右侧屈[9]。这可以最大限度地减少对椎间盘和小关节/韧带结构的压力和剪切作用。然而在功能障碍时，侧屈和旋转可能发生在同一侧，这又大幅增加了对相应软组织的压力。如果这种情况发生在屈曲时，其不稳定性会进一步增加。假设一个人向前弯腰拾起一个物体，并以屈曲姿势向一侧旋转将物品放置。如果同时伴有腰椎节段向同侧的侧屈，那么椎间盘所承受的压力就会大幅增加。这也是腰肌拉伤最常见的机制。当腰椎存在伸展旋转侧屈和屈曲旋转侧屈功能障碍时，这种错误的力学机制往往发生于关节运动学层面，需要加以纠正以尽量减少对支撑结构的压力。

接下来需要注意的是，腰椎的胸腰交界处和腰骶交界处是能够旋转的区域。腰椎区域的关节面方向是矢状面上的，没有旋转能力。在 T12/L1、L4/L5 和 L5/S1 处，平面更接近额状面而具有旋转能力。腰椎中段则主要为侧屈运动，因此，腰椎在交界处旋转时，侧屈发生在中腰椎。

六、功能障碍发生机制

无论是伸展旋转侧屈还是屈曲旋转侧屈错位，都常出现在我们的日常场景中。如果在这种异常位置上继续运动，就会对运动节段部分的椎间盘产生严重剪切力，并可能导致椎间盘病变。椎间孔的大小或通畅性发生改变时，神经从椎间孔通过时可能会受到挤压而导致神经根病变。由于排列异常造成的负重压力，小关节易受到软骨和小关节囊的剪切力。由此产生的炎性渗出物会进入神经孔内，加重神经根症状。因此通过释放小关节限制和纠正错位，可以恢复椎间孔的通畅性，减少椎间盘受到的剪切力，同时使小关节不易受负荷应力影响，减轻症状。

在这一运动区段运动的大肌群可能会因力学错位而受到压力。因此，矫正脊椎对齐可减轻脊柱和骨盆肌肉的工作负荷，稳定骨骼肌肉以保持正常力线。

牵引可暂时扩大神经孔，关节注射可以暂时缓解小关节和神经根性疼痛，药物治疗也是如此，急性疼痛必须通过这些手段来解决。但综合来看，解决了力学错位问题，才能继续治疗功能障碍的病因。

七、体格检查

腰椎检查采用坐位和斯芬克斯体位（Sphinx 体位 / 狮身人面像体位），指患者俯卧，用手肘支撑身体，下颏放在手上。坐位是评估前屈和伸展旋转侧屈功能障碍的体位，而斯芬克斯体位则是评估后伸和伸展旋转侧屈功能障碍的体位[11]。

1. 伸展旋转侧屈（L1 ~ L5）（未打开）

患者坐在凳子上，医师位于患者后面，面向患者。医师触诊两侧的髂后上棘（posterior superior iliac spine, PSIS），然后朝着中线略微向上和向内移动。第一个骨性标志是 L5 棘突。医师向外侧稍向上移动约 2.5cm，可触及相应横突（图 10.2）。嘱患者向前弯腰将两臂伸向地面两腿间。

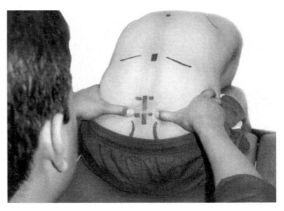

图 10.2　前屈以评估伸展旋转侧屈或打开受限

假设医师正在触诊 L4 横突。当嘱患者向前弯腰时，如果右侧横突在这个位置上显得更加靠后，可以认为右侧小关节没有向前滑动，而是停留在伸展状态。此时为了确诊，可在中立位（坐位或俯卧位，腹部下垫枕头）和后伸位（斯芬克斯体位）检查同一节段，看横突是否恢复中立状态。如果恢复中立状态，则诊断为 L4 右侧伸展旋转侧屈（右侧未打开）。

2. 屈曲旋转侧屈（L1～L5）（未闭合）

患者取俯卧支撑体位（斯芬克斯体位）。医师位于患者侧面，斜对着患者。假设医师正在触诊 L5 的横突（图 10.3）。在俯卧支撑体位中，腰椎处于后伸状态。在该体位下，如果 L5 的横突在右侧显得更靠后，则可以认为右侧的小关节在向后滑动，而左侧的小关节由于处于屈曲状态而不会向后滑动。此时为了确诊，可在中立位（俯卧位）和前屈位（如上述坐姿）检查同一节段。观察横突是否恢复中立状态。如果恢复中立状态，则诊断 L5 右侧屈曲旋转侧屈（切记是左侧未闭合），因为诊断要点在于横突向后侧突出的那一侧。

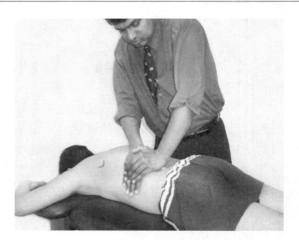

图 10.4　拇指点按手法软组织松动术

（二）软组织长轴拉伸

这是另一种在手法治疗前有效松解腰部软组织的操作。

（三）徒手疗法操作

患者取俯卧位，医师位于患者侧面，面对患者。临床医师使双手掌面呈交叉状，一手放在骶部，另一手放在胸腰交界处或下胸椎。医师轻轻按压并将两手的掌面移开以达到长轴拉伸的效果（图 10.5）。

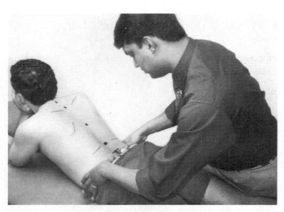

图 10.3　后伸（斯芬克斯体位）以评估屈曲旋转侧屈或闭合受限

八、治疗

（一）软组织松解

腰椎的软组织松解手法与胸椎章节所述的拇指点按手法类似（图 10.4）。

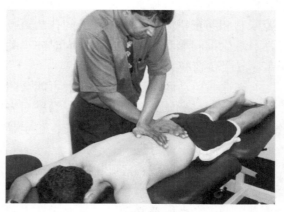

图 10.5　俯卧位软组织长轴拉伸

侧卧时也可以进行类似的拉伸，操作时在腰部下方和膝盖之间垫一个枕头以支撑脊柱保持中立（图 10.6）。

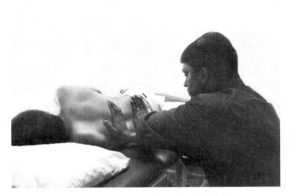

图 10.6　侧卧位软组织长轴拉伸

伸展旋转侧屈功能障碍（L4 ～ L5）：患者取侧卧位，医师从侧面面对患者。谨记腰椎伸展旋转侧屈时患者应始终患侧卧位。

因此，如果是左侧伸展旋转侧屈，则患者左侧卧位。假设功能障碍是 L5 伸展旋转侧屈，那么患者左侧卧，医师位于患者侧面，面对患者。由于是左侧伸展旋转侧屈，该节段处于左旋和伸展状态。治疗方法是令 L5 左侧小关节恢复屈曲和右旋。

患者左侧卧位：轻轻拉动上臂令患者的上半身向右旋转，直到感觉到 L5 移动。右腿屈髋屈膝，脚放在左膝上。轻轻向前移动左腿来诱导屈曲，直到感觉到 L5 移动。医师的右手放在患者的右臂下，前臂放在患者的右腋窝处。此时医师用右手拇指阻挡 L5 棘突上方。医师的左前臂放在患者右髋部（图 10.7）。然后嘱患者吸气，随着患者呼气，左前臂向靠近操作者的方向发力，右前臂向远离操作者的方向发力。此时医师用左前臂施加向下的一闪动力，用右手拇指阻挡 L5 棘突的上方，使 L5 向右侧旋转，从而在屈曲时产生拉伸作用。这使 L5 在左侧伸展受限时

的左侧小关节可恢复屈曲（打开）并向右旋转。

屈曲旋转侧屈功能障碍（L4 ～ L5）：患者取俯卧位，医师位于患者侧面，面对患者。

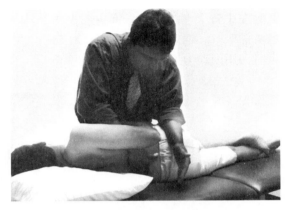

图 10.7　伸展旋转侧屈功能障碍侧卧治疗技术

俯卧位技术：医师位于患者左侧，面向患者。医师的右侧豌豆骨放在 L5 右横突上。医师的左侧小鱼际隆起／豌豆骨置于 S1 左侧横突过骶骨基底部。嘱患者深呼吸，当他呼气时，医师两手分别发力，对 L5 的右侧横突施加闪动力，同时在 S1 的左侧横突或骶骨基底部保持一个反向闪动力（图 10.8）。这将使 L5 的左侧小关节恢复伸展和左旋（左侧闭合）。

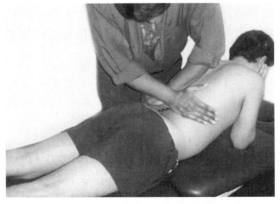

图 10.8　治疗屈曲旋转侧屈功能障碍的俯卧位技术（为便于观看，用更高的水平节段展示）

侧卧位技术：假设患者 L5 右侧屈曲旋转侧屈。患者右侧卧位，旋转直至 L5 开始移动。然后伸展躯干，医师面对患者背部。医师和患者的右手互相握住对方的右手腕。医师左手置于左骶骨基底部（图 10.9）。嘱患者深吸气，医师左手缓慢施压。在呼气结束时，用闪动力进行松解。

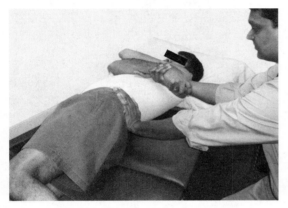

图 10.9　治疗屈曲旋转侧屈功能障碍的侧卧位技术

注意：这是一种闪动力手法，应由训练有素的医师操作，并严格遵守禁忌证。

侧弯恢复技术：假设要恢复左侧弯。患者左侧卧位，医师面对患者。医师的右臂在患者右臂下滑动，手指勾住中腰部下表面下方（图 10.10）。医师的左前臂放在患者的右骨盆区域，手指勾住中腰部下表面下方。嘱患者吸气，呼气时医师向上拉伸以恢复左侧弯。

九、胸腰椎交界处综合征

胸腰椎交界处是腰椎和胸椎 T12/L1 这两个区域之间的过渡地带。在 T12 椎体中，椎体上关节面与胸椎一样倾向于更额状面的平面，而椎体下关节面是与腰椎一样更矢状面的平面。由于大部分胸椎旋转受到肋骨的限制，而中腰椎则受到小关节的矢状方向限制，因此，没有太多旋转限制的胸腰椎交界处是能够进行大量旋转的区域[12]。在腰骶交界处，小关节的方向与中腰椎的矢状面方面相反，多呈额状面[13]。因此腰骶部交界处也可产生一定程度的旋转。胸腰椎功能障碍引起的疼痛很少在胸腰椎区域感受到，主要的继发部位是髂嵴和臀区，其次为大转子和腹股沟区。原因在于神经支配区域不同。胸腰椎脊神经的后支主要支配背部皮肤、小关节的固有肌以及棘上韧带和棘间韧带。皮支穿过腰部筋膜，向下进入皮下组织，止于下腰部皮肤。来自胸腰区较高位置（T11、T12 和 L1）的皮支支配臀区。

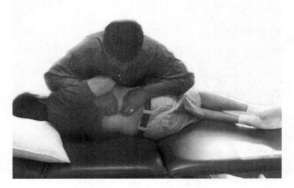

图 10.10　侧弯松动（左）

胸腰椎交界处解剖结构的特点属于过渡性质，故通常为低活动性。因此存在伸展旋转侧屈或屈曲旋转侧屈功能障碍并伴局部压痛的患者，需接受检查。对胸腰椎交界处进行评估和治疗不仅仅是为了解决局部症状，还因为胸腰椎关节活动度过低可能会导致腰骶交界处的活动度和应力出现代偿性增加，进而出现功能障碍[14]。该处的评估和治疗方法与下胸椎相似，但重点是 T12 和 L1 节段。

参考文献

1. Garfin SR, Rydevik B, Lind B, et al. Spinal nerve root compression. Spine. 1995;20:1810-20.

2. Paris SV. Anatomy as related to function and pain. Orthopedic Clinics of North America. 1983; 14:475-89.

3. Porterfield JA, DeRosa C. Mechanical Neck Pain. Perspectives in functional anatomy. 1995. WB Saunders, Philadelphia

4. Waddell G. 1987 volvo award in clinical sciences. A new clinical model for the treatment of lowback pain. Spine. 1987;12:632-44.

5. Paris SV, Loubert PV. Foundations of clinical orthopaedics, course notes. 1990. Institute Press. St. Augustine, FL.

6. Lippitt AB. The facet joint and its role in spine pain. Management with facet joint infections. Spine. 1984;9:746-50.

7. Mooney V, Robertson J. The facet syndrome. Clin Orthop Relat Res.1976;115:149-56.

8. Greenman PE. Principles of manual medicine. 1996, Williams and Wilkins, Baltimore.

9. Fujii R, Sakaura H, Mukai Y, et al. Kinematics of the lumbar spine in trunk rotation: in vivo threedimensional analysis using magnetic resonance imaging. Eur Spine J. 2007;16:1867-74.

10. Bogduk NLT. Clinical anatomy of the lumbar spine and sacrum. 1997,3rd edn. Churchill Livingstone: New York.

11. Sebastian D, Chovvath R. Reliability of palpation assessment in non-neutral dysfunctions of the lumbar spine. Orthopaedic Physical Therapy Practice. 2003;16:23-6.

12. Maigne R. Low back pain of a thoracolumbar origin. Arch Phys Med Rehabii. 1980;61:389-95.

13. Van Schaik Jan PJ. Lumbar facet joint morphology. J Spinal Disord. 2000;13:88-9.

14. Sebastian D. Thoraco lumbar junction syndrome: A case report. Physiother Theory Pract. 2009;22: 53-60.

第 11 章
骨盆复合体

骨盆是连接上身和下肢的纽带，也是重心所在区域。骨盆带的主要功能在于维持步行周期中的力学平衡。它是一个经常被低估的结构，如果徒手疗法处理得当，可以帮助减轻背痛和神经根性疼痛。除了骶骨的作用外，它与腰椎的相关性也是本节的主要论述内容。

一、骨解剖

骨盆复合体由三块骨头和九个关节组成，即 2 个 L5-S1 下关节面、1 个椎间盘、2 个骶髂关节、2 个髋关节、1 个骶尾骨和 1 个耻骨联合，因此活动性较强。位于中央的骶骨由 S1 至 S5 融合而成。它的上部与腰椎相接，下部与尾骨相接，分别称为腰骶关节和骶尾关节。从侧面看，骶骨与髂骨连接形成骶髂关节。两块髂骨通过耻骨联合关节连接在一起。骶骨是一个三角形结构，上表面宽阔，下表面逐渐变窄（图 11.1）。骶骨的上表面称为骶骨基底。触诊时可触及两侧凸起的骶骨外侧缘，这是其下外侧角。骶骨基底和骶骨下外侧角是医师对骶骨功能障碍进行查体时两个主要的骨性标志。在骶骨上表面，即骶正中线外侧有两个关节面，它们与第五腰椎的下关节面相接，形成腰骶关节。在骶骨上表面的侧面有两个关节面，它们与双侧髂骨相接，形成骶髂关节。髂骨位于骶骨两侧，左右各一。髂骨的前上部有一个弯曲的突起，为髂前上棘。在前下方，腹股沟

区外侧有一个可触及的骨性标志，男性略高，即耻骨结节。髂骨上方是一个弯曲的结构，即髂嵴。髂嵴向后、向内逐渐变细，并向内弯曲，在下部形成一个可触及的凹陷，即髂后上棘。

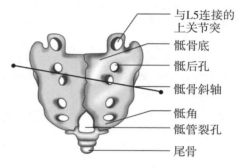

图 11.1　骶骨

骨盆复合体更大的临床意义在于它位于腰骶部交界处。骨盆复合体的多数功能障碍都被视为骶髂关节的功能障碍，这可能是错误的。因为大多数情况下，骶髂关节的功能障碍是由腰骶部交界处的功能障碍引起。因为腰椎决定了骶骨在腰骶关节处的力学结构，而骶骨决定了髂骨在骶髂关节处的力学结构。因此，医师应始终牢记，在处理骨盆复合体的功能障碍时，首先要考虑腰骶关节的力学问题，然后再处理骶髂关节的力学问题，因为它们二者虽然力学结构不同，但是均可引起局部功能障碍。

骨盆复合体中值得关注的另一个部位是耻骨联合。耻骨联合是一个具有运动功能的关节，严格来讲，它是骶骨的前方联接点，

它的后方联接点即骶髂关节。因此，该区域的功能障碍会导致骶髂关节后部的功能障碍。总之，我们应该明白，在骨盆复合体功能障碍中备受关注的骶髂关节功能障碍，实质上可能是耻骨联合功能障碍或更常见的腰骶关节功能障碍的继发或加重效应。因此，在治疗骶髂关节功能障碍时，我们也应该同时治疗腰骶关节和耻骨联合关节，以全面解决目前的问题。

二、韧带解剖

骶髂关节的完整性在很大程度上取决于韧带结构。

（一）髂腰韧带

髂腰韧带在有关腰椎的章节中已有介绍。该韧带的下部纤维向下延伸，与骶髂前韧带相融合，它们可限制第五腰椎的前移和髂骨的后旋。

（二）骶髂后韧带和骶髂前韧带

骶髂后韧带有三层。深层是骶髂骨间韧带，从骶骨一直延伸到髂骨。中间层从骶骨后弓延伸至髂骨内侧。骶髂后长韧带融合在一起，从骶骨嵴垂直延伸至髂骨。在下部，骶髂后韧带与骶棘韧带和骶结节韧带相融合。该韧带的所有纤维都限制了骶髂关节的后方分离。骶骨骨间韧带可限制髂骨的后旋、内旋和骶骨基底的前移。骶骨后长韧带可限制髂骨的前旋。

骶髂前韧带可防止骶髂关节向前方分离。

（三）骶结节韧带和骶棘韧带

骶结节韧带从骶尾骨下外侧角延伸至骶棘韧带上方的坐骨结节，骶棘韧带从骶尾骨下外侧角延伸至坐骨嵴。这两条韧带有助于形成坐骨大切迹和坐骨小切迹，且坐骨大切迹和坐骨小切迹由骶棘韧带分割而成。骶结节韧带限制了髂骨的前后旋转及骶骨屈曲，骶棘韧带限制了髂骨的后旋和骶骨的屈曲。

三、肌肉解剖

腰部肌肉与骨盆肌肉相互依存，因此需要一起介绍。这两个部位的力学结构也是相互依存的。

骨盆复合体的肌肉组织与颈胸复合体的肌肉组织一样，分为姿势肌和相位肌两种。它们的主要功能正如前文中所介绍的那样，在运动过程中保持协同作用，并缓冲外力冲击。从解剖学角度来看，它们的具体作用显而易见，但它们与手法治疗相关的个别功能也值得了解。相位肌和姿势肌详述如下[1]：

①相位肌
- 腹肌（腹横肌）
- 臀大肌
- 臀中肌
- 股四头肌

②姿势肌
- 髂腰肌
- 竖脊肌
- 多裂肌（横突棘肌）
- 梨状肌
- 髋关节内收肌/腰方肌
- 腘绳肌

（一）相位肌

1. 腹肌

目前，腹肌在核心"稳定概念"中越来越受到关注[2]。虽然早先是通过"卷腹"或"仰卧起坐"的方式来强调腹肌，但目前"吸腹"是核心稳定的主要方式，因为这可以锻炼腹横肌，腹横肌对腰椎有圆柱压迫作用，同时还能加强胸腰筋膜。

腹肌的主要功能如同一个圆柱体的壁，这种圆筒壁结构有助于容纳腹腔内容物。这样可以减小腰椎前凸的杠杆力臂，并使腰椎尽可能少地受到前方剪切力的影响，从而维持腰椎向前的生理曲度。

腹肌的结构特点可以防止如下两种功能障碍的发生。从理论上讲，随着腰椎前凸的增加，骶骨有弯曲的趋势。如果由于腹部肌肉无力而导致这种趋势被放大，就有可能出现骶骨屈曲功能障碍，如骶骨屈曲或骶骨前扭转。当骶骨功能因其处于过度屈曲位而受到限制时，腰椎节段就有可能出现非中立性功能障碍。因此，强健的腹肌有助于预防上述功能障碍。

上腹部疼痛的患者会出现头部前倾和圆肩的姿势。腹壁肌肉薄弱是其成因之一。腹壁薄弱会导致胸骨和胸部位置更加靠后。造成代偿性的头部前倾和肩部后缩姿势。因此，上腹部疼痛患者的诊治思路中应包括关注腹肌问题。

2. 臀大肌

臀大肌附着于阔筋膜。阔筋膜与髋关节和膝关节相连。阔筋膜张肌的张力可增强髋关节和膝关节的稳定性。这是通过臀大肌的有效收缩实现的。它也是重要的骨盆稳定器。负重时，脚掌着地，臀大肌收缩会导致骨盆后旋。因此，臀大肌的薄弱会导致髂骨旋前功能障碍。后方力矩会在腰骶交界处产生屈曲力矩。腰骶关节屈曲可减小腰骶角及 L5 与骶骨之间的前剪应力。因此，应加强臀大肌的力量，以保持腰椎骨盆复合体的常规稳定性，特别是针对髂骨前屈功能障碍。

3. 臀中肌

臀中肌无力会导致"特伦德伦堡（Trendelenburg）"步态，即鸭步。由于该肌肉无力，其对侧的骨盆易下垂，因此容易增加无力侧腰椎小关节的压力。患者倾向于向无力侧倾斜，因此无力一侧的站立时间往往会增加，会增大该侧骶骨的旋转幅度，造成旋转功能障碍。因此，作为腰椎稳定性的基本保证，特别是在矫正骶骨过度旋转后，建议加强臀中肌的力量。

4. 股四头肌

腰背康复需要股四头肌的有效收缩。这块肌肉应有足够的长度，以发挥"推动"的作用，增加阔筋膜内的张力，从而增强稳定性。

股直肌作为髋部的屈肌，往往会产生骨盆的前旋力矩和腰骶部交界处的伸展力矩。处理原则与髂腰肌相同，将在下一节中介绍。

股四头肌力量对于实现正确的运动也至关重要。股四头肌的离心收缩有助于使背部处于最佳的前凸姿势，从而将活动中受伤的风险降至最低。

（二）姿势肌

姿势肌在运动功能障碍中有重要意义，因为它们为收缩性结构。持续收缩会过度牵拉其骨骼附着点，导致肌肉骨骼相对位置的改变。因此，在肌肉强化训练之前必须进行适当的拉伸，以纠正和减少运动功能障碍的发生和复发。

1. 髂腰肌

在负重情况下，髂腰肌的收缩或挛缩状态会导致髂骨向前旋转。这会增加腰椎前凸曲度，并使骶骨弯曲，就像腹肌力量薄弱时易造成骶骨屈曲和骶骨扭转功能障碍一样。因此，如果发现前髋关节功能障碍，就需要拉伸髂腰肌，此外，在骶骨弯曲或腰椎的非中性功能障碍的情况下，也需要拉伸髂腰肌。反之，髂腰肌无力会导致骶骨外展，容易造成骶骨的伸展功能障碍，如伸展剪切或骶骨后扭转。

2. 竖脊肌

该肌肉有浅层和深层两组纤维。浅层肌群并不直接附着于腰椎。但是它们对躯干后部产生弓弦效应。它们将胸腔向后拉，并在腰椎上产生一个伸展力矩。当弯腰时，它们通过离心收缩来控制躯干。竖脊肌的静态收缩有助于维持躯干姿势，因为这有助于稳定骨盆上方的下胸廓。它们还对骶髂关节力学产生深远影响。这块肌肉的下端附着于骶骨，它对骶骨的牵拉会对骶骨产生屈曲力矩。这对骨盆的外部结构造成压力，并产生"力封闭"效应。因此，竖脊肌无力会导致骶骨过伸从而出现骶骨伸展功能障碍，如伸展剪切或骶骨后扭转。然而，作为姿势性肌肉之一，竖脊肌的过度收缩会增加骶骨的屈曲力矩，易造成骶骨屈曲功能障碍和骶骨扭转。相反，竖脊肌无力会导致骶骨伸展，造成骶骨伸展功能障碍，如伸展剪切或骶骨后扭转。深层肌群主要涉及矢状面的稳定性，需要通过对侧髂腰肌的协同收缩来实现。

3. 多裂肌（横突棘肌）

该肌肉起源于腰椎横突和骨盆复合体的骨性和韧带结构。它还附着于竖脊肌。它向上和向内侧走行，附着于上一腰椎的棘突。

受伤后的肌肉痉挛是一种保护机制。肌肉感知到进一步的运动可能会加重现有的病变，因此反射性收缩，以防止进一步的损伤。多裂肌就具有这种保护功能。由于多裂肌斜向附着在每个椎骨上，因此其肌肉保护机制可造成脊柱非中性功能障碍。肌肉能量技术等抑制技术的重点是抑制多裂肌的过度保护，以纠正功能障碍。多裂肌还附着于骶骨，有利于骶骨的伸展。多裂肌的收缩状态，尤其是存在肌肉保护的情况下，也会导致骶骨功能障碍。

多裂肌被认为是内侧肌群。由于是内侧肌群，它具有稳定器的功能。因此，在脊柱做整体运动时，多裂肌的作用是维持各个椎骨节段的居中从而稳定脊柱。因此，在矫正腰椎功能障碍后，多裂肌的后续加强可将功能障碍复发的可能性降至最低。

4. 梨状肌

梨状肌附着于骶骨外侧缘，止于双侧大转子内侧面。由于其附着部位，它们有利于骶骨屈曲，与骶骨屈曲功能障碍或骶骨前扭转相关。因此在腰骶交界处形成伸展力矩，导致伸展、旋转、侧弯功能障碍。坐骨神经走行经过梨状肌附近，在少数人中，其走行穿过梨状肌。因此，梨状肌的功能障碍会刺激坐骨神经，引起坐骨神经症状。

总的来说，作为姿势性肌肉之一，梨状肌易痉挛，对疼痛也极为敏感。很多时候，腰痛患者所描述的"臀部深处疼痛"就是由它引起的。要将上述后果降至最低，就必须保持梨状肌的最佳长度和紧张度。人们经常会问，为什么梨状肌总是过度活跃和有压痛？可能的解释是，当臀中肌无力时，梨状肌会更努力地工作，因为它是髋关节屈曲约60°时的辅助外展肌。如果患者出现髋关节屈肌紧张或臀中肌无力，这种情况就会恶化。

5. 髋关节内收肌／腰方肌

髋关节内收肌附着于耻骨支和坐骨支，并向下延伸附着在股骨上。当脚掌着地处于负重姿势时，内收肌会在骨盆处产生一个下力矩。从而导致骨盆下移或"下滑"。内收肌还会卡压闭孔神经，导致腹股沟疼痛。腰方肌附着在髂嵴和腰椎横突以及第12肋骨上。在收缩状态下，它可导致髂骨"上移"。此外，腰方肌还会卡压坐骨神经并导致根性症状。

6. 腘绳肌

腘绳肌附着于坐骨结节，可控制前屈时骨盆的旋转幅度。腘绳肌紧张有利于髂骨后旋。这可能导致骶骨的伸展功能障碍，如伸展剪切或骶骨后扭转。如前所述，骶骨的伸展功能障碍往往会在腰骶关节处造成屈曲力矩，从而导致腰椎非中立性错位的功能障碍。

因此，建议适当延长或拉伸腘绳肌。此外，腘绳肌紧张易卡压坐骨神经，导致根性症状。

四、力学机制

骨盆由多个关节组成，主要作用是维持行走，因此其力学原理非常复杂。骨盆的功能障碍与步态的力学原理息息相关[3]。如果行走过程中的正常力学循环受到干扰，就会导致功能障碍。本文将对正常行走过程中骨盆复合体的力学原理进行介绍，但首先将对"点头"和"反点头"的基本运动进行介绍。

"点头"或"前点头"被描述为骶骨基底部的前下方运动。简单地说，尽管文献中在这方面依然存在各种争议，但它仍被视为骶骨屈曲。

当骶骨基底向上、向后移动时，骶骨就会发生"反点头"或"后点头"。简单地说，就是骶骨的伸展。此外，骶骨还具有侧屈和旋转的能力。

髂骨具有向前和向后旋转的能力，称为髂骨的前后旋转。此外，髂骨还具有向内和向外旋转的能力，这被称为内旋/外旋或内翻/外翻。当对立面更平坦和更平行时，就会出现上下平移运动。在正常的步态中，骶骨和髂骨协同运动。

（一）与骨盆力学有关的步行周期

运动轴是医师应该了解的第一个重要组成部分。人体的所有运动都发生在一个对角线平面上，正如本体感觉神经肌肉促进（PNF）课程中所教授的模式化运动概念一样。它是三维的，是冠状轴、矢状轴和水平轴的组合。骶骨的功能与此相同，因此骶骨的运动是发生在特定轴线上的屈曲、侧屈和旋转的组合。该轴线是从一侧骶髂关节的上方末端到另一侧骶髂关节的下方末端的假想线。例如，从左侧骶髂关节上方末端到右侧骶髂关节下方末端的轴线为左斜轴，反之亦然。

在正常行走周期中，发生的事件是脚跟着地、脚掌着地/站立中期、脚跟/脚趾离地。临床意义更大的是在脚跟着地和站立中期两个阶段，具体如下：假设右腿是领先腿，在右脚跟着地时，右侧髋骨向后旋转，左侧髋骨向前旋转。骶骨向右旋转。

右脚站立中期时，右侧髋关节开始向前旋转。骶骨前屈并向右旋转，向左侧屈。

简而言之，在单腿负重时，骶骨向负重的一侧旋转，并在屈曲时向相反一侧侧屈。这就是所谓的扭转运动。然后，它重回中立位，在启动左腿时重复同样的运动循环。

这个简化版步行周期的另一个重要组成部分是 L5 的运动。**请记住：**当小关节没有受到任何限制时，L5 节段总是沿着骶骨反方向运动。

因此，在步行周期中，单腿负重或站立中期时，如果骶骨向右旋转并向左侧屈，那么 L5 就会向左旋转。

概括地说，骶骨的运动可以形象地描述如下：假设有两根方向相反并相互交叉的斜轴，分别代表左斜轴和右斜轴。由于斜轴交叉，当一侧需要沿斜轴屈曲、旋转时，对则会发生补充性侧屈。然后，人需要重回中立位，并向右侧重复同样的活动。

需要注意的是，当骶骨受限于屈曲位置，并且在步行周期中没有伸展到中立位时，这就是前扭转。反之亦然，如果骶骨伸展受限而无法屈曲，则为后扭转。

如果由于任何原因改变了上述力学状态，就会导致功能障碍。举例来说，假设一个人处于左腿站姿，骶骨处于左旋和右侧屈的位置。若骶骨在这个位置上被卡住或受到限制，那么当步态周期逆转为右侧站立时，骶骨优先回正、屈曲、右旋和左侧屈的能力减弱。骨盆的正常力线改变可能会导致疼痛和功能障碍，而这一改变正是我们要尝试去识别的，并以徒手疗法来恰当地纠正。因此，医师在处理骨盆复合体的力学功能障碍时，应主要关注恢复步行周期中的正常力学状态[4]。下一章节将介绍可能干扰正常步行周期力学的功能障碍，并予以恰当的纠正，以恢复正常的力学结构。

五、功能障碍发生机制

骨盆复合体的功能障碍发生在三个区域，分别是耻骨联合功能障碍、骶骨功能障碍和髂骨功能障碍。现将其类型、潜在病因、表现和徒手疗法操作介绍如下[4-5]。

（一）耻骨联合功能障碍

耻骨联合的活动度较小，主要发生在站立和行走时。站立时，耻骨联合是骨盆带中最稳定的关节。它以正弦曲线形式上下摆动，但左右移动幅度较小。单腿站立时会产生剪切运动，如果站立时间过长或单腿支撑身体时，剪切运动会增加，容易导致功能障碍。此外，单腿的牵拉运动也会导致功能障碍，尤其是单腿拖拽时。而当保持双腿站立时，耻骨联合会恢复对称。

由于耻骨联合是髋关节的前侧关节，其功能障碍往往会减少髋关节在行走过程中的旋转运动，从而扰乱步行周期的力线。它还会导致骶髂关节这一髋关节后侧关节功能障碍，当髋关节上下移动或前后旋转时，耻骨结节向上或向下移动。例如，在髋关节前旋时，同侧的耻骨结节向下旋转。这会使髋臼变低，同侧的腿显得更长。在髋关节后旋时，情况则相反。因此，髋关节上滑会导致耻骨结节上移，造成同侧腿短，反之亦然。

由于腹肌和内收肌之间的肌肉不平衡，耻骨功能障碍非常常见。单腿长期超负荷运动会加剧这种脆弱性。在步行周期中，耻骨运动受限会干扰髋骨的对称运动。由于耻骨的主要运动模式为上下摆动，因此耻骨可能存在以下两种功能障碍：

①耻骨上移。
②耻骨下移。

上述两种功能障碍都发生在耻骨联合关节处。

耻骨上移导致的功能障碍的原因通常是坐骨结节因滑倒受到外伤、怀孕和产后受激素影响致耻骨分离、臀中肌薄弱、髂腰肌紧张和髋关节后旋。腘绳肌紧张导致的髋关节向后功能障碍也是其中一个原因。

受激素影响，如怀孕和产后耻骨分离，也会导致耻骨下垂。髋关节内收肌紧张可导致耻骨下垂，其次是耻骨支和股骨联接点。

典型的耻骨联合功能障碍患者通常主诉为腹股沟、臀部内侧和大腿疼痛。髋关节内收肌和腹股沟区域通常有明显的局部压痛。腹股沟韧带处往往有压痛。妊娠是导致耻骨和骨盆功能障碍的另一原因[6]。在怀孕期间，由于激素作用，骨盆入口需要扩大以容纳胎儿，骨盆复合体韧带变得松弛。分娩后，关节面会恢复到原来的状态，但关节面通常恢复得并不对称，可能会出现错位和功能障碍。

（二）骶骨功能障碍

骶骨可能是骨盆复合体最重要的组成部分，但在骶髂关节功能障碍中经常被忽略。骶骨直接连接腰椎与骨盆复合体，在步行周期中起着重要作用。由于重心位于骶骨，因此骶骨的活动度非常有限，所以较为稳定。但如果骶骨的运动出现改变，就会导致功能障碍。骶骨是导致背痛和根性疼痛的重要因素，因其神经结构与骶髂关节、骶骨后缘和梨状肌非常接近，梨状肌附着在骶骨外侧缘上。从力学角度来看，必须保持骶骨的正常状态。与其他主要关节一样，骶骨也有在三个平面上的运动，包括屈曲、伸展、侧屈和旋转，所有的组合运动都发生在一个假定的斜轴上。因此，骶骨功能障碍主要表现为屈曲和伸展，同时伴有侧屈和旋转，即扭转功能障碍。

骶骨扭转功能障碍是侧屈和旋转的组合，可发生在屈曲或伸展时。因此，屈曲时发生的扭转称为前扭转，伸展时发生的扭转称为后扭转（图 11.2 和 11.3）。

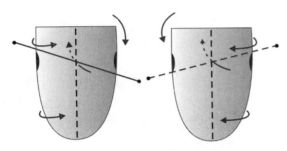

图 11.2　骶骨前部扭转的位置

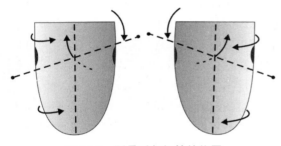

图 11.3　骶骨后部扭转的位置

1. 前部扭转

骶骨底和骶骨下外侧角是触诊时需要掌握的骨性标志。

由于扭转首先是旋转，因此从理论上讲，同一侧的骶骨底和骶骨下外侧角会一起移动。例如，如果是向左旋转，则左侧骶骨底和左侧骶骨下外侧角向后移动。随后是向右侧屈曲。在此过程中，骶骨以左斜轴为轴屈曲或"点头"。由于旋转是向左的，而屈曲是以左斜

轴为轴的，因此称为骶骨左侧轴左侧扭转。

骶骨右侧轴右侧扭转的情况正好相反。因此，骶骨前扭转有两种类型，即

①骶骨左侧轴左侧扭转。

②骶骨右侧轴右侧扭转。

医师应该清楚，扭转运动是骶骨在步行周期中发生的正常运动。回顾力学部分的内容，骶骨在左侧站立时进入左扭转位置，但在右侧站立时伸展并进入屈曲和右扭转位置。当左扭转位置受到限制时，其伸展并进入右扭转位置的能力就会减弱，因此是前扭转，从而导致功能障碍。

2. 后部扭转

骨性标志与前扭转相同，为骶骨底和骶骨下外侧角。

同样由于扭转首先是旋转，因此骶骨底和骶骨下外侧角移动的方向相同。例如，左侧骶骨底和骶骨下外侧角向后移动，则骶骨向左旋转。然后骶骨向右侧屈。在此过程中，骶骨在假定的右斜轴上伸展或"反点头"。由于旋转是向左的，而伸展是以右斜轴为轴，因此称为骶骨右侧轴左侧扭转。骶骨左侧轴右侧扭转的情况正好相反。因此，骶骨后扭转有两种类型：

①骶骨右侧轴左侧扭转。

②骶骨左侧轴右侧扭转。

扭转运动是骶骨在步行周期中发生的正常运动。回顾力学部分的内容，骶骨在左侧站立时进入左扭转位置，但在右侧站立时伸展并进入屈曲和右扭转位置。现在，骶骨必须伸展到中立位，并在右斜轴上进入右扭转位置，即在右斜轴上屈曲，同时进行右旋和左侧屈。这不会发生在骶骨处于伸展状态或非屈曲状态时，因此是后扭转，骶骨最终会在右斜轴上伸展或保持伸展。因此，它是左扭转，但在右斜轴上保持伸展状态，即骶骨

右侧轴左侧扭转。骶骨左侧轴右侧扭转的情况则正好相反。

骶骨扭转中最常见的是骶骨左侧轴左侧扭转。发生扭转的常见原因是下肢不对称或肌肉失衡。腰椎非中位性功能障碍、长短腿、长期错误姿势都可能是诱发因素。腹横肌、臀肌无力和梨状肌、竖脊肌紧张也是致病因素。同样，怀孕和产后妇女的激素变化也是高危因素。外伤如摔倒、突然抽动等也可能导致功能失调。应牢记，所有骶骨功能障碍都发生在腰骶关节处。

（三）髂骨功能障碍

如前所述，在步行周期中，髋关节上下摆动如正弦曲线一般。这种上下剪切运动往往会造成功能障碍状态，即髂骨的"上滑"或"下滑"。

由于在步行周期中，髂骨会前后旋转，因此髂骨容易因用力不当而受限于某一位置。从整体上看，髂骨可能会出现髂骨上滑、下滑、前旋、后旋活动受限。一些学者还将内旋受限和外旋受限称为内翻受限和外翻受限，但从诊断的角度来看，并不是本文论述的重点。髂骨上滑通常是因为直接摔倒损伤坐骨结节。偶尔单侧股四头肌紧张也可能导致其上移。髂骨下移比髂骨上移少见，如果髂骨下移，外伤可能是诱发因素；肌肉无力或韧带松弛导致的不稳定也可能是致病因素。

当髂肌和腰大肌、腰小肌紧张时，通常会出现髂骨前旋。当一个人在髂腰肌群紧张的情况下负重时，髋关节会出现代偿性的过度伸展。这可能会导致各种功能障碍，包括髂骨前旋、骶骨弯曲和非中性腰椎功能障碍。骨盆稳定器的单侧无力、单侧腿真性或假性偏长也是致病因素。医师可以考虑由高弓足造成的单侧长腿。

后旋的原因通常与此相反。最常见的原因是髋关节伸肌紧张。当一个人在髋关节伸肌群紧张的情况下负重时，髋关节会出现代偿性屈曲。这可能会导致多种功能障碍，包括髂骨后旋、骶骨伸展和非中位性腰椎功能障碍。同样，骨盆稳定肌的单侧无力、真性或假性单侧短腿也是致病因素。医师还应考虑扁平足造成的明显短腿。髂骨容易出现以下功能障碍：

- 后旋
- 前旋
- 上滑
- 下滑

医师必须牢记，所有的髂骨旋转功能障碍都发生在骶髂关节。耻骨联合也会受到上滑或下滑的影响。骨盆复合体功能障碍表现为单侧髋部和臀部疼痛，有时还伴有腹股沟疼痛。腿部的神经根性疼痛起源于骨盆复合体。坐骨神经紧邻骶骨翼、骶髂关节后侧、坐骨棘和梨状肌，在功能障碍状态时会受到严重刺激。骶骨功能障碍和髂骨功能障碍会对此产生影响。股神经和外侧皮神经的前部以及闭孔神经的内侧也易受损。梨状肌附着在骶骨外侧缘和股骨小转子上，除了外旋髋关节外，还起到固定双侧骶骨的作用。骶骨功能障碍会使梨状肌过度拉伸或痉挛，从而造成肌肉紧张。少数人的坐骨神经穿过梨状肌，这可能会刺激神经并导致根性疼痛。

骶骨翼是一个骨性标志，在骶骨位置不正确的情况下，它会更加靠近神经，从而引起根性疼痛。骶髂关节功能障碍会发炎，炎性渗出影响神经，从而引起根性症状。

第 5 章"肌肉无力"一节列举了骨盆机械性疼痛的其他原因。

六、体格检查

对骨盆复合体的检查首先包括识别重要

的骨性标志：

- 耻骨结节
- 髂后上棘
- 骶骨底
- 骶骨下外侧角
- 坐骨棘
- 髂嵴

检查程序按照耻骨、骶骨和髂骨三个区域的顺序依次进行。

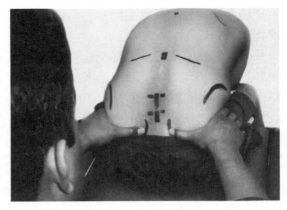

图 11.4　坐位屈曲试验

（一）骨盆复合体诊断

在对骨盆复合体进行所有诊断之前，明确功能障碍的发生部位非常重要。建议医师不要只关注疼痛，而要关注功能障碍，因为疼痛的一侧并不一定是发生功能障碍的一侧。疼痛很可能发生在一侧，而功能障碍发生在对侧。可通过两个简单的测试来确定发生功能障碍的具体部位 [7]。

1. 髂后上棘不对称性和坐位屈曲试验

患者取坐位，医师立于患者身后。医师触诊双侧髂后上棘，观察对称性。然后嘱患者将双手放在双膝之间，双手指向地面向前弯曲。当躯干屈曲时，髂骨向前旋转，髂后上棘理论上会向上移动。因此，当医师触诊双侧髂后上棘时，会感觉到受限的一侧先向上移动（图 11.4）。先移动的一侧被认为是发生功能障碍的一侧。

2. 单腿试验

患者站立，医师立于患者身后。医师触诊双侧髂后上棘，就像在坐位屈曲试验中一样。现在嘱患者向上抬起臀部，以屈曲髋关节（图 11.5）。

当髋关节屈曲时，相应的髂骨倾向于向后旋转，因此从理论上讲，髂后上棘应向下移动。然而，在髋关节受限的情况下，髂后上棘会向上移动，因为此时髂骨无法后旋。

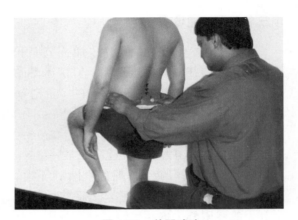

图 11.5　单腿试验

因此，髂后上棘向上移动一侧，而不是向下移动的一侧，被认为是发生功能障碍的一侧 [8]。

3. 俯卧支撑体位

患者俯卧，用手肘支撑，下颏置于手上。医师触诊骶骨底部。

假设 1

俯卧支撑时触诊骶骨基底，如果基底进一步前移，则为骶骨屈曲，进一步后移则为骶骨伸展，前提是该侧的坐位和站位屈曲试验均为阳性。

假设 2

假设在触诊骶骨基底或骶骨下外侧角时，如果两者在同一侧出现向后方隆起或向前方凹陷，为扭转功能障碍。在俯卧支撑位时触诊骶骨基底，如果骶骨底进一步前移，则为前扭转，进一步后移则为后扭转，前提是该侧的坐位和站立屈曲试验均为阳性。

（二）耻骨功能障碍的诊断

患者仰卧，医师立于患者侧面。医师将手掌置于患者腹部，然后慢慢向下移动，直到掌根触诊到耻骨联合 / 耻骨支的上侧，再向外侧移动约 2cm，可触及耻骨结节的上侧（图 11.6）。

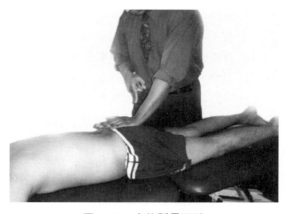

图 11.7　定位骶骨下端

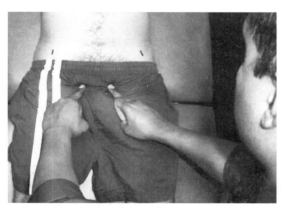

图 11.6　定位耻骨结节

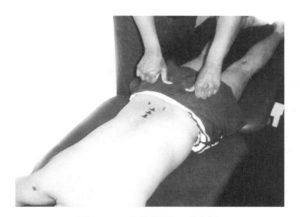

图 11.8　定位骶骨下外侧角

医师通过观察一侧耻骨结节与另一侧相比是否偏高或偏低来诊断耻骨上移或耻骨下移。发生功能障碍的一侧在触诊时通常会有压痛。

（三）骶骨功能障碍的诊断

骶骨底和骶骨下外侧角是用于诊断的两个骨性标志。医师立于患者侧面，将手掌置于臀下部区域，向下施压时，可感觉手掌碰到骶尾关节（图 11.7）。当手指放在骶尾关节上并向外向上移动时，会发现骶骨呈倒三角走行。此时，医师的拇指移至上表面，并触摸骶骨下外侧角（图 11.8）。

医师触诊髂后上棘。将拇指向下和内侧移动 30°，以触诊骶骨底（图 11.9）。此骨性标志物较难触诊，需反复练习。

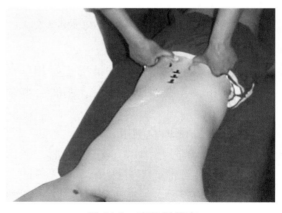

图 11.9　定位骶骨底

1. 扭转功能障碍

① 骶骨左侧轴左侧扭转

患者俯卧，医师立于患者侧面。触诊的骨性标志是相同的，即骶骨底和骶骨下外侧角。假设是骶骨左侧轴左侧扭转，左旋转会使左侧骶骨底和骶骨下外侧角在后方抬高显现出来。

在触诊双侧骶骨下外侧角时，由于骶骨左侧轴左侧扭转是左旋和右侧屈的组合，因此右侧骶骨下外侧角在触诊时位置偏下。

右侧屈往往会导致骨盆向右倾斜，因此右侧髋臼较低。在触诊坐骨结节时，会发现右侧坐骨结节较低。这往往会使右腿看起来更长。

现在最重要的是观察是前扭转还是后扭转。

为了确认这一点，患者应俯卧。现在触诊两个骶骨底，并嘱患者俯卧支撑体位。如果感觉到骶骨底向前移动凹陷，则认为是骶骨前扭转。

前提是左侧坐位和站立屈曲试验均呈阳性。

骶骨左侧轴左侧扭转

骶骨底	左侧向后或隆起
骶骨下外侧角	左侧向后或隆起
腿长	右腿偏长
俯卧支撑体位	骶骨底进一步向前移凹陷

骶骨右侧轴右侧扭转的情况正好相反，由于是前扭转，在俯卧支撑时，基底会继续向前方凹陷。

② 骶骨右侧轴左侧扭转

患者俯卧位，医师立于患者侧面，触诊两侧的骶骨底和骶骨下外侧角。

医师应记住，"右侧轴左侧扭转"和"左侧轴左侧扭转"的客观检查结果是一样的。

如在骶骨右侧轴对左侧扭转中，骶骨底和骶骨下外侧角在左侧隆起后移或抬高，右侧腿偏长，这与骶骨左侧轴左侧扭转相同。唯一不同的是它是后方扭转。

因此确定是前扭转还是后扭转是关键。具体方法是使用骶骨左侧轴左侧扭转一节中所述的俯卧支撑体位来进行判定。

患者俯卧位，医师触诊双侧骶骨底，然后嘱患者俯卧支撑体位。如果骶骨底进一步向后移动，则为后方扭转。

前提是左侧坐位和站立屈曲试验均呈阳性。

骶骨右侧轴左侧扭转

骶骨底	左侧向后或隆起
骶骨下外侧角	左侧向后或隆起
腿长	右腿偏长
俯卧支撑体位	后骶骨下外侧角进一步向后移抬高

骶骨左侧轴右侧扭转的情况正好相反。

诊断扭转功能障碍的关键在于触诊骶骨底或骶骨下外侧角时，两者在同一侧时或者出现向后方隆起，或者出现向前方凹陷。

其次，俯卧支撑体位可用以明确为前扭转或后扭转。

（四）髂骨功能障碍的诊断

髂骨功能障碍通常是脊柱功能障碍的最后一个组成部分[9]。在腰椎或骶骨功能障碍得到矫正后，它通常会自行复位。但是，如果骶骨和腰椎功能障碍矫正后，体征和症状仍持续存在，尤其是下肢不等长，则需要对髂骨功能障碍进行评估。评估试验包括以下4项：

①髂后上棘不对称

②坐位或站立屈曲试验阳性

③俯卧位时双下肢不等长，屈膝时可得到矫正（图 11.10 和 11.11）

④仰卧位时双下肢不等长，从仰卧到坐起时得到纠正（图 11.12）

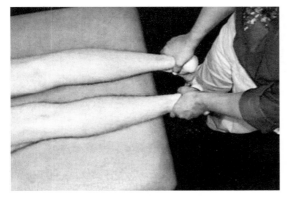

图 11.10　俯卧位下肢长度评估

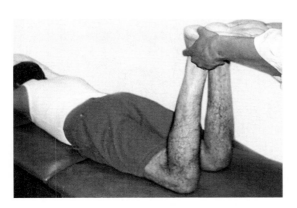

图 11.11　俯卧屈膝

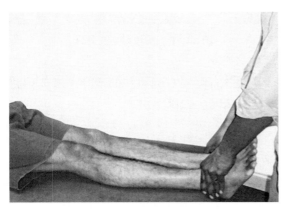

图 11.12　从仰卧位到坐位

1. 髂骨后旋 / 前旋

假设患者坐位时出现髂后上棘不对称，并且左侧坐位屈曲试验呈阳性。假定功能障碍在左侧。现观察俯卧位时的下肢长度，并假设患者左腿较长。如果俯卧屈膝时下肢长度恢复到一致，则为左侧髂骨前旋，因为左侧下肢偏长。

患者仰卧时左下肢偏长，至坐位时，双下肢恢复等长，这一现象可作为佐证。

如果患者为髂骨后旋，则重复上述试验。首先确定功能障碍的一侧，髂骨后旋表现为同侧下肢偏短，在俯卧屈膝和仰卧—坐位试验时下肢恢复等长。

注意　诊断下肢长度差异只适用于下肢长短出现明显变化时。同时应排除真性长短腿。

2. 髂骨上滑和下滑

在髂骨上滑时，功能障碍一侧的髂前上棘和髂后上棘以及坐骨结节都会变高，这一侧的腿会显得更短。

反之亦然，在髂骨下滑时，功能障碍侧的髂前上棘和髂后上棘以及骶骨结节都会变低，该侧的腿会显得更长。

七、治疗

骨盆复合体的治疗顺序是首先矫正腰椎功能障碍，接着识别并纠正耻骨功能障碍，然后矫正骶骨功能障碍，最后矫正髂骨功能障碍。

（一）软组织松解

患者取俯卧位，医师立于需要治疗的一侧。两个容易存在问题的结构是梨状肌和臀中肌。梨状肌位于髂后上棘、坐骨结节和大转子之间，医师常用肘部对其进行定位，轻轻按压，直到感觉到压痛，然后逐渐加压（图 11.13），压力至少要维持 60 秒，在此期间压痛可能会减轻。对位于梨状肌外上方的臀中肌也可进行类似的操作，见本节末尾的肌筋膜触痛点图表。这通常是在对腰椎软组织进行松解后进行的。

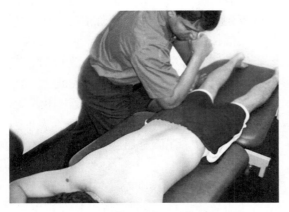

图 11.13 点按臀中肌和梨状肌的触发点

还建议对骶髂后韧带、骶结节韧带和髂腰韧带进行深层徒手松解，有关这些结构的位置，请参阅触诊部分。

（二）耻骨联合功能障碍的治疗

1. 耻骨上移和耻骨下移（霰弹枪技术）

患者仰卧位，髋、膝关节屈曲，双脚并拢。

医师立于一侧，将患者的双膝并拢。首先嘱患者双腿外展，医师与患者对抗用力以阻止患者外展。然后，医师将前臂放置于患者两膝之间（图 11.14）。嘱患者双腿静态内收，放置在双腿之间的前臂会对其产生阻力。这样可以放松耻骨，从而纠正功能障碍，有时会听到关节内弹响声。

（三）骶骨功能障碍的治疗

1. 骶骨左侧轴左侧扭转

患者俯卧位，通过在腹部下方置枕来诱导患者屈曲，医师立于患者侧面。此时患者的双腿外展并内旋，这使两个骶髂关节间隙分离。医师再将掌根放在骶骨左外侧缘，为

骶骨底和骶骨下外侧角的中点。

同时要求患者深吸气。当患者呼气时，医师双手向下施压，使骶骨保持向下（图11.15）。这使骶骨自由右旋和伸展，此时腰椎因腹部下方的置枕而保持弯曲，可促使骶骨伸展。

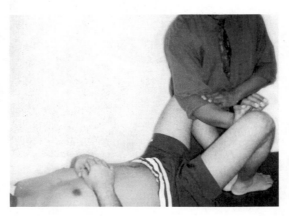

图 11.14 霰弹枪技术

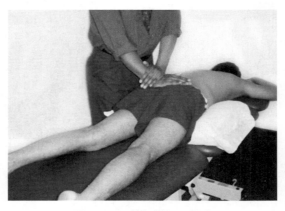

图 11.15 前扭转矫正技术

骶骨右侧轴右侧扭转的治疗患者体位相同，方法完全相反。

2. 骶骨右侧轴左侧扭转

治疗方法与骶骨左侧轴左侧扭转的方法相同，但患者取俯卧支撑体位。

患者俯卧位，医师位于患者左侧，面向患者。患者呈俯卧支撑体位。此时，患者双

腿外展并内旋，使两个骶髂关节间隙打开。医师将掌根放在骶骨左外侧缘，为骶骨底和骶骨下外侧角的中点。

同时嘱患者深吸气。此时，医师向下按压骶骨左外侧缘，使其保持向下（图11.16）。这使骶骨自由向右旋转和屈曲，此时腰椎因俯卧支撑位保持伸展，可促使骶骨屈曲。

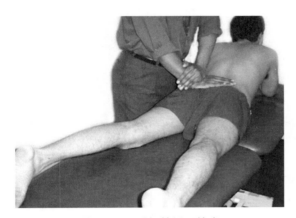

图 11.16　后扭转矫正技术

骶骨左侧轴右侧扭转的治疗患者体位一致，操作完全相反。

（四）髂骨功能障碍的治疗

1. 髂骨后旋

假定是左侧髂骨后旋，患者取右侧卧位，医师立于患者面部一侧。然后，医师向左旋转躯干，直到L5开始移动。左侧髋关节和膝关节屈曲，左脚置于右侧膝关节后方。

医师用左手掌控制髂嵴，将右手掌根置于患者的坐骨结节上。用右手向上按压坐骨结节，同时向内牵拉髂嵴，从而引起左侧髂骨前旋（图11.17）。

2. 髂骨前旋

假定是左侧髂骨前旋，患者取右侧卧位，医师立于患者面部一侧。然后，医师向左旋转躯干，直到L5开始移动。左侧髋关节和膝关节屈曲，左脚置于右侧膝关节后方。

医师将左手掌根置于左侧髂嵴前方，右手掌根置于左侧坐骨结节后方。通过对髂嵴前方施加后向压力和对坐骨结节后方施加前向压力，引起左侧髂骨后旋（图11.18）。

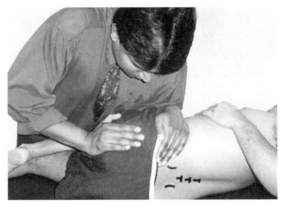

图 11.17　矫正髂骨后旋

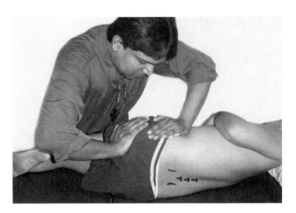

图 11.18　矫正髂骨前旋

3. 上滑

患者仰卧位，医师立于治疗床末端，侧向面对患者。然后，医师握住踝关节上方的胫骨远端和腓骨。腿部轻微外展并内旋，以稳定髋关节，并分离骶髂关节，以便限制骶髂关节的活动。

在这种姿势下，医师沿肢体长轴方向进行短暂拉伸。这使得对应的髂骨在向下的方向上得以放松（图11.19）。

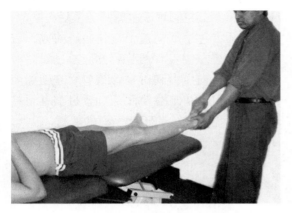

图 11.19　矫正髂骨上滑的技术

4. 下滑

患者右侧卧位，假设是左侧髂骨下滑。左腿屈髋部、屈膝，左脚置于右侧膝关节后方。医师面向患者，左手固定左侧髂嵴，右

手掌根置于左侧坐骨结节上。医师施加垂直向下的压力，使其内收，并向着头部的方向施加一个急剧的沿着长轴方向的闪动力，这将释放左侧髂骨向上方的剪切力（图 11.20）。

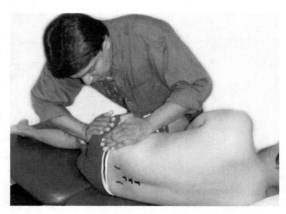

图 11.20　矫正髂骨下滑的技术

记忆妙招

医师可将骨盆复合体想象成一个吊扇，腰椎相当于吊扇杆，骶骨相当于安装座，髂骨相当于扇叶。假设在扇叶上悬挂两根棍子，它们代表双下肢。如果扇叶倾斜，就会导致下肢长短不一；如果吊杆倾斜会影响整个骨盆复合体的对位，扇叶也会随吊杆倾斜，导致两根棍子显得过长或过短。治疗的重点应该是使吊杆回正。错误的做法是倾斜或调整扇叶，甚至是棍子。因此，建议医师首先解决腰椎的所有功能障碍，剩下的问题就能迎刃而解。如果调整好腰椎，下肢长度仍然不对称，则处理骶骨，最后是髂骨。但真性长短腿的原因通常是曾有骨折史或髋关节发育不良史。

八、预防

（一）骨盆复合体

1. 运动处方

虽然将脊柱肌肉组织作为支撑绳索的原理与颈胸复合体一样适用于骨盆复合体，但在特异性方面存在差异。在骨盆复合体中，每块肌肉都可能导致特定的功能障碍，因此应单独进行治疗。单一的功能障碍可能是由于姿势肌收紧和相位肌减弱的综合功能障碍造成的。因此，首先必须了解相应的肌肉及其与某种功能障碍的相关性。其次，医师必须知道肌肉是姿势性的还是相位性的。最后明确肌肉应该松解或强化。

因此，首先必须列出骨盆区的姿势肌和相位肌，然后列出骨盆区出现的功能障碍及其相关性。医师可以推断出与功能障碍相关的姿势肌和相位肌，并适当松解或强化这些肌肉。

①姿势肌

- 髂腰肌
- 腘绳肌

- 髋关节内收肌
- 竖脊肌
- 梨状肌
- 腰方肌

②相位肌
- 腹横肌
- 多裂肌
- 臀中肌
- 臀大肌
- 股四头肌
- 盆底肌

2. 功能障碍

矫正非中位性功能障碍：

- 腹横肌、臀肌、多裂肌、盆底肌力量减弱
- 髂腰肌、腘绳肌、梨状肌和髂胫束的功能性长度改变

①髂骨前旋
- 拉伸髂腰肌、股直肌和髋关节内收肌
- 加强腹横肌、臀中肌和臀大肌

②髂骨后旋
- 拉伸腘绳肌
- 加强腹横肌、臀中肌和臀大肌

③骶骨屈曲
- 拉伸梨状肌和髂腰肌
- 加强腹横肌和臀中肌。加强多裂肌和臀大肌，避免过度伸展

④骶骨伸展
- 拉伸腘绳肌
- 加强腰椎旁肌、多裂肌、腹横肌、臀中肌和臀大肌

⑤髂骨上翻（上滑）
- 拉伸腰方肌

须牢记，腰痛也涉及骨盆复合体，不仅仅是髂骨，还有骶骨。目前，越来越多的理念均认为，骶骨和髂骨是导致腰痛的重要因

素，包括根性疼痛。因此，应保持肌肉合适的长度和强度去稳定骨骼结构来解决这一问题。腰椎和骨盆是一个稳定的整体，过去和现在均认为腹横肌和多裂肌发挥着至关重要的作用，但臀中肌、臀大肌和盆底肌在维持骨盆动态稳定中也应得到同样的重视。

九、肌筋膜压痛点

解决肌筋膜压痛在于减少肌动蛋白和肌球蛋白的交叉结合以及肌纤维的限制。它们的持续存在可能会促进化学物质积聚、早期疲劳和肌肉性能下降，并伴有疼痛和功能障碍。骨盆复合体与脊柱连接，会导致进一步的错位问题。最好通过手法松解和物理治疗进行治疗。异常 γ 传出神经继发的压痛点可能需要采用另一种姿位释放技术进行治疗，读者可以进一步阅读有关"摆位放松术"方法的书籍。以下是腰盆区域常见的肌筋膜触痛点（图 11.21 和 11.22）。

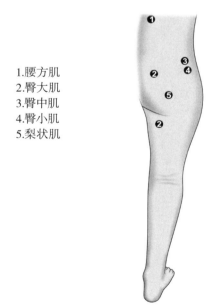

1.腰方肌
2.臀大肌
3.臀中肌
4.臀小肌
5.梨状肌

图 11.21　腰盆髋后侧肌筋膜触痛点

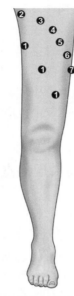

1.缝匠肌
2.阔筋膜张肌
3.耻骨肌
4.长收肌
5.短收肌
6.大收肌
7.股薄肌

图 11.22　腰盆髋前侧肌筋膜触痛点

参考文献

1. Porterfield JA, De Rosa C. Mechanical neck pain:Perspectives in functional anatomy. 1995, WBSaunders; Philadelphia.

2. Hodges P. Transversus abdominis: a differentview of the elephant. Br J Sports Med. 2008;42:941-4.

3. Greenman PE. Clinical aspects of sacroiliac function in walking. J Man Med. 1990;5:125-30.

4. Greenman PE. Syndromes of the lumbar spine,pelvis and sacrum. Phys Med Rehab Clin NAm.1996;7:773-85.

5. Nyberg R. S4 Course notes, 1993, St. Augustine,FL.

6. Sebastian D. The anatomical and physiological variations in the sacroiliac joints of the male and female: Clinical implications. Journal of Manual and Manipulative Therapy. 2000;8:127-34.

7. Magee DJ. Orthopedic physical assessment. 4th edn. 2002, WB Saunders; Philadelphia.

8. Hungerford BA,Gilleard W, Moran M,et al.Evaluation of the ability of physical therapists to palpate intrapelvic motion with the Stork test on the support side. Phys Ther. 2007;87:879-87.

9. Cibulka MT, Delitto A, Koldehoff RM. Changes in innominate tilt after manipulation of the sacroiliac joint in patients with low back pain. An experimental study. Phy Ther. 1988;68:1359-63.

第 **3** 篇

四肢关节徒手疗法

一、概述

四肢关节功能障碍的治疗与脊柱不同。上肢关节都不具有负重功能。下肢关节，即髋关节、膝关节、踝关节和足部关节则需要承担负重，所以需要适当的关节力学结构和肌肉力量相互作用来吸收并分散负重的压力。因此，下肢徒手疗法的治疗原则与脊柱基本相同，都是先纠正骨关节错位，然后使用肌肉组织稳定，最后进行关节功能的调整。

上肢关节虽然从重力角度分析没有负重功能，但仍会受到肌肉收缩所带来的力。打保龄球时，肩部会受到较大挤压力。打字员每天工作 5 到 8 个小时，腕关节和指关节会受到压迫力的作用。正如动态运动会产生压缩力一样，静态姿势也会产生压缩力。例如，电工或油漆工用手和手指工作时，其肩部、肘部也会产生压缩力，形成日积月累的劳损。

因此，四肢关节的功能障碍多由职业工种造成，与运动也有相关性，又或者是滑倒/坠落或机动车事故等外伤造成。可能是轻微的关节功能障碍、肌肉韧带组织的拉伤或关节退变。但随着异常压力不断影响关节结构，就会导致更严重的情况，如肌腱炎、滑囊炎、扭伤/劳损或周围神经卡压。必须对异常压力的来源进行合理识别：

　①骨关节错位

　②肌肉长度/强度不足

　③力学机制功能性异常

如果已经损伤，如肌腱/韧带断裂，甚至骨折，或在此类损伤修复后，医师仍应继续遵循上述 3 项原则，有助于功能障碍的防治。

下肢功能障碍在负重时更为明显。负重时，关节错位问题及功能障碍是由踝和足接触地面的位置所决定的。本章将从踝和足开始论述，以便读者能更好地理解下肢功能障碍的动态变化。需要反复重申，只有在排除了功能性病因后，才应考虑这些机械性病症。

上肢受到的压迫力继发于过度的肌肉收缩力，而不是像下肢一样来自负重。通常情况下，软组织受到的影响可能比关节神经更大。因此，诊断主要依据肌肉组织的异常改变。关于为何过度使用后会继发这种持续性软组织病变，最常见的三种理论如下：

　①肌肉长时间过度收缩（如过度使用）会导致肌肉疲劳；肌肉又会因疲劳而异常收缩，并形成局部软组织功能障碍，局部出现"压痛点"。

　②过度和错误的肌肉收缩会导致肌纤维受伤，愈合后可能会留下瘢痕。这种瘢痕会抑制肌肉正常的生理收缩，并使该部位失去营养，促使化学物质积聚，从而引起疼痛。此外，愈合瘢痕中存在的神经末梢，会导致局部疼痛敏化，使患者对疼痛更为敏感。

　③错误的肌肉活动会使梭内 γ 运动神经元持续异常活动，导致软组织功能障碍。

软组织压痛点可以帮助诊断，软组织压痛点可见于肌肉、肌腱和腱膜交界处。除了恢复正常的关节运动外，还建议采用徒手疗法来消除压痛点处的瘢痕或缺血性压迫。此外，还提倡采用物理治疗。谨记，这种通过软组织压痛点的诊断方法是传统诊断的一种补充手段，但也不是万能的。这一理念所独有的机械功能障碍诊断方法已在前面的章节进行了介绍。涉及四肢关节机械功能障碍的治疗主要分为以下两类：

　①针对特定部位功能障碍的治疗

②改善整体关节活动度的治疗

尽管这两类方法在治疗技巧上有一定的重叠，但医师一定要理解将它们区分开来的概念基础，从而在最合适的情况下使用其中一种治疗方法。

在讨论四肢关节的操作之前，医师必须了解四肢关节徒手疗法可能存在的禁忌证。主要禁忌证如下：

- 韧带损伤
- 类风湿关节炎（慎用）
- 结缔组织疾病
- 近期骨折史
- 骨质疏松症
- 恶性肿瘤
- 关节不稳定
- 骨关节疾病
- 手术或异常关节融合
- 血色性骨关节病
- 急性炎症 / 肌肉牵拉
- 关节置换术后
- 正在进行抗凝治疗

二、重新审视改善关节活动度的徒手疗法原理

当代有学者对关节活动中的"滑行"概念提出了质疑。虽然"诊断原则"中将正常关节"滚动和滑动"与"被动滑动"的概念进行了区分，但本书重申了在徒手疗法治疗中医师如何才能最好地应用这一原理进行治疗。

究竟是关节囊的延伸还是关节的滑动恢复了关节的活动范围，这个问题仍未有定论。因为滚动和滑行本身即是正常关节运动时的两种方式。有学者认为，由于缺乏正常滚动和滑行的空间，才导致了关节活动受限。正常滑膜关节活动受限的结构性原因是关节囊的紧缩或缩短。挛缩的关节囊限制了关节表面正常"滚动和滑行"的能力。因此，可能需要将干预重点放在延长关节囊上。只要神经系统完好无损，正常的"滚动和滑行"功能就会自然恢复。但是，如果关节囊限制已经持续了足够长的时间，被动滑行更有助于恢复关节活动。

第 12 章
踝和足

从承重的角度来看，足踝复合体是骨骼系统中最远端的关节，它们的功能是在运动过程中适当分散承受的重力。因此，它们在解剖和力学方面的正常状态对于减少异常负荷和功能障碍的发生至关重要。

一、骨解剖

由于它们的功能不同，踝部和足部被分为三个区域，即：

①后足
②中足
③前足

后足包括胫骨的远端、距骨和跟骨。距骨与上方的胫骨相接构成距上关节。距骨又与跟骨相接构成距下关节。距下关节的排列是评估足部功能障碍的重要因素。后足的位置决定了中足和前足的力学机制以及整个足部的负荷分布。

中足由足舟骨、三块楔骨和骰骨组成。它们的关节被称为跗骨间关节，与功能有关的跗骨间关节力学机制与距下关节的排列有关。当距下关节负重时，足部跖行运动通过跗骨间关节进行后足对前足的调节，最终完成足平放在地面的姿势。

前足由跖骨和趾骨组成，这些由跖骨和趾骨组成的跖列能够纵向旋转（扭转），而这是通过第1和第5跖列的往复运动来实现的。这种前脚掌的扭转有助于脚掌着地，

并且受到距下关节和跗骨间关节协调运动的影响。

二、韧带解剖

（一）后足

从功能障碍的角度来看，由于扭伤的发生率较高，后足的韧带非常重要。胫腓骨远端关节有前、后胫腓骨韧带，后足有内侧和外侧的韧带。踝关节的内侧有三角韧带或内侧副韧带，它由四部分组成，即：

①胫跟韧带
②胫舟韧带
③胫距后韧带
以上这些是浅层韧带，抵抗距骨的外展。
④胫距前韧带
胫距前韧带是深层韧带，抵抗距骨的外移和外旋。

在踝关节的外侧是外侧副韧带，包括三个部分：

①距腓前韧带
②距腓后韧带
③中部跟腓韧带
距腓前韧带可以提供对抗内翻的稳定性，避免过度内翻。

距腓后韧带可以对抗距骨的内收、内旋和内移。

中间的跟腓韧带可抵御最大程度的踝内翻。

距下关节由外侧和内侧的距跟韧带支

撑。此外，距跟舟骨间韧带和距跟斜韧带限制了距下关节的外翻。

（二）中足

距跟舟关节由以下几个结构支撑：
① 距舟背侧韧带
② 分叉韧带
③ 足底跟舟韧带

跟骰关节由以下几个结构支撑：
① 跟骰韧带
② 分叉韧带
③ 足底长韧带

三、肌肉解剖

从力学角度来看，足踝部的肌肉功能非常复杂，它们有助于优化关节内的关节运动学。因此，肌肉在支持关节对齐和最大限度减少 / 分散关节表面应力方面都非常重要。

在足推离地面后，胫骨前肌帮助足背屈，使之完全抬离地面。

足跟着地时，为了防止足跖屈过度，胫骨前肌与蹈长伸肌和趾长伸肌一起产生离心收缩。这一功能还能防止前足在接触期间旋前。

当前脚掌与地面接触时，胫骨后肌、腓肠肌和比目鱼肌共同作用减少距下关节的旋前。

当处于中立位时，胫骨后肌、比目鱼肌、蹈长屈肌和趾长屈肌减小了胫骨前向的动量。胫骨后肌和腓肠肌比目鱼肌一起，通过增加距下关节的旋后来减少足旋前模式并维持跗骨间关节的稳定性。

在足跟离地时，腓肠肌比目鱼肌和胫骨后肌强力的向心收缩产生了推力，而腓骨长肌（在蹈外展肌的辅助下）使第一跖列在足跟抬起时跖屈。蹈长伸肌、蹈短伸肌和趾长屈肌则在足蹬地推进的过程中稳定第一跖趾关节和足趾[1]。

四、力学机制

以下是步行周期支撑阶段踝关节和足部关节活动的正常发生顺序[1]。保持这一顺序对于踝关节和足部的最佳功能以及对支撑结构的压力降至最低至关重要。

在足跟着地时，距骨跖屈、内收，跟骨外翻。与此同时，胫骨内旋。当中足移动到与地面接触时为减震阶段，此时会发生解锁。这一过程是通过足舟骨、骰骨的内旋以及楔骨间变得扁平完成的。

前足开始旋后（第一跖列背屈），当足的移动进入支撑中期的后期时，足已经完成了减震阶段，并且被需要成为一个刚性杠杆来产生向前的推动力。因此，为了产生旋后的动作，就要对抗旋前，距骨开始背屈和外展，与此同时，足舟骨和骰骨外旋，并且楔骨上抬升高。现在因为承重已经外移并且足的内侧需要与地面接触，第一跖列的跖屈来让蹈趾能接触到地面。胫骨向外旋转以形成刚性杠杆。现在足准备好了向前推动。

腓骨的力学机制：

上胫腓关节处的腓骨头在这一位置产生相关的关节活动，从而对下肢的运动起到了很大的帮助。在踝关节背屈时，腓骨向上方滑动，并向后和向内侧滑动。相反，在踝关节跖屈时，腓骨向下滑动，并向前和向外侧滑动。

五、功能障碍发生机制

如果上述介绍的力学机制发生改变，则

会发生足踝关节的功能障碍[2]。发生功能障碍的力学变化是后天形成的，与先天或疾病无关。它们通常被分为外在因素（关节外）和内在因素（关节内）。足踝部的正常力学结构可能会受到多种因素的影响，通常是由以下的外在原因引起：

- 骨盆、髋关节和膝关节的排列异常。
- 肌肉长度失衡。

其他因素还可能包括过度使用[3]、不合适的鞋子、错误的训练和其它功能性因素。

内在原因是在关节内发生的关节运动限制，例如跖屈的距骨或旋前的骰骨。

从徒手疗法的角度来看，需要诊断和处理的是内在因素[4]，然而，外在因素同样重要，也应当予以处理，以获得稳定的功能效果。

（一）踝关节

踝关节常见的两种功能障碍是旋前和旋后[5]。需先明确，这两种情况是足踝部的正常运动，足旋前有助于足适应不平的路面，而足旋后有助于使足锁定，从而作为一个刚性的杠杆，在步态中向前推动行走。但如果在步行周期中，由于上述一种或多种内在或外在原因，导致这两种姿势持续的时间过长，就会发生功能障碍。

在临床上，旋前和旋后与承重阶段更为相关，因此将对它们在承重过程中起到的作用进行介绍。它们都是三个平面上的运动。

足旋前包括跟骨外翻、距骨外展和跖屈。足旋后包括跟骨内翻、距骨内收和背屈。

距骨在踝关节踝穴（踝部类似榫卯的结构）中是很重要的一部分，它没有直接的肌肉附着，因此肌肉对上下骨骼的作用决定了距骨的运动。距骨上下受限会严重限制踝关节的功能。从结构上说，它的后侧更窄，因此在跖屈时有受限的趋势。同时要记住，足踝在背屈位时更稳定。

远端胫腓关节是十分稳定的，并且与近端胫腓关节的功能有关。同时，这两个关节又受到胫骨运动的影响。因此，在解决踝关节功能障碍之前，要先解决胫腓骨的运动问题，这一部分将在膝关节章节中进行介绍。

（二）足部

足部共有四个负重足弓，具体如下：
①外侧纵弓：跟骨、骰骨、第四和第五跖骨、第四和第五足趾。
②内侧纵弓：距骨、舟骨、内侧楔骨、第一跖骨和第一足趾。
③足横弓（近端横弓）：舟骨、骰骨、三块楔骨。
④跖骨弓（远端横弓）：五个跖骨头。

舟骨和骰骨分别是内侧纵弓和外侧纵弓功能的关键，它们还共同起着支撑横弓的作用，不过骰骨比舟骨更重要。

舟骨功能障碍会导致旋前、旋后（内旋和外旋）受限，骰骨的功能障碍也会导致旋前、旋后（内旋和外旋）受限。

三块楔骨支撑着足横弓，并且每块的功能都不相同，第一块楔骨（内侧楔骨）在舟骨上进行内外旋，其余的楔骨则是在舟骨上进行滑动。当发生功能障碍时，它们往往会凹陷或隆起，从而使足横弓变平。

第一跖跗关节在第一楔骨上进行内外旋，它们被称为第一跖列，具有重要的临床意义。它们具有的背屈与内翻和跖屈与外翻运动给予了它们内旋和外旋的能力，在发生功能障碍的情况下，它们往往会受到限制，因代偿足旋后而无法完成跖屈或进行足背屈以促进足旋前，从而导致在足在旋前位进行向前推离的动作。

跖骨头形成跖骨弓，它们能够上下滑动，前脚掌的轴心是第二跖骨头。受限部位通常位于第二和第三跖骨头之间，如果不加以治疗，会限制前足的旋转，并对骨间肌肉组织造成压力，从而导致疼痛。

过度旋前会导致足部扁平。全足着地时，如果距下关节仍处于旋前状态，并且如距下关节从足扁平到中立位时呈现出超过 30° 的跟骨外翻，则表明旋前过度。这使得即使在需要足锁定的支撑阶段，足也会解锁，并导致足部活动过度或无力。

过度旋后可能会发生在足跟触地到足放平这个阶段（这个阶段需要足旋前以适应不平的地形），由于足部无法适应不平整的地形，因此往往会发生错位。由于足处在旋后位，所以足踝可能会习惯性内翻，并成为反复踝外侧韧带扭伤的原因。

六、功能障碍导致的常见病症

（一）足底筋膜炎

足底筋膜从跟骨内侧结节一直延伸到各个跖骨头，它覆盖了足底表面的所有软组织，并支撑着内侧纵弓。在足过度旋前且第一跖趾关节过度伸展的情况下，足底筋膜会被过度拉伸。当这种异常负荷持续时，筋膜就会出现炎症，导致筋膜炎 [6]。

（二）扭伤

扭伤以外侧扭伤最为常见，通常是由于后足排列紊乱造成的，后足内翻是一个常见因素，这会使跟骨内翻和距骨外展，由于后足内翻，前足就会过度旋前，从而使足可以平放在地面上。这使得整个足在力学排列上出现错误，并倾向于内翻，特别是在单足着地时（如在跑步或跳跃时），发生这种情况时，外侧韧带容易受伤 [6]。

如果存在相反的机制并最终对内侧韧带的结构产生应力，则会出现相反的情况，但这种情况较少见。

（三）肌肉拉伤 / 肌腱炎

长时间的足旋前会使在内踝和内侧小腿根部的胫骨后肌腱拉伤，从而容易引发内侧疼痛。跟腱也很容易拉伤，因为它连接着跟骨，旋前或者旋后都会对跟腱造成压力。

由于后足内翻或足旋后，腓肠肌腱会在外踝上受到牵拉，也可见于反复踝关节扭伤导致的关节不稳定 [7-8]。

（四）跖间神经瘤

跖间神经瘤是跖骨之间神经血管束周围组织的纤维增生。跖骨头之间发生的剪切力是其原因，而力学性因素则是步态向前推进阶段异常旋前的结果。

在足异常旋前时，第一、第二和第三跖骨头向外侧和上方移动，第五跖骨头向下和向内侧移动。足跖骨头产生的这种相反方向的剪切力，刺激神经血管束周围的组织，导致纤维组织增生形成神经瘤。

（五）应力性骨折

应力性骨折通常是由于中部跗骨和距下关节过度旋前引起的。在足向前推进的阶段，过度旋前阻止了足部锁定，因此，足部受到的力量不是沿着动力链向上传递的，而是在足内耗散，导致应力性骨折。

过度的旋后也会导致应力性骨折，因为足没有旋前，也就不能很好地吸收力量。

（六）前外侧撞击综合征

过度的旋前会对足的前外侧造成压迫，继而撞击软组织结构，通常是关节囊。

（七）神经卡压

1. 跗管综合征

这种情况是指胫骨后神经和动脉在穿过

位于内踝后内侧的骨纤维管道时被卡压。骨纤维管道的顶部由斜向前方的肌腱构成，底部由骨结构组成。由于过度旋前会拉伸斜向前方的肌腱，因此该管道的直径可能会减小[9, 6]。

2. 腓浅神经损伤

该神经在腓骨头处受伤，但很少在足踝处受伤。可能对腓浅神经产生刺激的部位是外踝远端，造成损伤的方式是过度旋后引起的内翻扭伤。因此，导致外侧韧带拉伤的损伤机制就是引起该部位神经损伤的原因[9-10]。

3. 足底内外侧神经损伤

足底内侧神经是胫神经的一个分支，它经过足内侧的跟舟韧带下方。过度旋前会拉伸这个韧带并挤压其下面的足底内侧神经，这通常被称为"慢跑者足"。

过度旋前还会对足底外侧神经造成压力和挤压，因为该神经从足底深筋膜的蹞外展肌和屈肌辅助肌之间穿过[9-10]。

七、体格检查

（一）距下关节中立位

患者呈俯卧位，临床医师面对着患者的腿。临床医师用一只手抓住足外侧的距骨，同时用另一只手触诊距下关节的两侧（图12.1）。医师交替使足进行内翻或者外翻动作，并且触诊距下关节的两侧，注意观察两侧的挤压是否对称。当感觉到挤压时，要观察足跟相对于胫骨的位置，并尽可能保持中立。另一种较不精确的评估方法是沿着胫骨和跟骨画一条直线。接着医师握住跟骨的两侧，尝试将其与胫骨对齐（图12.2）。如果跟骨没有与胫骨对齐，那么后足为旋后位。如果跟骨与胫骨对齐，则观察第一跖列与第五跖

列的位置关系。如果第一跖列高于第五跖列，那么就是前足内翻。在负重时，前足平放在地面上，那么后足就会发生代偿性的外翻，这样会导致足旋前。

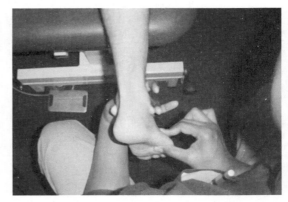

图 12.1　距下关节中立位检查

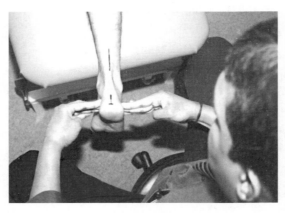

图 12.2　距下关节中立位评估

反之，如果足跟内翻，第一跖列高于第五跖列。负重时，负重部位在足的外侧。然而，要使足平放在地面上，第一条跖列就会跖屈，这就导致了足旋后。

（二）距骨跖屈

这是一种常见的关节运动功能障碍，会导致踝关节背屈受限，同时还会造成腓肠肌紧张。这种功能障碍可见于旋前足。对该功能障碍的诊断分为两个步骤。嘱患者坐位，

医师将拇指放在距骨的颈部，用手掌抓住足。医师将患者足部被动地向上抬起，此时可能会发现抬起受限（图 12.3），并与对侧进行比较，距骨的颈部常常会有疼痛。

- 距骨卡在跖屈位说明是旋前足。
- 距骨卡在背屈位说明是旋后足。

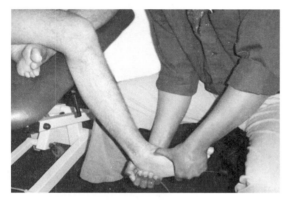

图 12.3　距骨跖屈评估

（三）跟骨内翻

患者呈俯卧位，医师位于患者腿侧面，面对患者。医师的一只手握住并稳定胫骨和腓骨的末端，该位置位于踝关节水平之上。另一只手抓住患者的跟骨，移动跟骨向内向外，感受其限制（图 12.4）。跟骨主要在内翻向外翻过程中受到限制。跟骨在内翻时卡住或受限则表明是足旋后状态。

（四）中足旋前 / 旋后 / 内旋 / 外旋

患者仰卧，医师面对患者足部，一手握住距骨和跟骨以稳定足部，另一手的虎口放在舟状骨结节上，并用拇指和其他手指牢牢抓住。施加内外旋运动就像打开和关上门把手一样，医师在做这个动作时可感受到其活动限制（图 12.5）。

- 内旋受限是旋前足。
- 外旋受限是旋后足。

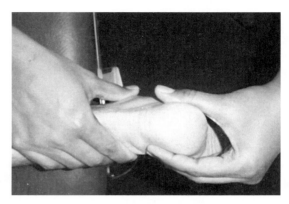

图 12.4　跟骨内翻外翻评估

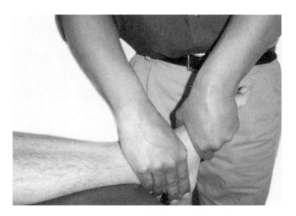

图 12.5　中足内外旋评估

（五）高位楔骨

患者仰卧，医师面对检查的足背。将食指和中指紧贴楔骨划过。与另一只足相比，可能会观察到楔骨抬高。楔骨抬高是该部位最常见的功能障碍，通常见于僵硬的旋后足。

（六）第一跖列跖屈

患者平卧，医师面对患者足底，一手的拇指、食指和中指在跖骨间关节对应的水平位置握住第二跖骨。另一只手的拇指、食指和中指在跖骨间关节对应的水平位置抓住第一跖骨，在上下方向进行滑动运动（图 12.6）。

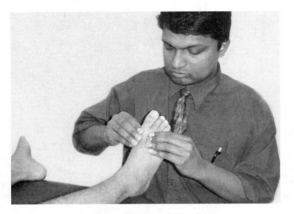

图 12.6　第一跖列跖屈评估

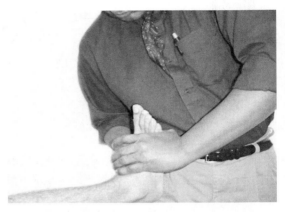

图 12.7　距骨跖屈矫正

在向上的方向出现一种受限制的感觉，表明第一跖列在跖屈位时受到限制或被卡住。这是一种在旋后足中常见的功能紊乱。第一跖列跖屈表示足部旋后功能障碍。当足部处在旋后位时，负重更偏向于外侧，导致足内侧缘抬高。作为代偿，为了使足部平放在地面上，第一跖列发生跖屈。

八、治疗

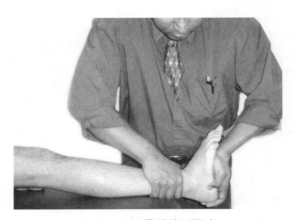

图 12.8　距骨后外侧滑动

（一）特定部位功能障碍的治疗

1. 距骨跖屈

第一步：患者仰卧，医师站在患者腿侧，用双手环绕足部，手的外侧缘放在距骨颈部，拇指放在足底。首先进行长轴牵引，然后将足背屈，直到遇到阻力。然后，医师用手的外侧缘对距骨颈部进行向下拉伸，并保持至少 10 秒钟（图 12.7）。这个过程重复进行 2 到 3 次。

第二步：向后外侧滑动距骨：患者仰卧，医师面对患者的腿侧面进行操作。医师一只手稳定地握住胫骨和腓骨的远端，位于距骨稍上方处。医师握住跟骨，在稍呈跖屈位时，向后方（下方）施加滑动运动（图 12.8）。

2. 跟骨内翻

患者俯卧，足放在治疗床的外侧，医师位于患者腿侧，面向患者，一只手抓住胫骨和腓骨的下端以稳定它。另一手以拇指、食指和中指握住跟骨的内外侧来稳定跟骨。为了避免跟骨处在内翻位，需要向外推跟骨到外翻位（图 12.9）。

3. 中足旋前 / 旋后 / 内旋 / 外旋

第一步：患者仰卧，医师面对病人足部，医师的一只手握住距骨和跟骨以稳定它。另一只手的虎口放在舟骨结节上，并用拇指和其他手指紧紧抓住。针对内旋受限的情况，用虎口支撑舟骨的远端手掌向外拧动（图 12.10）。

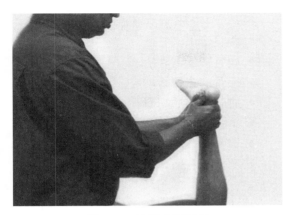

图 12.9　跟骨内翻矫正

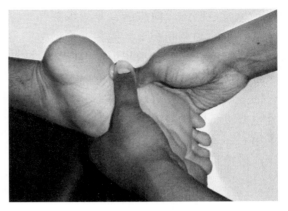

图 12.11　中足外旋受限（旋后足）矫正

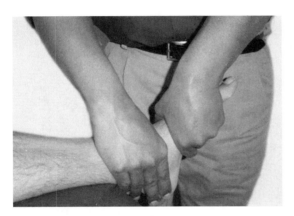

图 12.10　中足内旋受限（旋前足）矫正

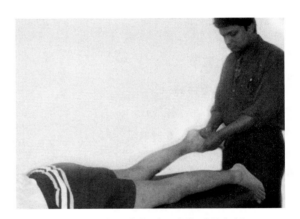

图 12.12　中足外旋受限（旋后足）矫正

第二步：外旋受限的情况则相反，患者要俯卧。医师位于患者腿侧，面对患者。拇指放在骰骨上，另一只手的虎口围住足的内侧面，从另一侧增强骰骨的稳定性。医师通过让前足跖屈使其松弛，然后在骰骨上施加向下的移动力，进行滑动（图 12.11，图 12.12）。

4. 高位楔骨

患者仰卧，医师位于患者的腿侧，面对患者。医师的小指放在楔骨上，其他手指则交叉重叠在上面。拇指放在足底，使足轻度背屈和内翻（图 12.13）。然后沿长轴方向轻轻牵拉，使楔骨向下运动。

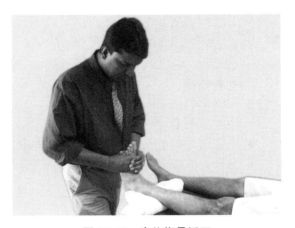

图 12.13　高位楔骨矫正

5. 第一跖列跖屈

操作步骤与诊断相同。患者仰卧，医师

位于患者足侧，面向患者，一只手握住第二至第四足趾的跖间关节，使其保持稳定，另一只手则用拇指、食指和中指握住第一跖间关节，稳定该关节，从而在背屈时更好地进行向上的滑动。在第一跖跗关节和第一楔骨处也要进行同样的操作，因为它们共同构成了第一跖列。然而，对于第一楔骨，建议采用高位楔骨的技术。

九、改善整体活动范围的治疗 [11-12] （TJP：牵引和被动滑动）

（一）距上关节

1. 关节基础知识

关节类型	铰链关节
自由度	背屈、跖屈
活动范围	背屈：0～20°
	跖屈：0～50°
关节囊受限模式	跖屈多于背屈
关节松弛位	10°跖屈，内翻和外翻的中间位

2. 改善背屈
- 距骨牵引
- 距骨后侧滑动
- 距骨向外侧滑动
- 腓骨头前后向滑动
- 舟骨/距骨背侧滑动
- 楔舟关节背侧滑动
- 第四、五跖骨/骰骨背侧滑动

完成之后，跟腱应得到适当的拉伸。

3. 改善跖屈
- 距骨牵引
- 距骨向前滑动
- 距骨向内侧滑动
- 腓骨头前后向滑动
- 舟骨/距骨向足底侧滑动
- 楔舟关节向足底侧滑动
- 第四、五跖骨/骰骨向足底侧滑动

完成后，应通过简单的关节跖屈伸展来适当拉伸前关节囊。

（二）距下关节

1. 关节基础知识

关节类型	双髁状关节
自由度	旋前、旋后
活动范围	内翻0～30°，外翻0～10°
关节囊受限模式	内翻（旋后）比外翻（旋前）更受限
关节松弛位	旋前位

2. 改善内翻
- 距骨和跟骨牵引
- 内翻跟骨
- 距骨向外侧滑动

完成后，在无禁忌证的情况下，将关节轻柔地内翻。

3. 改善外翻
- 距骨和跟骨牵引
- 外翻跟骨
- 距骨向内侧滑动

完成后，在无禁忌证的情况下，将关节轻柔地外翻。

（三）跖趾关节

1. 关节基础知识

关节类型	椭圆关节
自由度	屈曲、伸展、外展、内收
活动范围	屈曲: 0～20°, 伸展: 0～70°, 外展: 0～10°
关节囊受限模式	伸展时的受限比屈曲时的受限更大
关节松弛位	跗趾伸展 10°，比其他足趾屈曲度大 10°

2. 改善屈曲
- 牵引旋转
- 向足底滑动
- 内侧/外侧滑动

3. 改善伸展
- 牵引旋转
- 向足背滑动
- 内侧/外侧滑动

（四）近端趾间关节/远端趾间关节

1. 关节基础知识

关节类型	铰链关节
自由度	屈曲、伸展
活动范围	近端屈曲: 0～90°, 远端屈曲: 0～40°, 伸展: 中立位
关节囊受限模式	屈曲比伸展多
关节松弛位	轻度屈曲

2. 改善屈曲
- 牵引旋转
- 向足底滑动

- 内侧/外侧滑动

3. 改善伸展
- 牵引旋转
- 向足背滑动
- 内侧/外侧滑动

十、徒手疗法操作

（一）距上关节

1. 距骨牵引
患者仰卧，医师位于患者腿侧，面对患者。医师的小指放在距骨上，其他手指交错放在足背上，拇指放在足底，然后向长轴方向轻轻牵拉（图 12.14）。

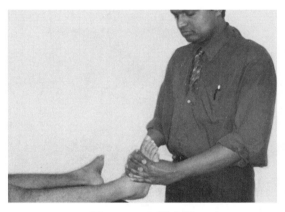

图 12.14　距骨牵引

2. 距骨后外侧滑动
患者仰卧，医师位于患者体侧，面对患者足部。医师的一只手稳定胫骨和腓骨的远端，刚好在距骨上方。医师握住跟骨，以稍稍跖屈的姿势，向后外侧方向做滑动运动（图 12.15）。

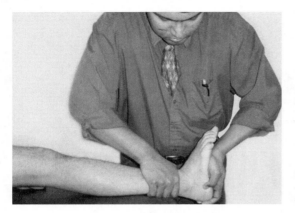

图 12.15　距骨后外侧滑动

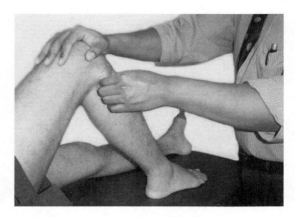

图 12.17　腓骨头前后滑动

3. 距骨前内侧滑动

患者俯卧，医师位于患者体侧，面对患者的足部。医师的一只手将胫骨和腓骨的远端稳定在距骨的正上方。医师握住跟骨，以稍稍跖屈的姿势，朝前内侧方向进行滑动运动（图 12.16）。

5. 舟距关节背侧（上 / 下）滑动

患者仰卧，足放在治疗床的边缘上，医师一手抓住距骨，另一手的拇指和食指 / 中指抓住舟骨的上部和下部，稳定距骨，将舟骨向上方滑动（图 12.18）。

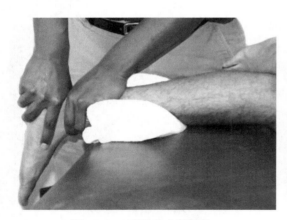

图 12.16　距骨前内侧滑动

4. 腓骨头前后滑动

患者仰卧，膝关节屈曲至 70°° ～ 90°，足放在治疗床上。医师的一只手支撑膝关节前侧，另一只手的拇指和食指 / 中指握住并稳定腓骨头。在前外侧和后内侧方向施加轻柔的移动力，使腓骨头在这些方向上滑动（图 12.17）。

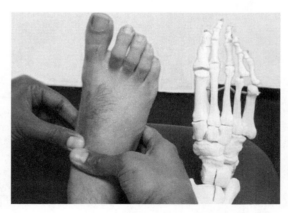

图 12.18　足舟骨距骨背侧和跖侧滑动

6. 楔舟关节背侧（上 / 下）滑动

患者和医师的位置与舟距背侧滑动时的位置相同。但是抓握的部位向下移动，使足舟骨稳定，另一手拇指和食指 / 中指抓住第一楔骨，将第一楔骨轻柔地向上方滑动（图 12.19）。

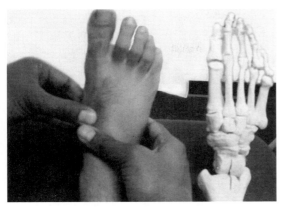

图 12.19　楔舟关节背侧和跖侧滑动

7. 第四、五跖骨骰骨背侧（上／下）滑动

患者仰卧，膝关节屈曲，足放在治疗床上。医师站在患者足后，一手稳定距下关节中部。另一手拇指和食指／中指握住骰骨的上面和下面，稳定距下关节，对骰骨施加轻柔向上的推力。

接着将稳定的手向远端移动并对骰骨进行稳定。拇指和食指／中指放在第五跖骨的上面和下面。稳定骰骨，向第五跖骨施加一个向上的平稳滑动力。对第四跖骨也采用同样的方法（图 12.20）。

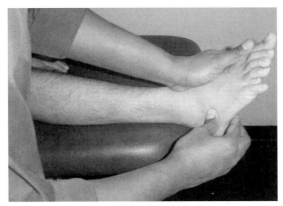

图 12.20　第四／五跖骨／骰骨背侧和跖侧滑动

（二）距下关节

1. 跟骨牵引

患者呈俯卧位，医师站在患腿侧。一手

抓住并稳定远端胫腓关节，另一手的手掌跟部放在跟骨的后下部并施加向下的力，而支撑远端胫腓关节的手则提供了反作用力，使跟骨和距骨分离（图 12.21）。

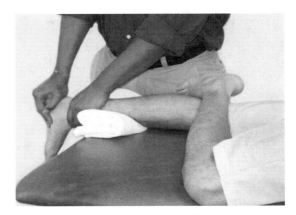

图 12.21　跟骨牵引

2. 跟骨内翻／外翻

患者俯卧在治疗床上，足在床尾，医师站在患腿侧。医师的一只手握住胫骨和腓骨的下端以稳定它。另一手以拇指、食指和中指握住跟骨的内侧和外侧来稳定跟骨。对于跟骨内翻的情况，对跟骨进行外翻的拉伸。对于跟骨外翻的情况，对跟骨进行内翻的拉伸（图 12.22）。

3. 距骨内外侧滑动

患者仰卧，医师位于患者体侧，面对足部，一只手稳定地握住胫骨和腓骨的远端，位于距骨稍上方处。另一只手抓住距骨，在稍呈跖屈的位置上，向内侧和外侧施加滑动运动（图 12.23）。

（三）跖趾关节

1. 牵引和旋转

患者仰卧，医师面对需要治疗的患足。医师的一手稳定第一跖骨，另一手则握住𧿹趾近端趾骨的上、下面稳定跖骨，通过𧿹趾近节趾骨向长轴方向牵拉。在内侧和外侧方向施加轻微的旋转动作，以使跖趾关节旋转。第 2 至第 5 跖骨也进行相似的治疗（图 12.24）。

2. 背侧／跖侧滑动

患者、医师的位置和手的姿势与牵引时的位置相同。首先实施柔和的牵引操作，然后将近端趾骨在上、下方向上滑动。第 2 至第 5 跖骨也进行相似的治疗（图 12.25）。

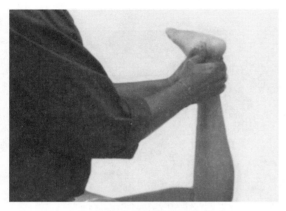

图 12.22　跟骨内翻／外翻

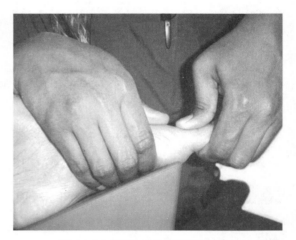

图 12.25　跖趾关节背侧跖侧滑动

3. 内／外侧滑动

患者、医师的位置相同，只是医师手的位置现在放在患者足趾近节趾骨的侧面稳定跖骨，近端跖骨首先被牵引并在内侧和外侧方向上施加轻微滑动（图 12.26）。

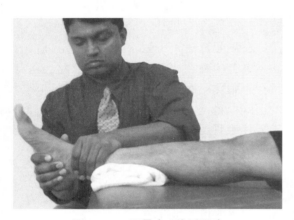

图 12.23　距骨内／外侧滑动

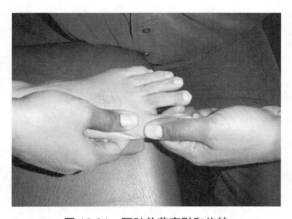

图 12.24　跖趾关节牵引和旋转

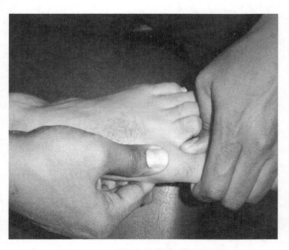

图 12.26　跖趾关节内外侧滑动

（四）近端趾间关节 / 远端趾间关节

1. 牵引

这个过程和跖趾关节牵引基本一致，不同之处在于需要稳定近端趾骨，牵引分离远端趾骨（图 12.27）。

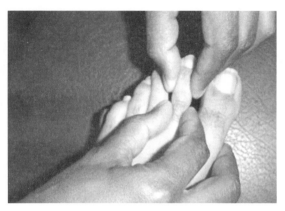

图 12.27　近端趾间关节 / 远端趾间关节牵引分离

2. 背侧 / 跖侧滑动

这个过程和跖趾关节背侧跖侧滑动基本一致，不同之处在于需要稳定近端趾骨，需要向上方和下方滑动远端趾骨（图 12.28）。

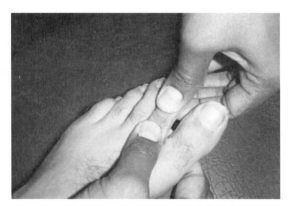

图 12.28　近端趾间关节 / 远端趾间关节背侧 / 跖侧滑动

3. 内外侧滑动

这个过程和跖趾关节内外侧滑动基本一致，不同之处在于需要稳定近端趾骨，需要向内侧和外侧滑动远端趾骨（图 12.29）。

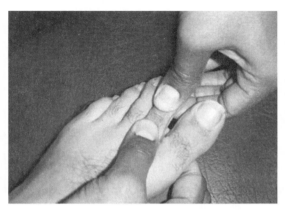

图 12.29　近端趾间关节 / 远端趾间关节内外侧滑动

十一、预防

足踝复合体中的肌肉功能不仅要从异常功能的角度来审视，还要从保持正常功能的角度加以预防。正常的力学机制可以尽量减少并分散关节复合体内的负重应力，所以最好的办法是通过增强负责支持结构的特定肌肉组织来实现应力的减少和分散。前文提到过，步态周期中起作用的关键肌肉能维持正常力学功能。

胫骨前肌向心收缩，帮助足在步态的摆动阶段中离地。在步态周期的接触期，胫前肌发生离心收缩以防前足过度旋前。因此，该肌肉应该进行离心和向心训练，以治疗足旋前异常。

在前足接触地面时，胫骨后肌和腓肠肌减缓了足旋前，因此可能需要通过离心和向心训练来防止过度旋前。

足旋前是一种功能异常，可导致腓肠肌紧张和足底筋膜紧绷和延长。为了尽量减少这种情况，应拉伸腓肠肌，但要小心不要过度拉伸足底筋膜，可通过保持足向内转动来实现。

足旋后可以始于后足内翻，可能会导致腓骨肌无力，胫骨后肌紧张。如果后足内翻是由前足外翻引起扁平足而产生的代偿，那么足底筋膜可能会因此变得紧张。因此，如果因代偿扁平足而引起的旋后功能障碍，则需要加强腓骨肌和伸展胫骨后肌和足底筋膜。

踝关节和足部预防的下一个详述的领域是矫形器。踝关节和足部是高度动态和承重的结构，在所有承重情况下都需要矫正支撑，是改善症状和功能障碍的必要条件。矫形学是一个非常复杂的领域，超出了本书的范围，因此可能需要额外的阅读。舒适性和可定制性使矫形器成为重要的辅助器具。

十二、肌筋膜压痛点

解决肌筋膜压痛在于减少肌动蛋白和肌球蛋白的交叉结合以及肌原纤维的限制。它们的持续存在可能会促进化学物质积聚、早期疲劳和肌肉性能下降，并伴有疼痛和功能障碍。最好通过手法松解和物理治疗进行治疗。异常 γ 传出神经继发的压痛点可能需要采用另一种姿位释放技术进行治疗，读者可以进一步阅读有关"摆位放松术"方法的书籍。这些图表说明了踝关节和足部的一些常见肌筋膜压痛点（图 12.30 和 12.31）。

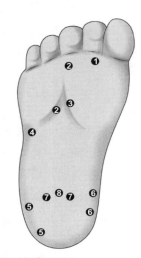

1.足底骨间肌
2.踇收肌
3.趾短屈肌
4.小趾屈肌
5.小趾外展肌
6.踇展肌
7.趾短屈肌
8.足底方肌

图 12.30　足底肌筋膜压痛点

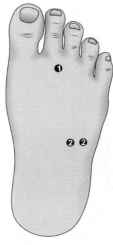

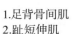

1.足背骨间肌
2.趾短伸肌

图 12.31　足背肌筋膜压痛点

参考文献

1. Donatelli R. The Biomechanics of the foot and ankle. 1990. FA, Davis Company, Philadelphia.

2. Greenman PE. Principles of Manual Medicine. 1996, Williams and Wilkins, Philadelphia.

3. Herring SA. Nilson KL. Introduction to overuse injuries. Clin Sports Med. 1987;6:225-39.

4. Heyman CH, et al. Mobilization of the tarsometatarsal and intermetatarsal joints for the correction of resistant adduction of the forepart of the foot in congenital club-foot or congenital metatarsus varus. J Bone joint Surg. 1958;40:299-309.

5. Botte RR. An interpretation of the pronation syndrome and foot types of patients with low back pain. J Am Podiatry Assoc. 1981;71: 245-53.

6. Saidoff DC, McDonough AL. Critical pathways in therapeutic intervention: Extremities and spine.

7. 6th edn. 2002, St. Louis, Mosby. Trevino S, Baumhauer JF. Tendon injuries of the foot and ankle. Clin Sports Med. 1992;11:727-39.

8. Lentell GL. Katzman LL, Walters MR. The relationship between muscle function and ankle stability. Journal of Orthopedic and Sports Physical therapy. 1990;11:605-11

9. Schon LC. Nerve entrapment, neuropathy, and nerve dysfunction in athletes. Orthop Clin North Am. 1994;25:47-59.

10. Norris CM. Sports Injuries: Diagnosis and management for physiotherapists, 1993, Butterworth-Heinemann: Oxford.

11. Patla CE, Paris SV. E1: Extremity manipulation and evaluation, course notes, 1996, Institute press: St Augustine.

12. Kaltenborn F. Mobilization of the extremity joints: Examination and basic techniques. 3rd edn. 1980: Olaf Noris Bokhandel A/S, Oslo, Norway

第 13 章

膝

膝关节是下肢运动链的中心点。从徒手疗法和功能障碍发生的角度来看，髌骨也是膝关节复合体的重要组成部分。步态是一系列旋转的过程，因此我们有必要知道，旋转的很大一部分发生在胫骨上[1]。膝关节复合体通常涉及到屈曲和伸展，但建议更多地关注胫骨的内旋和外旋，这与踝关节和足部有关，以尽量减少膝关节的力学功能障碍。

一、骨解剖

膝关节包括上胫腓关节、胫股关节和髌股关节。胫股关节由股骨远端和胫骨近端形成。股骨由内侧和外侧两个髁组成。外侧髁相对滑车沟的高度较高，有助于防止髌骨外侧半脱位。胫骨上表面有两个不对称的平台，中间由内侧和外侧隆起分隔。内侧面的接触面是外侧面的两倍。

髌股关节是髌骨和股骨之间的关节。这是一块三角形的籽骨。"轨道滑动"是指膝关节屈伸时髌骨在股骨上的移动。最佳轨道滑动对正常力学至关重要，如果髌骨顶点在屈膝全程中都位于股骨滑车沟的中心，则视为正常[2]。髌骨的功能是减少摩擦，提高股四头肌的杠杆作用，并充当股骨髁软骨的保护层[3]。

近端胫腓关节是腓骨头与近端胫骨的连接。腓骨头的关节面朝向侧方、后方和下方。因此，腓骨头朝向内侧、前方和上方。这些连接对维持胫股关节的最佳功能起着重要作

用。膝关节屈曲时，腓骨头相对胫骨向后方滑行，伸展时则反之。因此，这一些动作发生功能障碍时会影响膝关节的活动度和力学。

二、韧带解剖

（一）主要韧带

1. 前交叉韧带（ACL）

该韧带起自股骨外侧髁内侧后方，向前方、内侧和远端走行，止于胫骨平台前方和外侧的胫骨前棘。这条韧带的功能是抵抗胫骨前移和胫骨内旋/外翻压力。

2. 后交叉韧带（PCL）

这条韧带起自胫骨髁间区后方，在前交叉韧带的后方向内侧走行，止于股骨内侧髁外侧。后交叉韧带被认为是膝关节中最坚韧的韧带。其功能是防止胫骨相对股骨向后移的作用。此外，它还能防止膝关节过度伸展，保持旋转稳定性，并充当膝关节的中心旋转轴。

3. 内侧副韧带（MCL）

这条韧带起自股骨内上髁的内收肌结节，向远端走行，止于胫骨内侧干骺端，在关节线下约 7.5 ～ 10cm 处，位于鹅足肌腱止点的下方。该韧带的深层与内侧半月板相连。

内侧副韧带和相关的关节囊结构是膝关节内侧的强大稳定器，可保护膝关节，避免

膝关节外翻。

　　4.外侧副韧带（LCL）

　　这条韧带起自股骨外侧髁，穿过腘绳肌，止于腓骨头外侧。它的作用是保护膝关节，避免膝关节内翻。由于其拉伸强度高，很少会受伤。

三、肌肉解剖

　　在膝关节起作用的主要肌肉有股四头肌、腘绳肌、腓肠肌和腘肌。股四头肌主要是伸膝肌，也是髌骨的稳定肌。腘绳肌具有屈曲膝关节的功能，而腓肠肌除了屈曲膝关节的功能外，还具有使踝关节跖屈的功能。然而，在负重情况下，腓肠肌会在膝关节产生力矩，帮助稳定膝关节。腘绳肌的功能是在膝关节屈曲时解锁膝关节[10]，同时也是胫骨的内旋肌。它们在步态周期中的作用将在下一节中列举。

四、力学机制

　　在足初始接触阶段，踝关节接近中立位，距下关节略微旋后。股四头肌开始做离心运动，使膝关节屈曲。腘肌收缩使膝关节解锁，并使胫骨内旋，直到足部逐渐达到足平面。腘绳肌最初协同伸展髋关节，但当膝关节弯曲时，腘绳肌就不再起作用了，因为由臀肌接替了这一作用。腘绳肌收缩，使胫骨向后滑动。腘绳肌的股二头肌部分收缩，使腓骨头向后滑动。支撑中期早期是解锁阶段，此时胫骨发生内旋和足旋前以减震。

　　在支撑中期的最后，膝关节开始伸展，股四头肌向心收缩。胫骨开始外旋和足旋后，为推进做准备。

　　在推进阶段，膝关节接近最大伸展角度。

胫骨通过胫骨结节处的股四头肌附着点向前方滑行，促进伸展。股四头肌做离心运动以控制膝关节。小腿做向心运动，主动跖屈踝关节以获得推进力，并且由于其附着在股骨髁上，导致膝关节产生向后力矩。膝关节的中立位置是完全伸展位。在完全伸展的膝关节中，没有横向平面运动发生，但随着膝关节屈曲，产生旋转。在膝关节伸展的终端范围内，胫骨向外旋转以锁住膝关节（旋入）。腓骨伴随胫骨，并向前滑动。

　　当膝关节开始弯曲时，滚动是主要的关节运动。随着屈曲范围的增加，滑动随之而来，最后只产生滑动。内侧髁仅在屈曲的前10°～15°时滚动，而外侧髁则持续到屈曲20°。这是膝关节最稳定的范围，因为参与连接的股骨髁部分较大。随着膝关节继续弯曲超过20°，关节接触面积减小，往往导致韧带更加松弛，从而有利于胫骨旋转。

　　正如前一节所述，这种胫骨旋转在很大程度上取决于足的位置。在初始接触阶段，距下关节开始旋前，胫骨内旋解锁膝关节。股二头肌是腘绳肌的一部分，也是膝关节屈肌，通过与股骨头相连将腓骨向后拉（因此是膝关节屈曲的辅助运动）。

五、功能障碍发生机制

　　膝关节力学功能障碍发生的决定因素是胫骨内旋。胫骨内旋和外旋由足的位置决定，因为这是对负重的一种反应。如前所述，在初始阶段时，跟骨外翻、距骨内收和跖骨屈曲，同时伴随着胫骨内旋。在足旋后时，胫骨向外旋转。然而，足部在整个站姿阶段保持旋前的情况下发生异常倾斜时，胫骨仍然内旋，并且在这种位置上关节运动受限。这是功能障碍发生的决定因素[4]。

六、功能障碍导致的常见病症

1. 髌骨挤压综合征

胫骨的内部旋转[5]导致股骨滑车沟的外侧部分在承重时向内侧移动，抵靠在外侧髌骨面上。慢性刺激外侧髌骨面可能导致外侧髌骨挤压综合征。

2. 髌骨移位

当足异常旋前超过4°～6°且超过步态支撑相位的25%时，胫骨会过度且持久地内旋。这导致股骨向外旋转。其结果是Q角增加。Q角是股骨上部与髌腱的连线相对于髌腱与胫骨结节下部的连线形成的夹角。当Q角增大时，膝外翻角相对增大，髌骨向外侧牵拉，导致髌骨向外侧滑动和髌股关节疼痛。

3. 鹅足滑囊炎

此病症常见于膝部内侧疼痛，其中缝匠肌、股薄肌、半腱肌的肌腱止点被该滑囊包裹。胫骨的长期内旋可能导致这些肌肉的过度敏感，因为它们的作用是向内旋转胫骨，从而刺激其下的滑囊。内侧腘绳肌的紧张也可能增加患上类似病症的风险[6]。

4. 髂胫束摩擦综合征

足长时间内旋会导致股骨向外旋转而胫骨向内旋转。向内旋转使得胫骨外侧髁上的格迪（Gerdy）结节更为突出。股骨外侧髁的突出会导致穿过股骨外侧髁的髂胫束紧张。在膝关节的重复屈伸过程中，髂胫束的下部可能会与相对突出的股骨外侧髁产生摩擦，从而导致髂胫束摩擦综合征和膝部外侧疼痛。

5. 内侧韧带拉伤

长时间的旋前和胫骨内旋会导致膝内翻并打开胫股内侧关节间隙。这增加了膝关节内侧的张力负荷，从而导致内侧韧带和内侧囊的应力产生。在已经发生内侧韧带拉伤或部分撕裂的康复过程中，也应考虑这一因素[7]。

6. 外侧韧带拉伤

旋后与旋前的效应完全相反。它产生了一种内翻应力，从而扩大了外侧关节间隙，增加了外侧韧带的应力，并可能增加了髂胫带的应力。

7. 前交叉韧带拉伤

前交叉韧带的功能是阻止胫骨向前移动，然而它还具有阻止胫骨内旋和胫骨外翻的作用。长时间过度胫骨内旋和胫骨外翻会导致韧带上的累积应力增加，从而增加其受伤的可能性。在重建韧带或愈合部分前交叉韧带撕裂时，这一点应该被明确考虑在内[5]。

8. 神经压迫

腓浅神经：该神经在腓骨头处较为浅表，可能因多种原因受到刺激。如前所述，通过开放膝关节外侧面的内翻应力测试，可以压迫上胫腓关节，从而导致神经受刺激。

腓骨长肌是一个更为常见的原因。这块肌肉负责足第一趾节的跖屈，以推动足前进。但在过度或长时间的足旋后过程中，第一趾节的跖屈过度，导致前足平放在地上以推动前进。因此，它可能在跖屈的位置受限。这导致腓骨长肌处于收缩和过度活跃的状态，并刺激经过此肌的神经。

足的旋后可以导致胫骨外旋。这反过来又可能因内翻应力测试而使腓骨头侧向移位，并可能引起该神经的刺激。

隐神经：该神经为感觉神经，它通过股内侧肌和内收肌之间，可能被夹压。该神经控制膝的内侧和小腿，并可能导致这些区域的疼痛。

支持带周围神经：髌骨滑动功能障碍可能导致外侧支持带的紧张，并导致所谓的髌骨外侧高压综合征。邻近的支持带周围神经可能会受到刺激，并且是膝部外侧疼痛的来源。

七、体格检查

（一）胫骨内外旋

患者坐在桌旁，双腿悬垂，双膝弯曲至90°。医师抓住患者足并最大程度地使足背屈。另一只手将股骨的两个髁在中立位固定。足背屈的下端向内和向外旋转，以感知内部和外部旋转的限制（图 13.1）。与另一侧进行比较。如功能障碍发生机制一节所述，胫骨的内旋可导致从髌骨轨迹到鹅足滑囊炎的各种功能障碍。也通常与足部的旋前功能障碍有关。

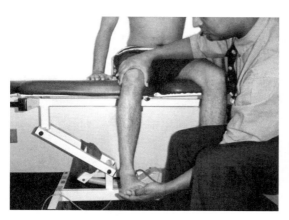

图 13.1　评估胫骨旋转

（二）上胫腓关节受限

患者膝关节弯曲约 60°～70°。医师通过确认膝和足靠得很近并完全相邻来确保对称性。医师随后逐个触诊腓骨头，并用食指、拇指和中指夹住它，并记录其不对称性（图13.2）。向前方滑动，医师会感觉受到关节活动受限且患者有局部压痛（图 13.3）。最常见的受限情况是腓骨头不能向前滑动。腓骨头发生功能障碍可能导致腓骨长肌的易激惹，进而影响腓神经。该情况也可能导致外

侧副韧带和髂胫束的功能障碍。

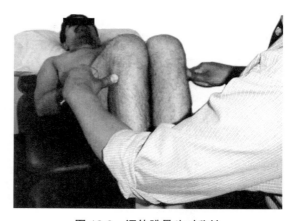

图 13.2　评估腓骨头对称性

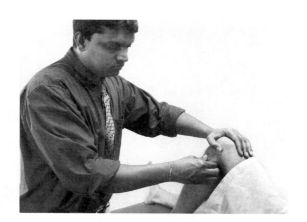

图 13.3　评估上胫腓关节的活动性

（三）股骨头后外侧

请查阅第十四章以获取详细介绍。

（四）髌骨上外侧

患者呈仰卧位，膝关节轻微弯曲约 5°。医师从另一侧面对要检查的膝部，用手指抓住髌骨的外上边缘，并轻轻地向下和向内推它（图 13.4）。如果外上边缘有疼痛感，则表示存在功能障碍。需要与另一侧进行对比。外上髌骨可能表示髌骨跟踪功能障碍，或存在胫骨内旋或足部旋前。

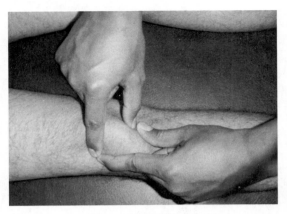

图 13.4　评估髌骨的上外侧

小头。然后施加轻微向后的力（图 13.6）。

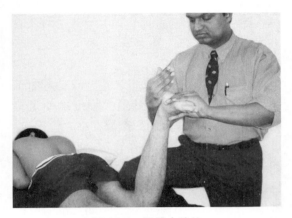

图 13.5　胫骨内外旋

（五）足旋前／旋后

请查阅第十二章以获取详细介绍。

八、特定部位功能障碍的治疗

（一）胫骨内旋／外旋

患者呈俯卧位，医师面向需治疗的腿。患者膝关节弯曲至 90°，足最大程度地背屈位。医师将其膝部放在患者的大腿后侧上，同时用手握住踝部。另一只手支撑并固定足部。以医师的膝关节作为支点，在踝部轻轻施加牵引力，如果胫骨内旋受限，则轻轻地将足向外旋转以进行牵引（图 13.5）。反之亦然，用于胫骨的外旋受限的情况。进行此操作时必须小心谨慎，特别是当患者有半月板的病理变化时。

（二）胫腓关节受限

对于前部功能障碍，患者呈仰卧位，医师面向需治疗的腿部。将患者膝关节弯曲至约 70°～80°，并通过将足趾向内侧旋转使胫骨向内侧旋转。医师的一只手握住膝盖的上部。另一只手的拇指根部和鱼际抵住腓骨

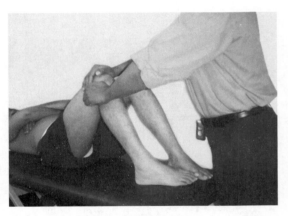

图 13.6　腓骨头向后侧滑动

对于后部功能障碍，患者俯卧，膝关节弯曲至约 70°。医师从另一侧面对腿部。医师的一只手支撑患者足踝，另一只手的鱼际抵住腓骨小头后部。轻轻向前施加一个前向的移动力（图 13.7）。

（三）股骨头后外侧

请参考第十四章以获取有关治疗技术的详细介绍。

（四）髌骨上外侧

该技术类似于诊断。患者取仰卧位，膝

关节轻微弯曲约 5°。医师从另一侧面对要检查的膝关节。医师用手指抓住髌骨的上外侧边缘，轻轻地向下和内侧推。保持约 5 秒，并根据耐受性重复 3 ~ 5 次，在有功能障碍时，患者会感到疼痛。

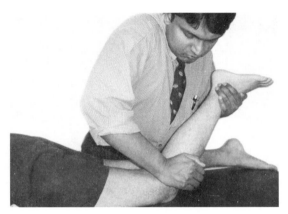

图 13.7　腓骨头向前侧滑动

（五）足旋前 / 旋后

请查阅第十二章以获取详细介绍。

九、改善整体活动范围的治疗 [8-9]（TJP：牵引和被动滑动）

（一）关节基础知识

关节类型	双关节
自由度	屈曲、伸展和内旋
外部动作	旋转、外展和内收
活动范围	屈曲：0 ~ 135° 伸展：0 ~ 10° 胫骨内旋：0 ~ 30° 胫骨内旋：0 ~ 40°
关节囊受限模式	屈曲度受限大于伸展度
关节松弛位	轻度至中度屈曲

（二）增加膝关节屈曲

在没有禁忌证的情况下，首先要对支持带和髌骨上部进行软组织松解。通过软组织松解，肌筋膜触痛点也可能得到缓解。此外，建议对缝匠肌下侧进行软组织松动。以下是后续步骤：

- 髌骨向下滑动
- 髌骨向内侧 / 外侧滑动
- 髌骨向内侧 / 外侧倾斜
- 胫骨牵引
- 胫骨从后侧滑向内侧
- 腓骨前后向滑动

（三）增加膝关节伸展

- 髌骨向上滑动
- 髌骨向内侧 / 外侧滑动
- 髌骨向内侧 / 外侧倾斜
- 胫骨牵引
- 胫骨从前侧滑向内侧
- 腓骨前后向滑动

随后进行的是膝后侧的软组织松动术，在没有禁忌证的情况下，使用踝部重量进行俯卧位、低负荷、长时程伸展牵拉。

十、徒手疗法操作

（一）髌骨向上 / 向下滑动

患者呈仰卧位，膝关节弯曲约 5°。医师面对需治疗的膝部。医师拇指放置在患者髌骨下缘的两侧，食指和中指放置在髌底。轻轻施加一个向下的 / 向上的推力（图 13.8）。

（二）髌骨向内 / 向外滑动

患者和医师的位置同上。医师两个拇指

放置在患者髌骨的外侧边缘，其他手指放在上胫骨和股骨上以作固定。向内侧施加轻微的推力，使髌骨向内滑动。医师改变位置到对侧，并改变拇指到内侧以进行髌骨向外滑动（图 13.9）。

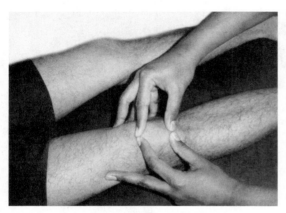

图 13.8　髌骨上下侧滑动

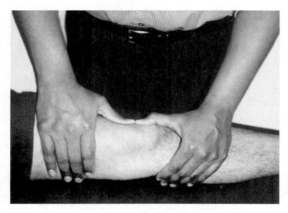

图 13.9　髌骨内外侧滑动

（三）髌骨内侧 / 外侧倾斜

患者和医师的位置同上。医师的食指和中指放在患者髌骨的外侧，拇指放在内侧。首先，髌骨向外侧滑动。在髌骨的外侧施加轻微的向上推力，使外侧边缘向前移动，并使髌骨向内侧倾斜。拇指在内侧提供反推力。当进行侧向倾斜时，则进行相反的操作。然

而，最常见的限制出现在由于外侧支持带的紧张导致的内侧倾斜（图 13.10）。

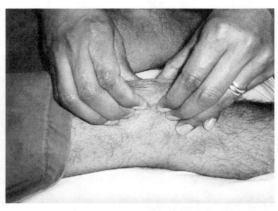

图 13.10　髌骨倾斜

（四）胫骨牵引

患者仰卧位躺在治疗台上，腿靠近治疗台的一侧，医师面向需治疗的腿。患者的膝关节弯曲至 90°。医师的前臂放置在患者的大腿后侧，手握住踝部。利用医师的前臂作为杠杆，在踝部沿胫骨长轴方向轻轻施加牵引力（图 13.11）。如患者膝关节的活动度不能够达到 90°，则在膝关节的活动度内进行操作。

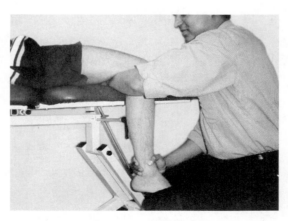

图 13.11　胫骨牵引

（五）胫骨内侧髁向前侧滑动

患者呈俯卧位，膝部弯曲约 70°。医师在同侧面对需要治疗的下肢。医师的一只手支撑患者踝部，另一只手的鱼际接触胫骨内侧髁的后部。向前施加轻微的移动力（图 13.12）。

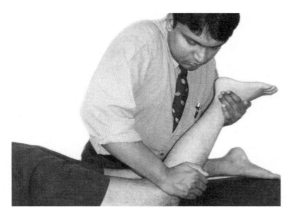

图 13.12　胫骨向前滑动

（六）胫骨内侧髁向后侧滑动

患者仰卧位，膝关节弯曲约 5°～10° 并得到支撑。医师面向需治疗的膝部。医师手掌的近端放置在患者胫骨的前内侧和上部。在胫骨的内侧髁上施加一个向下向后的力，使其向后滑动（图 13.13）。

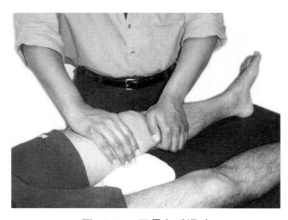

图 13.13　胫骨向后滑动

（七）腓骨向前外侧滑动 / 向后内侧滑动

患者仰卧位，膝关节弯曲至约 70°～90°，足放在治疗台上。医师的一只手支撑患者膝部的前侧，而另一只手则用拇指和食指 / 中指夹住并稳定腓骨小头。施加一个轻柔的推力，使腓骨小头向前外侧和后内侧方向滑动（图 13.14）。

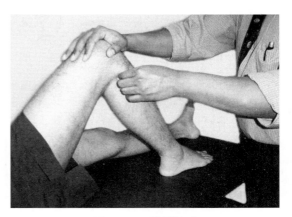

图 13.14　腓骨滑动

（八）缝匠肌松解术

缝匠肌是一个位于大腿前方的肌肉，与股四头肌呈斜向分布。它有收缩的倾向，能抑制膝关节屈曲。通常，当为膝关节屈曲受限的患者进行膝关节屈曲时，患者膝关节后方会感受到拉伸的不适感。在屈曲时，胫骨会内旋，使缝匠肌的止点位于更加靠后的位置。缝匠肌松解是通过让患者仰卧，膝关节处于可用屈曲的极限位来实现的。医师将双手的食指和中指放在患者膝关节内侧的肌肉上，这个部位可能会有压痛。在与肌纤维垂直的方向上轻轻松动 3～5 分钟（图 13.15）。

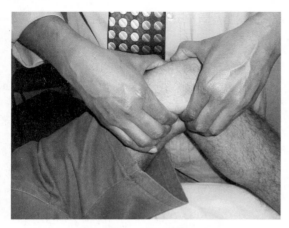

图 13.15   缝匠肌松解术

十一、预防

　　膝关节是强烈依赖肌肉完整性来预防和纠正功能障碍的大关节。由于它在承重链中的作用仅次于踝部和足部，因此如要预防膝关节的功能障碍，需先解决包括足部功能障碍在内的肌肉力学问题。

　　髌骨的正常位置通常由股内侧肌（VMO）和外侧支持带来维持。因此，应常规加强股内侧肌的力量，并拉伸外侧支持带，包括髂胫束。在此之后，也可进行股四头肌的离心训练。

　　胫骨运动也受肌肉活动的控制。胫骨向前滑动是在股四头肌收缩时发生的，而向后滑动则是通过腘绳肌收缩。胫骨的内旋由内侧腘绳肌控制，外旋则由外侧腘绳肌控制。因此，针对特定的功能障碍应进行适当的肌肉训练，例如，如果胫骨存在内旋功能障碍，则应训练股四头肌和外侧腘绳肌。由于腘绳肌较易发生紧张，所以可能导致胫骨内旋功能障碍。

　　由于胫骨是由踝部和足部运动控制的，因此由胫骨造成的膝关节功能障碍应首先考虑足踝部的原因。足部矫正器有时对于解决膝关节功能障碍至关重要。这是因为膝关节功能障碍可能是足部功能障碍或错误的足部力学导致的。不适宜的鞋类可能是膝关节功能障碍的加重因素，特别是对那些高弓足、扁平足或缺乏足弓支撑的人群。

十二、肌筋膜压痛点

　　解决肌筋膜压痛在于减少肌动蛋白和肌球蛋白的交叉结合以及肌纤维的限制。它们的持续存在可能会促进化学物质积聚、早期疲劳和肌肉性能下降，并伴有疼痛和功能障碍。最好通过手法松解和物理治疗进行治疗。异常 γ 传出神经继发的压痛点可能需要采用另一种姿位释放技术进行治疗，读者可以进一步阅读有关"摆位放松术"方法的书籍。图示展示了膝关节常见肌筋膜压痛点（图13.16 和 13.17）。

1.股二头肌
2.半膜肌/半腱肌
3.腘肌
4.比目鱼肌
5.跖骨肌
6.腓肠肌
7.胫骨后肌

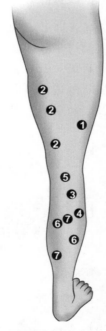

图 13.16   膝后侧肌筋膜压痛点

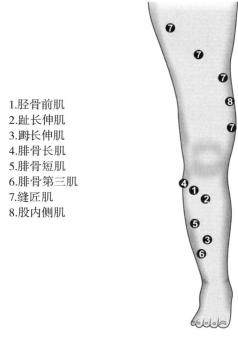

1.胫骨前肌
2.趾长伸肌
3.踇长伸肌
4.腓骨长肌
5.腓骨短肌
6.腓骨第三肌
7.缝匠肌
8.股内侧肌

图 13.17　膝前侧肌筋膜压痛点

参考文献

1. Hutter CG, Scott W. Tibial Torsion. J Bone Joint Surg.1949;31:511-8.

2. Zappala FG, Taffel CB, Scuderi GR. Rehabilitation of patellofemoral joint disorders. Orthop Clin North Am. 1992;23:555-66.

3. Mandelbaum BR, et al. Articular cartilage lesions of the knee. Am J Sports Med. 1998;26:853-61.

4. Klingman RE. Foot pronation and patellofemoral joint function. J Orthop Sports Phys Ther. 1999; 29:421.

5. Bufor WL, et al. Internal/external rotation moment arms of muscles at the knee: moment arms for the normal knee and the ACL-deficient knee. Knee. 2001;8:293-303.

6. Reilly JP, Nicholas JA. The chronically inflamed bursa. Clin Sports Med. 1987;6:345-70.

7. Ellenbecker TS. Knee ligament rehabilitation. Chapter 9. Rehabilitation after autgenic and allogenic anterior cruciate ligament reconstruction. New York: Churchill Livingstone, 2000:132-149.

8. Patla CE, Paris SV. E1,Course Notes: Extremity evaluation and manipulation. 1996, St. Augustine

9. Institute press. Kaltenborn F. Mobilization of the extremity joints: Examination and basic treatment techniques. 1980. 3rd edn. Olaf Norlis Bokhandel

10. Universitetsgaten, Oslo,Norway. Saidoff DC, McDonough AL, Duprey LP. Critical pathways in therapeutic intervention: extremities and spine. 2002. St. Louis .Mosby

第 14 章
髋

髋关节是腰椎骨盆复合体的一个组成部分，并且是影响腰椎骨盆复合体是否发生功能障碍的决定因素。步态周期是由腰椎骨盆复合体在正常状态下的整体功能决定的，所以髋关节是一个重要因素。因此，髋关节疼痛不一定是髋关节本身的问题，腰背部和骨盆疼痛也是同样的道理。

一、骨解剖

股骨头构成了髋关节的球形部分，髂骨、坐骨和耻骨融合形成髋臼，髋臼通过髋臼切迹加深。股骨头与髋臼连接形成关节。从力学角度看，该关节的一致性受到多个骨性结构排列的影响。从上方看，腰椎（尤其是L5）、骶骨以及髂骨，从下方看，股骨轴的角度和足的位置，这些结构的错位会增加关节内的压力 [1, 2]。

二、韧带解剖

髋关节由三条结实的韧带支撑，它们是：①坐股韧带；②髂股韧带；③耻股韧带。从临床角度看，还有一条韧带位于髋关节前方。与其说它是髋关节的韧带，不如说它是骨盆复合体的韧带，被称为腹股沟韧带。两侧的腹股沟韧带从髂前上棘一直延伸到耻骨结节。当耻骨或髋骨出现功能障碍时，这些韧带就会受到刺激。触诊受刺激的韧带通常

会引发触痛，可引起髋关节前部疼痛。通过矫正耻骨或髋骨的功能障碍可缓解症状。

三、肌肉解剖

髋部的肌肉组织非常复杂，本文只介绍在步行时控制腿部前进和稳定的相关肌肉 [3]。

在足最初接触地面时，腘绳肌和臀大肌明显收缩，帮助髋关节伸展。在进入支撑中期时，外展肌，主要是臀中肌可以稳定骨盆，并通过将重量分配到两侧来减少髋部的压力。臀中肌和臀小肌在支撑末期继续提供横向稳定性。在摆动阶段开始时，髂腰肌以及阔筋膜张肌前束可帮助屈髋。在摆动动作的后半部分，臀大肌和大腿后侧肌肉（腘绳肌）会非常活跃，以减缓髋关节的屈曲。

四、力学机制

髋关节的运动应解释为股骨相对于骨盆的运动，但在负重（闭链）情况下，为了更方便理解，则解释为骨盆在股骨头上的运动。以下是步态周期的八个阶段中发生在髋关节的正常顺序 [3]。初次接触地面时，在屈曲约30° 时，股骨头在髋臼上向前滑动。在承重反应期，髋关节屈曲30°，外旋5° ～ 10°。这是因为非负重阶段伴随胫骨的内旋和旋前。当接近支撑中期时，股骨头向后滑动，股骨头在关节腔内向内旋转，而髋臼则向外

旋转。臀中肌在支撑中期收缩以稳定骨盆，股骨头的头部继续向后滑动，并维持股骨头最大限度的内旋。在髋关节伸展 10° 时，股骨头滑向前方，当开始进入到摆动前期时，股骨头开始向外旋转的同时，也向侧面旋转。在摆动期，当股骨头开始向前滑动并向外旋转时，髋关节恢复屈曲到中立位，并进行最大的向外旋转，达到 20° ～ 30° 的屈曲和 5° 的外展。

在承重反应末期和支撑相中期，髋关节力学的重要组成部分是髋关节伸展和内旋，这也是关节囊紧绷所表现出的限制模式。因此，髋骨会产生过度前旋来代偿髋关节的伸展，并因此导致骨盆和腰椎的病变。

肌肉无力是影响髋关节力学并导致功能障碍的另一个因素。在介绍力学功能障碍的章节中列举了这些动态变化。

五、功能障碍发生机制

髋关节的力学功能障碍与骶骨和髋骨的功能障碍密切相关，并且它还与下肢的排列有着密切的关系，且很大程度上取决于关节周围承重的力线和力的分布情况。正如本书介绍的其他区域一样，髋关节可能会出现先天性结构异常，但它们不在本书讨论之列。然而，任何可能导致髋部、骨盆和下肢力学性疼痛的因素都值得关注。

在有关骨盆复合体的章节中讨论步态周期时，介绍了腰椎骨盆部位的力学机制。髋骨在步态周期中会产生显著的运动变化，并且，由于髋臼是髋骨内的一个结构，因此髋关节在步态周期中的运动也需要充分考虑。骨盆关节（涉及骶骨和髂骨的关节）活动受限时，会导致髋部压力增加，进而出现功能障碍的症状。造成髋关节力学功能障碍通常涉及的结构是关节内的软骨和关节囊，以及关节外的肌肉、韧带和神经。

其次，髋关节囊的活动障碍会使股骨内旋和伸展受限，这一受限会改变步态周期的支撑相（大部分发生在负重的时候），并导致肌肉骨骼病症。

六、功能障碍导致的常见病症

（一）骨关节炎

股骨头是一个三分之二的球体，完全被关节软骨覆盖，除了一个轻微的凹陷，圆韧带连接在这个凹陷上。软骨与髋臼接触的中央内侧表面最厚，外围最薄，因此，股骨头的内侧位置朝向髋臼。在步态的摆动和支撑阶段，髋关节的内外旋交替进行，这样就把内侧股骨头的承重分散了。但是在髋关节囊紧张的时候，这种保护机制就消失了。股骨头可能会在外旋中受到限制，并在该位置造成过度剪切，因为它失去了内外旋交替的能力。换句话说，关节应力负荷没有得到分散，而是集中在内侧面上，这是关节软骨最厚的地方，容易造成关节磨损和退化以及骨关节炎。

（二）滑囊炎

滑囊是在软组织与骨骼之间形成的囊状结构，含有润滑液，可以减少行走时产生的摩擦。骨性结构的错位，再加上局部肌肉的劳损或直接创伤，都会引发滑囊炎症，从而导致疼痛 [6]。髋部出现这种问题的常见先兆是由于肌腱重复运动滑过骨性隆起，引发一种咔嚓声，通常被诊断为"髋关节弹响综合征"[4]。当髂胫束和臀中肌滑过大转子，导致大转子滑囊炎，或髂腰肌腱滑过髂耻隆突，导致髂腰肌或髂骨滑囊炎时，就会出现这种情况。

1. 股骨粗隆间滑囊炎

引起股骨粗隆间滑囊炎的力学原因可能是由于下肢对位不正或肌肉无力。对位不正主要发生在前侧,任何导致腿长不对称的情况都可能是诱因[6],L5 或骶骨或髂骨等的功能障碍也是导致股骨粗隆间滑囊炎的可能原因。因此对下肢链的整体排列进行详细检查非常重要。

骶骨的扭转和髋骨的旋前会导致一侧的腿变长,通常是腿长的一侧更容易受到刺激。原因是较长一侧腿的髋关节外展肌处于拉长的位置(因为较长的腿负重会造成同侧的股骨相对内收和骨盆向对侧倾斜),随后由于骨盆向对侧倾斜导致拉长的软组织在大转子上摩擦,从而增加了滑囊的压缩负荷。当臀中肌无力导致骨盆倾斜(特伦德伦堡步态)时,也会出现类似的情况。

2. 髂腰肌滑囊炎

当髂腰肌肌腱与髂耻隆突上的髂腰肌滑囊发生摩擦时,就会出现这种情况。多发生在耻骨前移或髋骨旋后的情况下,这使得髂耻隆突更接近肌腱,重复性的活动会导致反复摩擦。

(三)髋关节撞击综合征

这种情况类似于肩峰下间隙狭窄继发肩袖损伤的肩峰下撞击症,但是并没有韧带的损伤,而是关节和韧带表面直接的撞击。如果正常的髋关节运动受到阻碍或限制,股骨头在髋臼窝内流畅滑动的运动就会受到影响。这可能是由于股骨头不是完全圆形的,导致出现卡顿,称为凸轮撞击。如果髋臼的前侧边缘太突出,就会出现称为"钳夹"的第二种类型的撞击。由于关节囊紧张导致内旋不足[7],股骨头在髋臼中保持在外侧,增加了产生撞击的风险[8]。如果臀中肌较弱,则这种情况会进一步加剧,因为该肌肉在没有关节囊紧张的情况下有利于最大限度的

内旋。

(四)软组织拉伤

1. 内收肌

内收肌拉伤通常是由于突然拉伸造成的,如在双腿分开的情况下滑倒(滑冰时),或在运动中由于快速改变方向而导致内收肌拉伤,在这种情况下内收肌被用于提供推动力。拉伤通常发生在肌肉肌腱连接处或耻骨联合附近的内收肌腱连接处。内收肌起源于骶骨和耻骨,止于股骨内侧。腹股沟或耻骨的功能障碍以及继发于关节囊紧张和内收肌紧张导致的股骨干旋转,从而引发的下肢力线错位,都会改变这些肌肉的张力,在这些情况下,突然的运动或过度使用会导致拉伤。

2. 髂腰肌

髂腰肌是一种姿势性肌肉,因此经常容易紧张。当由于肌肉紧张而改变长度张力时,像在短跑起跑时那样在屈髋位下突然伸膝,会拉伤这块肌肉。髋骨发生功能障碍时,如前旋等会导致肌肉缩短;因为肌腱会更靠近髂耻隆突,后旋则容易导致髂腰肌滑囊炎和肌腱炎[9]。

3. 梨状肌

骶骨功能障碍部分已经介绍了梨状肌功能障碍的模式,很类似髋关节疼痛,因为它靠近髋关节后部。梨状肌发生功能障碍最常见的原因是继发于骶骨的功能障碍和髂腰肌紧张,因为梨状肌在髋关节屈曲时起外展外旋的作用。

(五)神经卡压

1. 闭孔神经

闭孔神经从腰椎向下延伸,支配内收肌,并紧邻髂耻隆突。髋骨、耻骨和髂腰肌的功能障碍会导致滑囊炎症。在此过程中,神经可能会因炎症过程中的渗出物而受到刺激,表现为臀部和大腿前部疼痛。此外,紧张和

功能障碍的耻骨肌也会刺激神经。

2. 坐骨神经 / 上臀部

前面已经介绍了因梨状肌功能障碍而继发坐骨神经痛的机制。另一条邻近的神经是臀上皮神经，它从梨状肌和臀小肌下缘之间穿过。梨状肌功能障碍也会刺激这条神经，导致臀部疼痛[10]。

3. 股外侧皮神经

股外侧皮神经在靠近髂前上棘的腹股沟韧带下穿过。髋骨和耻骨发生功能障碍时可能会导致腹股沟韧带的功能障碍，从而刺激神经。因缝匠肌靠近腹股沟韧带，在收缩状态下也可能会导致神经压迫。

4. 髂腹股沟神经

这条神经也从腹股沟韧带下方穿过，也会因髋骨和耻骨的功能障碍而受到压迫。由于它穿过腹横肌，因此也会因腹横肌的剧烈收缩或痉挛而受到压迫。症状是感觉性的，但也可能延伸到该侧的生殖器。

骨性关节炎、髋关节滑囊炎或神经麻痹的常规诊断是通过力学改变而进行的，对易损结构进行详细检查，对于找出病因至关重要。

功能性髋关节疼痛可能继发于各种因素，最常见的是下文所列的因素。

骶骨的对位变化会导致横跨髋关节后侧的梨状肌出现功能障碍。这会导致髋部的深部疼痛感觉。臀中肌的过度活跃和功能障碍（包括无力）是常见的症状，臀中肌收缩效率的改变会增加对髋部的压力，从而导致关节软骨的磨损和撕裂。如果这种压力持续时间过长，转子滑囊就会受到刺激，导致滑囊炎和髋关节疼痛。梨状肌功能障碍会刺激通过梨状肌和臀大肌的臀上皮神经，导致急性臀部 / 髋部疼痛。另外，坐骨大切迹处也会有压痛。

髋骨容纳股骨头并形成髋关节。髋骨的错位可导致髋臼 / 股骨头吻合度改变，从而增加应力、磨损和退化，进而引起疼痛。

在髋关节前部，髋骨异常会导致耻骨功能障碍，从而引起髋关节前部疼痛。腹股沟韧带的功能障碍，会进一步导致髋关节前部疼痛。而骨关节炎引起的疼痛通常以腹股沟前部疼痛开始，因此应首先排除耻骨或髋骨的原因。由于髂骨和骶骨的力学功能失调，可能会刺激下侧的坐骨滑囊和前侧的腰大肌滑囊，导致坐骨和腰肌滑囊炎。

总之，骨关节炎本身是继发于关节的协调性、力学和稳定性的改变。上述大多数因素都可能导致骨关节炎，因此应加以解决。肌肉（梨状肌）或神经（臀神经、坐骨神经）或滑囊引起的疼痛均值得注意，因为这仍可能导致髋关节疼痛，并可能被误认为是关节内部产生的疼痛。从徒手疗法的观点来看，髋关节活动受限或力学结构的改变可能导致髋关节局部的应力变化，检查会发现关节内的被动滑动受到限制，且存在明显的不对称性。改善髋关节被动滑动 / 对齐度和功能的治疗无疑是最合适的，然而，髋关节受限可能还会导致骨盆和腰椎关节的活动增加，造成这些部位的功能障碍。因此，髋关节的联合运动和活动度应予以恢复，以帮助将应力分散到整个髋复合体；否则髋关节软骨和周围软组织容易受损，继而引起疼痛。此外，还可能导致腰椎骨盆功能障碍。徒手疗法在恢复正常的被动滑动以及随后的正常关节活动和对位方面发挥着重要作用。软组织和肌肉在长度和力量方面的完整性也值得持续关注。

然而，疼痛才是患者就诊的原因。髋部疼痛不一定是髋部受限所致，也可能是邻近的关节因错位 / 力学结构问题受限，或髋关节周围对疼痛敏感的软组织（肌肉、神经、滑囊等）受到刺激导致。这仍然需要对邻近关节和软组织进行有效的手法治疗，并矫正错位，以缓解症状和髋部疼痛。因此，必须对髋关节疼痛的原因进行具体的体格检查。

七、体格检查

（一）骶骨扭转

骶骨扭转的检查在第十一章中有所介绍。扭转与髋关节功能障碍和疼痛的关系已在前面关于功能障碍发生机制的章节中进行了介绍。

（二）髋骨前倾 / 后倾

第十一章介绍了对髋骨前后倾的检查。在前面关于功能障碍机制的章节中，已经介绍了髋骨功能障碍与髋关节功能障碍同疼痛的关系。

（三）耻骨上移 / 下移

耻骨上移和下移的检查在第十一章中有所介绍。耻骨功能障碍与髋关节功能障碍同疼痛的关系，在前面关于功能障碍机理的章节中进行了介绍。

（四）股骨头后外侧移动

患者俯卧，双腿内旋。医师站在患者骨盆区，面向患者。医师将双手拇指放在两侧大转子上，观察其是否向后方（图 14.1），偏后的转子可能提示后外侧功能障碍。

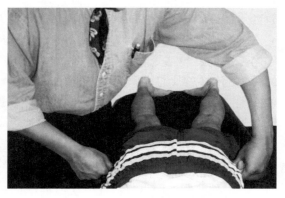

图 14.1　评估股骨头后外侧移动

运动检查可发现髋关节内旋和后伸受限。一个向后外侧移动的股骨头可能会影响步态支撑阶段的内旋状态[11]。这可能会干扰其内侧的对合，并增加髋关节的压力，从而导致关节磨损。

（五）髋关节外展激活试验

患者侧卧，下方的腿屈曲至 90° 以稳定骨盆，上方一侧的骨盆保持伸直。参与髋关节外展的主要是位于前侧的阔筋膜张肌和位于后侧的臀中肌[12]。在医师的手同时触诊这两种结构时，嘱患者在髋关节轻度伸展时将腿轻度外展，同时膝关节完全伸展（图14.2）。因为要激活阔筋膜张肌，所以不鼓励髋关节进行屈曲。理想情况下，臀中肌首先收缩，然后是阔筋膜张肌收缩。如果出现相反的情况，则表明该侧的髋关节和骶髂关节出现功能障碍，并且关节内压力增加。

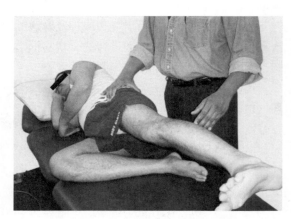

图 14.2　评估髋关节外展激活试验

八、特定部位功能障碍的治疗

（一）股骨头后外侧移动

该技术的主要目的是拉伸后关节囊，但是也需要解决前关节囊的问题，因此分为两个阶段进行。

1. 第一阶段

患者仰卧，医师面对要治疗的腿，握住患者踝关节上方的胫腓骨远端关节处。嘱患者髋关节微屈、内收，膝关节完全伸直。然后，医师施加轻柔的长轴牵引并内旋髋关节，拉伸后关节囊（图 14.3）。

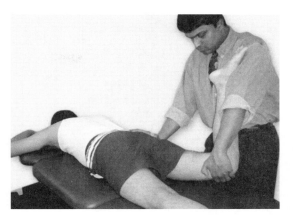

图 14.4　第二阶段：股骨头后外侧移动

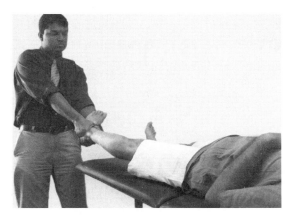

图 14.3　第一阶段：股骨头后外侧牵引

该技术严格禁止用于髋关节不稳定和全髋关节置换术后，只要没有髋关节前撞击的迹象，定期进行梨状肌拉伸可有助于拉伸髋关节后囊。

2. 第二阶段

患者俯卧，患腿屈膝，医师面对患腿。医师的一只手放在膝关节前侧，前臂支撑，另一只手放在臀部后侧，对臀部区域施加下压，而另一只手则支撑小腿并将膝关节拉向外上方，保持髋关节内旋（图 14.4）。应根据髋关节的受刺激和现有的临床状况（如髋关节不稳定、肌肉急性炎症、全髋关节置换术后等）谨慎操作。

（二）骶骨扭转

关于骶骨扭伤的处理，请参阅第 11 章。

（三）髋骨前倾 / 后倾

关于对髋骨功能障碍的处理，请参阅第 11 章。

（四）耻骨上移 / 下移

关于对耻骨功能障碍的处理，请参阅第 11 章，该节对处理方法进行了详细介绍。

（五）髋关节外展激活试验

这种功能障碍需要对臀中肌进行常规强化，并将在有关预防的章节中加以说明。

九、改善整体活动范围的治疗（TJP：牵引和被动滑动）[13,7]

（一）关节基础知识

请注意，股骨头几乎完全封闭在髋臼中，因此可能不会出现真正的滑动。改善整体活动范围操作关键在于关节囊的拉伸和滑动操作带来的间接牵拉。

关节类型	双轴关节或球窝关节
自由度	屈曲、伸展、外展、内收、内旋、外旋
活动范围	屈曲：0～120° 伸展：0～30° 外展：0～45° 内收：0～30° 内旋：0～45° 外旋：0～45°
关节囊活动受限模式	屈曲受限、轻度伸展受限、外展受限、内旋很大程度受限
关节松弛位	30°屈曲，外展和轻度外旋

（二）改善屈曲

- 长轴牵引
- 向后滑动

（三）改善伸展

- 长轴牵引
- 向前滑动

（四）改善内收

- 长轴牵引
- 向外侧滑动

（五）改善内旋

- 长轴牵引旋转
- 向后滑动

（六）改善外旋

- 长轴牵引
- 向前滑动

十、徒手疗法操作

（一）长轴牵引／内旋状态下的长轴牵引

1. 长轴牵引

患者仰卧，医师面对患腿，握住患者踝关节上方的胫腓骨远端。膝关节完全伸直，髋关节轻微外旋。然后，医师进行轻柔的长轴牵引。如果膝关节和髋关节不存在手法禁忌证，则在保持牵引的情况下进行一系列内旋拉伸（图14.5）。

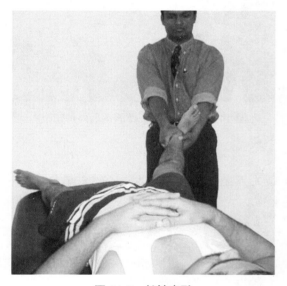

图14.5　长轴牵引

2. 向后侧滑动

患者仰卧，医师站在患腿对侧。患者的髋关节屈曲至90°，略微内收并内旋，膝关节完全屈曲。医师将双手放在患者膝关节前侧区域，并施加一个向下的推力（图14.6）。

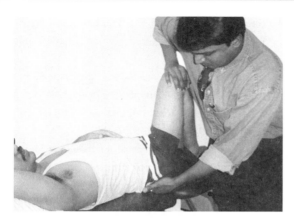

图 14.6　向后侧滑动

另一种方法是保持髋关节和膝关节微屈和髋关节内旋。医师站立位置相同。医师用一只手支撑患者大腿下部，另一只手放在患者大转子下方的大腿外上侧区域。当大腿下部得到支撑时，它将提供一个反向的向上的力，而上部的手向下方向施加一个推力（图14.7）。

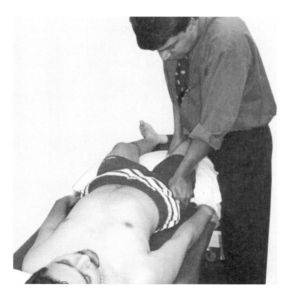

图 14.7　施加向下的关节松动的力

3. 向前侧滑动

患者俯卧，医师面对患腿。医师一只手放在患者膝关节前侧，前臂支撑患者的小腿。

另一只手放在患者臀部后侧。对臀部施加下压力，而支撑患者膝关节的另一只手则将其向内上方拉（图中显示了轻微的向外倾向）（图 14.8）。因此股骨头的向前滑动是股骨的外旋。

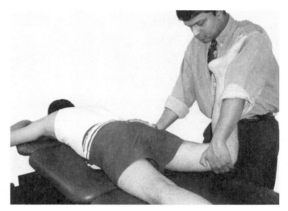

图 14.8　向前侧滑动

4. 向外侧滑动

患者仰卧，医师位于患腿对侧。医师一只手放在患者股骨下外侧，另一只手握住缠绕在患者股骨中部的床单／毛巾。通过握住床单／毛巾的那只手施加向外侧的关节松动力，同时在患者大腿下外侧区域施加反向压力。或在保持轴向牵引力的情况下，嘱患者内旋大腿，而医师则通过对膝关节施加侧向压力来协助内旋（图 14.9）。

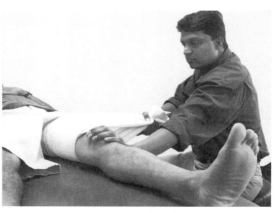

图 14.9　向外侧滑动

十一、预防

在预防髋关节发生功能障碍时，应考虑到所有髋骨和骶骨的关节稳定因素。例如需要注意臀中肌和臀大肌，它们在功能障碍中的重要性已在前面的章节中介绍过。通过拉伸髂腰肌、股直肌和髋关节前囊，来适当改善髋关节前部紧张的情况。此外，还建议增加后关节囊和包括梨状肌在内的外旋肌的灵活性训练。应注意手法禁忌证，尤其是在全髋关节置换术后或存在其他相关病症的情况下。同时，要排除造成踝、足和膝关节功能障碍的相关因素，也要注意这些关节损伤的预防。

参考文献

1. Saidoff DC, McDonoughAL. Critical pathways in therapeutic intervention: Extremities and spine, 6th edn,2002,St. Louis, Mosby.

2. Magee DJ.Orthopedic Physical Assessment, 4th edn, 2002, WB Saunders.Philadelphia.

3. Fagerson TL. The hip handbook,1998, Butterworth-Heinemann Ltd.Boston.

4. Shbeeb MI, Matteson EL. Trochanteric bursitis (greater trochanteric pain syndrome). Mayo Clinic Proc. 1996;71:565-9.

5. Allen WC, Cope R. Coxa Saltans: the snapping hip revisited. J Am Acad Orthop Surg. 1995;3:303-8.

6. Moseley CF. Leg length discrepancy. Orthop Clin North Am. 1987;18:529-35.

7. Kaltenborn F. Mobilization of the extremity joints: Examination and basic treatment techniques, 3rd edn, 1980, Olaf Norlis Bokhandel Universitetsgaten, Oslo, Norway

8. Schaffer JL, Wilson MG, Scott RD. Capsular impingement as a source of pain following bipolar hip arthroplasty. J Arthroplasty. 1991;6: 163-8.

9. Gose JC, Schweizer P . Iliotibial band tightness. J Orthop Sports Phys Ther. 1989;10:399-407.

10. Kopell HP,Thompson Wal. Peripheral entrapment neuropathies, 1976, Kreieger Huntington. New York.

11. Staheli LT. Rotational problems of the lower extremities. Orthop Clin North Am. 1987;18:503-12.

12. Donatelli R,Carlin PA,Backer GS et al. Isokinetic hip abductor to adductor torque ratio in normals. Isokinectics Exerc Sci. 1991;1:103-11.

13. Patla CE, Paris SV.EI Course Notes: Extremity Evaluation and manipulation.1996. St. Auguatine, Institute press.

肩关节（盂肱关节）是上肢与躯干的主要连接部位，肩关节的结构非常复杂，其正常生理功能的发挥往往需要以下多个关节协调配合：

①胸锁关节

②肩锁关节

③盂肱关节

④肩胛胸壁关节

⑤胸椎

⑥颈椎

一、骨解剖

肩关节位于肩胛骨关节盂和肱骨头之间。由于关节盂比肱骨头小大约三分之一，肱骨头还附着在关节盂唇的延伸部分。关节周围有一个松弛的关节囊，其大小是肱骨头的两倍，其由韧带和肩袖肌群加固。

关节的顶部是由肩峰、喙突和喙肩韧带形成的拱形结构。这些结构与肱骨头之间的空间被称为肩峰下间隙。

肩锁关节由锁骨外侧端和肩峰上的两个椭圆形关节面连接而成。其关节囊也由韧带和肌肉加固。肩锁关节的运动受到肩胛骨的很大影响[1]。

胸锁关节由锁骨内侧端、胸骨锁骨切迹和第一肋软骨及周边关节所构成。该关节的关节囊主要由韧带加固。其为球窝关节，其运动方式与锁骨外侧端相反。关节内存在纤维软骨盘来增加关节吻合度。

肩胛胸壁关节不是真正的滑膜关节，因为它不包含关节囊或滑膜组织。该关节的稳定性非常重要，但由于它不是滑膜关节，所以被视为生理性关节。它的稳定性由大气压力和强大的肌肉来维持。从功能角度来看，肩胛骨和胸廓之间需要稳定性，肩胛骨和肱骨之间则需要活动性。肩锁关节和胸锁关节可以增强肩胛骨的稳定性。肩锁关节是肩胛骨唯一的骨性关节附着点。

二、韧带解剖

（一）胸锁关节

该关节由四条韧带支撑：

①胸锁前韧带：加强关节的上侧。

②胸锁后韧带：较弱，由胸骨舌骨肌加强。

③锁骨间韧带：位于两锁骨之间并与两锁骨相连。

④肋锁韧带：限制锁骨抬高并加强下关节囊。

（二）肩锁关节

该关节由上肩锁韧带和下肩锁韧带组成，可加强关节囊的强度。喙锁韧带从锁骨外侧端延伸至喙突。它由两部分组成：

① 锥形韧带：阻止肩胛骨向前移动。

② 梯形韧带更强，限制肩胛骨向后运动。

（三）盂肱关节

肩袖肌群由冈上肌、冈下肌、小圆肌和肩胛下肌组成。

- 前侧滑囊由三条盂肱关节韧带加强。
- 解剖结构上来讲，是由肩关节上囊和喙肱韧带支撑着上臂的重量。
- 肱横韧带从肱骨小结节延伸到大结节，将肱二头肌肌间沟转化为骨腱管。
- 关节盂韧带和关节囊韧带附着在关节盂腔的周缘。关节盂韧带加深了关节腔，并保护骨的边缘。关节囊韧带较为松弛，更大更长，以在保持稳定的同时允许自由活动。

（四）肩胛胸壁关节

- 肩胛上横韧带从喙突到肩胛骨切迹。肩胛上横韧带将肩胛骨切迹转化为肩胛上神经穿行的孔道。该神经通过肩胛冈下、外侧与棘盂韧带下行至冈下肌区。
- 喙肩韧带与肩峰和喙突共同构成了肩峰下弓，成为了撞击复合体的一部分。该韧带还完善了由喙突和肩峰突形成的拱顶结构，以保护肱骨头。

三、肌肉解剖

肩关节附着肌肉类型如下 [2]：
①连接脊柱和躯干与肩胛骨的肌肉
②连接脊柱和躯干与肱骨的肌肉
③连接肩胛骨和肱骨的肌肉

它们的功能如下所述：

1. 连接脊柱和躯干与肩胛骨的肌肉
- 斜方肌：上部纤维内收、抬高并向上旋转肩胛骨和关节盂，中间纤维内收肩胛骨和关节盂，下部纤维内收、下压并向上旋转肩胛骨和关节盂。
- 菱形肌：内收、抬升和向下旋转肩胛骨。
- 肩胛提肌：内收、抬高并向下旋转肩胛骨和关节盂。单侧作用时，可旋转颈椎并使其向同一侧侧弯。在双侧作用时，可伸展颈椎。
- 前锯肌：外展并向上旋转肩胛骨。支撑肩胛骨，防止其从肋骨中脱离。
- 胸小肌：前倾并向下旋转肩胛骨。

2. 连接脊柱和躯干与肱骨的肌肉
- 胸大肌：内收和内旋肱骨。上部纤维屈曲并水平内收肩部。下部纤维使肩胛骨下降。
- 背阔肌：这块多功能肌肉可使肩部内旋、内收、外展。在双侧作用时，它可伸展脊柱并使骨盆前倾。

3. 连接肩胛骨和肱骨的肌肉
- 三角肌：前部纤维屈曲并内旋肩关节，中部纤维外展肩关节，后部纤维伸展并外旋肩关节。
- 冈上肌：该肌肉启动肩关节的外展运动，是肩关节的主要外旋肌之一。与三角肌共同作用，在肩部的整个运动范围内帮助肱骨头控制在盂腔内。
- 冈下肌：外旋肩关节和稳定肱骨头的作用。
- 小圆肌：是一个外旋肌，其功能与冈下肌相同。
- 肩胛下肌：内旋并稳定肱骨头。
- 大圆肌：内旋、内收和伸展肩关节。
- 肱二头肌：该肌肉可以弯曲肘部，当肘部处于伸展状态时，它可以帮助弯曲肩部。它也是前臂强有力的旋后肌，在肱骨外旋时协助肩部内收。

冈上肌、冈下肌、小圆肌和肱二头肌共同稳定肱骨头，并将其稳定在盂窝内。

四、力学机制

肩关节的力学机制非常复杂，根据肩部运动可分为不同的组成部分。在先不考虑颈胸椎的情况下，需主要关注肩关节复合体的四个组成部分：

在力学机制方面，主要是外侧的两个结构，即肩锁关节、盂肱关节，需注意肩胛骨与锁骨外侧端的运动，以及关节盂同肱骨头的运动。在这两种情况下，肩胛骨的存在都非常重要，它能将肱骨稳定在适当的方向上。肩胛骨[3]可以上提和下降、内收和外展、向上和向下旋转，此外还可以后倾和前倾。但临床新手可能会将注意力集中在旋转和后倾这两个部分上。从机制上讲，旋转包括了三个平面上的运动。因此，为了避免与许多文献所描述的肩部精细力学相混淆，我们将对包括旋转的基本力学机制进行介绍，因为它包含了所有三个平面的运动。此外，还将讨论后倾和前倾的力学机制。

（一）肩锁关节

肩胛骨和锁骨功能紧密相关，因此在考虑这两个部位的活动度时，不能忽略周围结构。肩胛骨和锁骨在肩锁关节处沿着相同的方向移动，当肩胛骨抬高时锁骨抬高，反之亦然。在肩胛骨前伸和后缩过程中，肩锁关节也会发生前后运动。肩锁关节的位置使得关节运动要么是前下和旋前的组合，要么是后上和旋后的组合。因此，肩锁关节的运动如下：

- 屈曲：向后、向上滑动，伴随向后旋转。
- 伸展：向前、向下滑动，伴随向前旋转。
- 外展：向后、向上滑动，同时向后旋转。
- 内收：向前、向下滑行，伴随向前旋转。
- 外旋：向后、向上滑动，伴随向后旋转。
- 内旋：向前、下滑动并向前旋转。

（二）胸锁关节

胸锁关节是一个球窝关节，其内关节盘和肋锁韧带的存在对关节力学有很大影响。锁骨的凹面朝向前后方向，锁骨外侧端的移动会导致内侧端在反方向上移动。因此，在肩锁关节中除了旋转的所有运动都适用于胸锁关节：

- 屈曲：向前、下滑动。
- 伸展：向后、上滑动。
- 外展：向前、下滑动。
- 内收：向后、上滑动。
- 外旋：向前、下滑动。
- 内旋：向后、上滑动。

（三）肩胛胸壁关节

正常的肩胛肱骨节律为肱骨和肩胛骨 2：1 的运动节律。肩胛骨发生旋转被称为肌肉间相互作用的力偶[4]，主要体现在肱骨进行抬高运动时。

在肱骨抬高过程中，上、下斜方肌和前锯肌将肩胛骨向上旋转。斜方肌的下部纤维提供额外的扭矩，前锯肌防止肩胛骨呈翼状，肩袖下压肱骨头（图 15.1）。当肩胛提肌和胸小肌紧张以及菱形肌和下斜方肌无力时，可能会出现病理情况。

（四）盂肱关节

对于徒手疗法来说，肩关节功能障碍的治疗是个值得重点关注的领域。盂肱关节是一个凹凸关节，遵循凹凸规则。盂肱关节的活动方向如下：

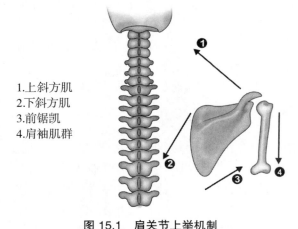

1.上斜方肌
2.下斜方肌
3.前锯凯
4.肩袖肌群

图 15.1　肩关节上举机制

- 屈曲：肱骨头向后下方滑动，肩胛骨向上旋转。
- 伸展：肱骨头向前滑动，肩胛骨向下旋转。
- 外展：肱骨头在向下和向后滑动，肱骨向外旋转，使大结节越过肩峰。
- 外旋：肱骨头向前滑动，肩胛骨向后缩。
- 内旋：肱骨头向后滑动，肩胛骨前伸。

五、功能障碍发生机制

肩部的功能障碍主要继发于肌肉的伸展和力量紊乱。应重视包括肱骨在内的肩胛骨力学机制，以及肩锁关节和胸锁关节。正常情况下，肱骨处于突出于肩峰前方三分之一的位置。肘前皱襞朝前，肩峰朝后，手掌朝向身体时，肩胛骨的位置距离脊柱约 5 ～ 5.75cm，在 T 2 和 T 7/8 之间，平贴胸廓。

（一）撞击综合征 / 肩袖损伤

肩部疼痛最常见的诊断是肩峰下间隙的

肩袖肌腱发生撞击。这包括但不限于肌腱、韧带和滑囊[5-6]。正常的对齐方式可在肩峰和肱骨头之间保持足够的空间。错位会使上述空间变窄，并导致空间内的组织结构受到挤压，从而引发撞击、肌腱炎和滑囊炎[1, 7-8]。

临床医师必须记住，与所有其他上肢功能障碍一样，主要原因可能是肌肉动力学异常，肌肉动力学变化导致关节运动学缺陷。在运动过程中，尤其是那些上举 / 抬高的运动，肱骨均向后滑动、向下旋转并向外旋转以产生足够的肩峰下空间。当上述机制的任何组成部分受到干扰时，肩峰下空间就会发生改变，使"撞击复合体"内的结构受到损伤。

（二）关节稳定性下降

肩关节复合体的过度使用和关节活动受限均会导致关节囊、韧带和软组织结构产生错误的力学变化，从而产生代偿性运动，导致关节稳定性下降。关节稳定性下降又是一个非常复杂的问题，上述理论只是解释肩关节稳定性下降的众多理论之一。因此，建议进一步阅读这方面的内容。

六、功能障碍导致的常见病症

（一）肩关节力学机制异常

肩关节力学机制异常可能是肩峰下间隙挤压的先兆，会导致肱二头肌肌腱炎和肩袖肌腱炎等，是肩胛骨和肱骨力学错误共同作用的结果。正如前一节关于肩胛骨力偶的介绍，肩胛提肌和胸小肌紧张，菱形肌无力，容易诱发功能障碍。这通常见于长时间从事伏案工作，头部前倾的人。

肩胛提肌紧张会导致肩胛骨向下旋转，

使肩峰更靠近肱骨头。此外，菱形肌无力将使肩胛骨向前倾斜，这常继发于胸小肌紧张。由此导致的圆肩反过来会使肱骨内旋。所以，肩峰下间隙受到损害的原因有很多。冈上肌肌腱是主要涉及的肌腱。关于可能受到撞击的其他原因和肩袖结构的介绍超出了本书范围，可以进一步阅读其他资料。

肱二头肌肌腱也是易受撞击的结构，通常继发于肩袖病变。肱二头肌肌腱在冈上肌和肩胛下肌之间穿过。肱二头肌肌腱与肩袖的密切联系，使其能够协助肱骨头的下压，这也是肩袖的重要功能之一。在发生功能障碍时，肩袖向下的力量缺失会导致肱骨头进一步向上移位，造成肩峰对肱二头肌肌腱的撞击。另一个因肱骨内旋导致肱二头肌肌腱炎的原因是原发性肱二头肌肌腱炎，与伴随肩袖病变的继发性肱二头肌肌腱炎相比，原发性肱二头肌肌腱炎并不常见。

（二）肩峰下滑囊炎

继发于机械功能障碍的这种病变的发生率与上述情况相同。需要注意的是，肩峰下滑囊是肩峰和冈上肌之间的结构，也是最先受到损害的部位。

（三）肩胛骨弹响

常见于手术后或骨骼成熟后的女性，临床少见。涉及斜方肌、肩胛提肌和菱形肌，是肩胛骨疼痛的根源之一。肩胛骨弹响的发生是由于肩关节活动受限，肩胛骨过度代偿运动，造成的肩胛骨过度剪切引起。过度使用上述肌肉后，会导致疼痛和功能障碍。

肩锁关节退化 / 撞击 / 劳损：上述所有情况都与前倾头部和圆肩姿势有关，这种姿势导致肩胛骨的伸展和倾斜，在某些情况下还会导致翼状肩，使喙锁韧带和关节囊更易劳损，其他劳损因素包括反复推举和投掷动作。

（四）周围神经卡压

1. 肩胛上神经受压

肩胛上神经穿过肩胛上切迹到达冈上窝。该神经由肩胛上横韧带固定。这个区域可能会变得狭窄，或者肩胛骨过度前伸，导致神经受牵拉，引起冈上肌和冈下肌无力及疼痛，并产生和肩袖损伤类似的症状[12]。肩锁关节的活动异常以及冈上肌和冈下肌无力，肩胛上切迹和肩胛骨下区压痛可能都是神经刺激的指征。在经常做上举运动的人群中，这条神经很容易受到损伤，如画家、电工、羽毛球运动员、排球运动员等。

2. 四边孔综合征

腋神经在经过由大圆肌和小圆肌、肱三头肌和肱骨内侧骨面形成的四边形空间时，会受到刺激。主要因为小圆肌劳损性增厚或肩胛处于前伸功能障碍时。

3. 胸廓出口综合征

胸小肌可以在头部前倾和圆肩的情况下收缩，导致肩胛骨前倾和前伸。这可能会将臂丛的下干压迫在第二肋骨上，导致相应症状。

胸锁关节形成肋锁间隙下边界。胸锁关节功能障碍，第一肋骨升高，可压迫锁骨下结构和臂丛下干，导致病变。

4. 桡神经卡压

当桡神经穿过由大圆肌和小圆肌、肱三头肌形成的三角形间隙时，可能会受到刺激。肱三头肌和大圆肌劳损性增厚，或肩胛处于前伸功能障碍时，或长时间的错误姿势如反复肩胛骨前伸和肱骨内旋，均为病因。

5. 肌源性头痛与颈肩综合征

有相当一部分肩袖病变患者会出现肌源性头痛。回顾颈椎部分的章节，颅下脊柱的功能障碍可能是诱发原因之一。它们与肩部病变的关系在于肩胛骨。肩胛骨是肩胛提肌和斜方肌的附着点，而肩胛提肌和斜方肌分别起源于颅下脊椎和枕骨隆突。肩胛骨的力学改变会影响这些肌肉的长度和张力，而这些肌肉的附着可能会造成颅下区域的牵拉，从而引发肌源性头痛。

七、体格检查

肩部体格检查分为以下几类：

- 关节运动学
- 软组织检查

虽然这些结构的关系密切，但由于肩部肌肉对肩关节正常活动的力学机制影响很大，因此分别介绍。本质上，两者都可能导致相同的功能障碍，但原因可能是关节或软组织，或两者兼而有之[2]。

（一）肱骨

1. 前内侧（关节运动）

这个方向的功能障碍的特点是肱骨头相对前移并伴有内侧旋转。由于肩胛骨前伸，肩胛骨和肱骨在肱骨头前移上相互促进。

患者坐位，医师从患者背部和上方面对患者。然后观察、触诊并紧握肱骨头。另一只手触诊肩峰和肩胛冈。握住所有骨性标志点后，触诊或观察肱骨头与肩峰之间的距离（图 15.2）。肱骨头在肩峰前方突出的部分不应超过三分之一。如果肱骨头有超过三分之一突出于肩峰前方，则说明肱骨头前部功能障碍，需与另一侧进行比较。肱骨头后方滑行减少会进一步加剧这种情况。

下一步，患者坐位，医师面对患者。医师的手握住患者的手腕，患者的肘部伸直。然后通过医师上肢的上举运动使肱骨外旋（图 15.3）。感觉是否存在活动受限，如果存在活动受限，则表示肱骨内旋功能障碍，

需与另一侧进行比较。

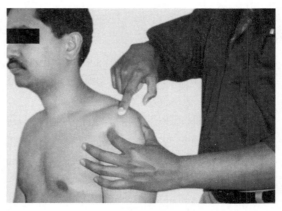

图 15.2　肱骨头位置评估

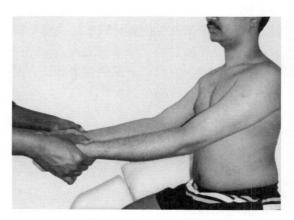

图 15.3　肱骨旋转评估

2. 前内侧（软组织）

前内侧软组织损伤时，肱骨头会过度向关节囊前方运动。导致这种功能障碍的原因可能有两种，具体如下：

①肩胛下肌和大圆肌无力或肌纤维过度拉长。
②肩胛骨 – 肱骨外旋短肌紧张。

肱骨前部功能障碍易导致关节不稳定。在这种功能障碍中，二头肌肌腱也承受了过大的应力。

这种功能障碍的下一个特征是肱骨外旋

不足。造成这种功能障碍的可能原因是肩关节内旋肌，即胸大肌和背阔肌的紧张。

肱骨内旋功能障碍可延迟外展期间肱骨的外旋，导致外展时撞击和疼痛弧。还可能导致肩胛下肌和肱二头肌的撞击，以及增加肱横韧带应力。它还能让胸小肌紧张，易致胸廓出口综合征，并可能使肩胛骨前倾进一步撞击。外旋受限也可能导致关节不稳定。

3. 上移（关节运动）

患者仰卧，医师面对患肩。一只手用食指掌骨挡住肩胛骨的盂下结节。另一只手抓住肱骨下髁，向下滑动并感觉受限情况（图15.4）。向下滑动减少表示向上运动功能障碍，需与另一侧进行比较。

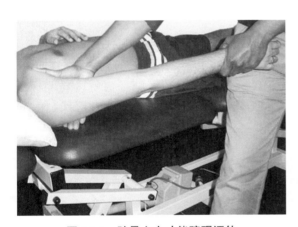

图 15.4　肱骨上方功能障碍评估

4. 上移（软组织）

在这种功能障碍中，肱骨头相对于肩峰有过度上移。可能的原因是：

- 冈上肌、冈下肌、小圆肌和肩胛下肌无力。
- 肱二头肌无力。

肱骨上移的功能障碍可能会影响肩峰下空间，并易发生撞击、肩袖肌腱炎和肩峰下滑囊炎。肱二头肌肌腱也易发生继发性撞击。

（二）肩胛骨

1. 翼状肩胛

这有两种类型，由于前锯肌无力，可能会出现翼状肩胛，在肩关节屈曲和做俯卧撑时很明显。然而，从屈曲回到中立位时也可能出现翼状肩胛。这显然不是因为前锯肌无力，可能的原因是肩肱关节的肌肉的放松速度不如肩胛轴的肌肉快；此外，肩胛肱肌比肩胛轴的肌肉强壮。

翼状肩胛会影响肩峰下间隙，也容易造成肩锁关节的压迫。

2. 内收／下旋（关节运动）

患者坐位，医师从患者后方面对患者。医师定位两侧肩胛冈，然后将两个拇指与肩胛冈的上边缘对齐（图 15.5）。观察两个拇指放置的角度。如果一个拇指看起来比另一个拇指更水平，则认为该肩胛骨处于向下回旋状态。

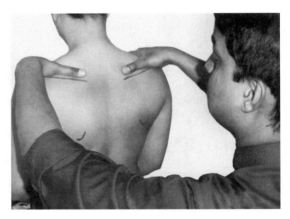

图 15.5　肩胛骨下回旋评估

在这种功能障碍中，肩胛骨在肩外展的初始阶段向下旋转，而不是在初始阶段后的正常向上旋转。造成这种功能障碍的可能原因有：

- 肩胛提肌紧张。

● 斜方肌下部活动不足。

同样，在肱骨上举的最后阶段，肩胛骨未能向上旋转。

这种功能障碍的原因同前，但也与胸小肌紧张有关。

肩胛骨的向下旋转会损害肩峰下间隙，导致撞击综合征。如果原因是胸小肌紧张，那么功能障碍即是因胸小肌紧张引起。肩胛提肌和斜方肌上部纤维功能障碍还可能导致肌源性头痛。

3. 外展 / 前伸（关节运动）

患者俯卧，手掌朝下，肘窝朝前，鹰嘴朝后。医师用手掌定位患者的肩胛下角，然后将两个拇指放在下角上标记它们的位置。观察它们与中线（T 7、8 棘突）的距离。接下来，定位肩胛冈，并触诊它们的内侧边缘。如果肩胛冈和肩胛骨下角都偏离中线，则认为肩胛骨前伸（图 15.6）。

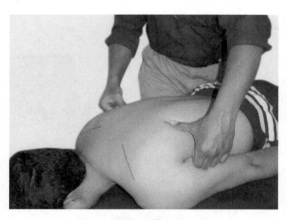

图 15.6　肩胛骨前伸评估

4. 外展 / 前伸（软组织）

在这种功能障碍中，肩胛骨在肩关节屈曲时会过度伸展。可能的原因是：

● 胸小肌、胸大肌和前锯肌紧张。
● 肩胛骨后缩肌群薄弱。

肩胛骨前伸容易造成头部前倾和圆肩。

这主要会损害肩峰下间隙，造成撞击，并增加对肩锁关节的压迫。还会导致斜方肌紧张，又由于斜方肌附着于胸椎，因此会造成胸椎功能障碍。肩胛骨前伸还会导致胸小肌紧张，影响胸廓出口处肌肉骨骼的状态。肩胛骨前伸还会牵引肩胛上神经，引起相应症状。

（三）肩锁关节

1. 前上方功能障碍

患者仰卧，医师从患者被检查的肩部侧方面对患者。医师的一只手支撑肱骨头和肩峰，另一只手紧握锁骨皮下的外侧缘。然后，沿锁骨向上、向后、向下和向前滑动以感受其限制（图 15.7）。向上后滑动的减少表示肩锁关节的前下功能障碍，需与另一侧进行比较。

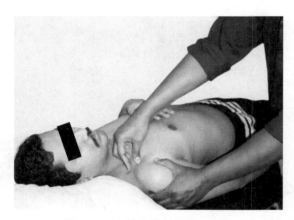

图 15.7　肩锁关节活动能力评估

肩锁关节疼痛和功能障碍的原因可能是直接损伤或由肩胛骨功能障碍继发的，如翼状、前伸、倾斜等。它们通常会导致扭伤或关节退行性病变。但值得注意的是，如果力学机械性障碍持续存在，关节脆弱性可能会增加。

（四）胸锁关节

1. 后上方功能障碍

患者仰卧，医师位于患者头侧，面向患

者。医师的拇指放在紧靠锁骨窝的锁骨内侧缘上部。应注意与对侧相比，是否存在不对称现象，如标志点略微偏上，表示胸锁关节后上方功能障碍（图 15.8）。

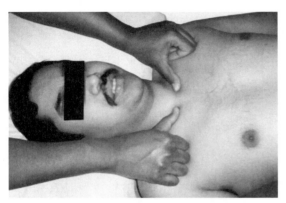

图 15.8　胸锁关节活动能力评估

胸锁关节机械性功能障碍相对罕见。常见继发于第一肋骨升高。经常出现上部功能障碍，如果持续存在会引起肩锁关节结构性损伤，进而影响关节复合体的整体力学机制。需要引起重视并采取适当的干预措施。

（五）颅下 / 中颈段脊柱

建议对颅下和中颈段脊柱进行常规检查，以确定是否存在功能障碍，因为它们会显著影响肩部的力学机制并导致病症。因此，有必要纠正颈部区域，尤其是颅下区域的机械功能障碍。建议参考第八章，了解有关检查颅下和中颈段脊柱机械性功能障碍的详细说明。

（六）第一肋骨上抬

第一肋骨升高会影响锁骨肋间隙，导致胸廓出口症状。建议读者参考第九章，了解第一肋骨上抬体格检查的详细说明。

（七）胸椎

胸椎的机械功能障碍也会影响肩胛骨

正常活动的力学机制。胸椎，尤其是 T2 至 T7、T8 的机械功能障碍很重要，因为它们与肩胛骨的关系更为复杂。建议读者参考第九节，详细了解检查胸椎机械功能障碍的方法。

八、特定部位功能障碍的治疗

1. 肱骨前移和内旋

患者仰卧，手臂稍微外展并向内旋转。医师站在患肩侧，一只手放在患者肩胛骨下方，手指支撑并稳定肩胛冈；另一只手的鱼际近端和小鱼际隆起处放在肱骨头和肱骨干上部。当肩胛冈从下方被固定时，另一只手轻轻施加垂直向下的压力，并向后方滑动肱骨（图 15.9）。

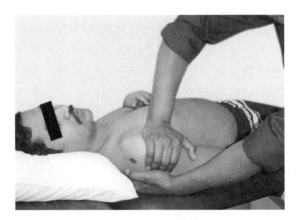

图 15.9　向后滑动肱骨

下一步，医师用一只手挡住肩胛骨下结节，另一只手抓住肱骨下端。医师将肱骨向下滑动，以便先使关节分离。然后后伸肱骨，拉伸前关节囊，通过医师手的旋前使肱骨外旋（图 15.10）。以缓慢持续的方式重复约五到六次，然后加强肩胛下肌和外旋肌。

2. 肱骨上移

治疗技术与体格检查过程相同。为了维

持效果，以缓慢而持久的方式施加约五到六次滑行，然后加强肩袖肌群和肱二头肌的力量。

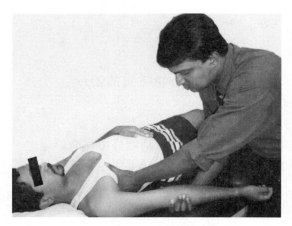

图 15.10　肱骨外旋

3. 肩胛骨向下旋转

患者侧卧，医师面向患者站立。医师一手放在肩胛冈上以稳定肩胛冈向下方向。另一手放在肱骨下方，手指放在肩胛骨的下部和内侧边缘略微使其分离并指向上方，以向上和向外旋转肩胛骨（图 15.11）。患者躯干靠近医师的腹部以稳定，中间可置一枕头。该过程后进行下斜方肌的强化练习。

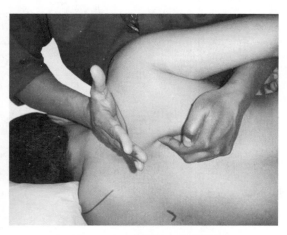

图 15.11　肩胛骨向上旋转

4. 肩胛骨前伸

患者俯卧。医师用拇指稳定肩胛冈，并将其钩在肩胛骨的上内侧边缘。双手的其他手指放在肩胛骨上，并将其钩在肩胛骨的外侧边缘。然后，医师在肩胛骨的外侧边缘上施加向上和向内的拉力（图 15.12）。

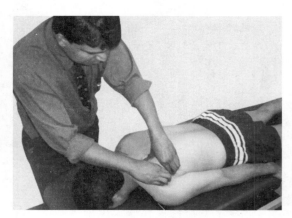

图 15.12　肩胛骨后缩

5. 翼状肩胛

这更像是一种功能性障碍，而不是结构性功能障碍，需要解决相关肌肉的强度问题。长期的功能障碍状态也会导致肩胛骨外侧缘肌肉紧张，因此可以使用肩胛骨前伸技术来激活外侧边缘的运动模块，然后加强前锯肌的力量。

6. 肩锁关节前下移

除了将焦点放在后上方向外，该技术与体格检查相同。医师应注意关节剧烈活动的情况。

7. 胸锁关节后上移

患者仰卧，医师位于患者头侧，面对患者。一手的拇指放在锁骨的内上端，另一手的拇指加强这个拇指。医师施加向下的力，使关节向前下方活动。相反，对于前下功能障碍，除了另一只手的移动力量来自小鱼际隆起，而不是拇指外，其余动作都应反向进行（图 15.13 和 15.14）。

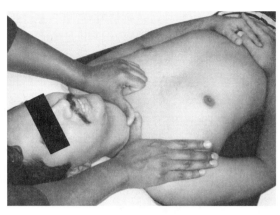

图 15.13　胸锁关节前下滑动

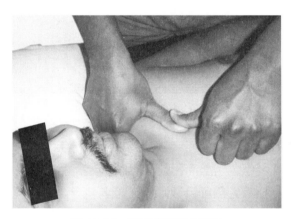

图 15.14　胸锁关节后上滑动

九、改善整体活动范围的治疗[10-11]（TJP：牵引和被动滑行）

关节类型	球窝关节
自由度	屈曲、伸展、外展、内收、内旋、外旋
活动范围	屈曲：180°，伸展：60°，外展180°，内旋：110°，外旋：90°
关节囊受限模式	外旋多于外展多于内旋
关节松弛位	外展60°，水平内收30°

（一）改善屈曲

- 肩胛骨分离牵引
- 肩胛骨向上旋转
- 肩锁关节后上滑动
- 胸锁关节前下滑动
- 盂肱关节分离牵引
- 盂肱关节向后滑动
- 盂肱关节向下滑动

（二）改善伸展

- 肩胛骨分离牵引
- 肩胛骨向下旋转
- 肩锁关节前下滑动
- 胸锁关节后上滑动
- 盂肱关节分离牵引
- 盂肱关节向前滑动

（三）改善外展

- 肩胛骨分离牵引
- 肩胛骨向上旋转
- 肩锁关节后上滑动
- 胸锁关节前下滑动
- 盂肱关节外旋牵引
- 盂肱关节向前滑动
- 盂肱关节向下滑动

（四）改善肩关节骨面活动

- 肩胛骨分离牵引
- 肩胛骨向上旋转
- 肩锁关节后上滑动
- 胸锁关节前下滑动
- 盂肱关节分离牵引
- 盂肱关节向下滑动

（五）改善外旋

- 肩胛骨分离牵引
- 肩锁关节后上滑动
- 胸锁关节前下滑动

- 盂肱关节外旋牵引
- 盂肱关节向前滑动

（六）改善内旋

- 肩胛骨分离牵引
- 肩胛骨向上旋转
- 肩锁关节前下滑动
- 胸锁关节后上滑动
- 盂肱关节分离牵引术
- 盂肱关节向后滑动

所有操作都是从激活关节囊开始的，然后对关节囊进行主动拉伸，外旋时拉伸前部，内旋时拉伸后部。骨的被动拉伸通常效果较差，因为会出现明显的不自主保护。在肩部肌肉紧张时，下关节囊往往容易被忽视。可在腋窝深处触诊到，它从肱骨上侧一直延伸到肩胛骨下结节。仰卧位时，将手臂外展至可触诊范围，对腋窝后上侧施加深压，并沿横向轻柔摩擦可进行关节囊放松（图 15.15）。

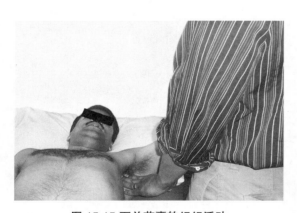

图 15.15 下关节囊软组织活动

十、徒手疗法操作

（一）肩胛骨分离牵引

患者侧卧，医师面向患者站立。一手放在患者肩胛冈上。另一手放在肱骨下方，手指放在肩胛骨下缘和内缘。将患者的躯干靠近医师的腹部以保持稳定，中间可置一枕头。然后医师从腹部施加向前的稳定力量并牵拉肩部，并用手指放在肩胛骨内侧边缘，轻轻地将肩胛骨与胸廓分开（图 15.16）。

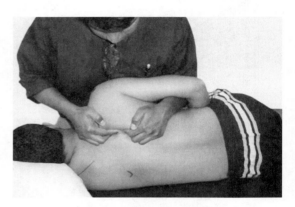

图 15.16 肩胛骨分离牵引

（二）肩胛骨上回旋

患者侧卧，医师面向患者站立。医师的一手放在患者肩胛骨上。另一手放在肱骨下方，手指放在肩胛骨下缘和内缘。将患者的躯干靠近医师的腹部以保持稳定，在向下方向稳定肩胛冈的同时，轻轻松动肩胛，然后在肩胛骨下内侧缘施加向上的力，使肩胛骨向上和向外旋转（图 15.17）。

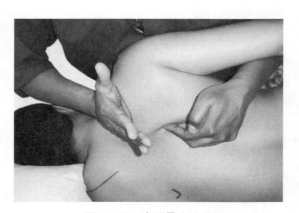

图 15.17 肩胛骨上回旋

（三）肩锁关节后上滑动 / 前下滑动

患者仰卧，医师位于患者体侧，面对患者。医师一手支撑肱骨头和肩峰，另一手抓住锁骨的皮下侧缘，分别沿后上和前下方向施加滑动力（图 15.18）。请注意，这通常是关节不稳定或过度活动的区域，医师应注意操作幅度。

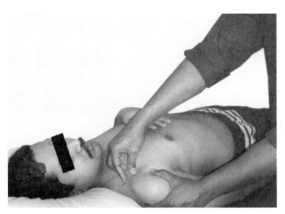

图 15.18　肩锁关节的上、后、下、前滑动

（四）胸锁关节前下滑动

患者仰卧，医师位于患者头侧，面对患者。医师一手的拇指放在患者锁骨的内上缘。另一手拇指叠在这一拇指上。医师施加向下的力，使关节向下和向前活动（图 15.19）。

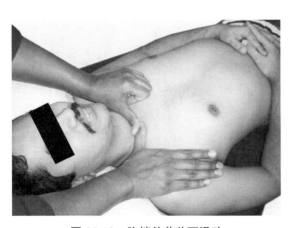

图 15.19　胸锁关节前下滑动

（五）胸锁关节后上滑动

患者仰卧，医师位于患者头侧，面对患者。医师一手的拇指放在患者锁骨的内下缘，另一只手的小鱼际协助发力。医师施加向上方向的力，使关节沿上、后方向活动（图 15.20）。

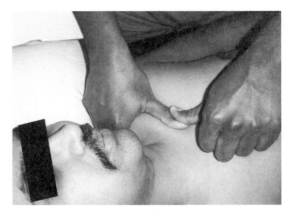

图 15.20　胸锁关节后上滑动

（六）盂肱关节分离

患者仰卧，医师从患肩侧面对患者。医师一手放在患者腋下，手掌紧紧抓住肱骨的上部，另一手稳定肘关节的下部和外侧。然后用手在患者腋下轻轻施加向外的分离牵引力，并在肘关节外侧施加向内压力（图 15.21）。

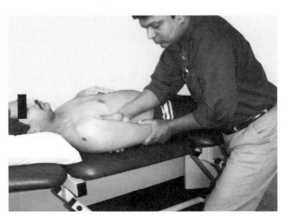

图 15.21　盂肱关节分离

（七）盂肱关节分离和外旋

患者仰卧，手臂稍外展并向内旋转。医师站在待治疗的肩部一侧，一手阻挡患者肩胛骨的肩胛下结节，另一手抓住肱骨的下端。然后，医师牵引患者肱骨向下方滑动，以便首先牵引分开关节。然后，通过医师的手的旋前运动向外旋转伸展肱骨以拉伸关节囊（图 15.22）。

大鱼际放在肱骨头和上骨干的后方。随着肩胛冈和肩带的稳定，另一手垂直向下轻轻地施力，向前滑动肩关节（图 15.25）。

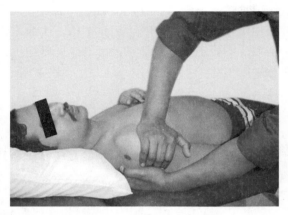

图 15.23   盂肱关节向后滑动

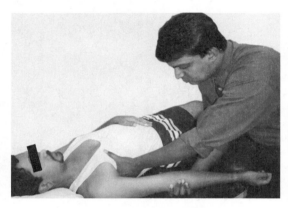

图 15.22   盂肱关节分离和外旋

肩关节向后滑动：患者仰卧，手臂稍外展并向内旋转。医师站在待治疗的肩部一侧。医师一手放在患者肩胛骨下方，手指支撑并稳定肩胛冈。另一手的近端大鱼际和小鱼际放在患者肱骨头和肱骨干上部。从下方稳定肩胛冈，另一只手轻轻地垂直向下施力，向后滑动肩关节（图 15.23）。

肩关节向下滑动：患者仰卧，医师面对要检查的肩关节。医师一手用食指掌骨阻挡患者肩胛骨的盂下结节。另一手抓住肱骨下髁。当放置在患者盂下结节下的手提供对抗力的时候，抓住患者肱骨下髁的手轻轻向下滑动（图 15.24）。

肩关节向前滑动：患者俯卧，手臂放在体侧，手掌朝下。可以在关节线内侧的肩关节前方放一条折叠的毛巾。医师站在患者待治疗的肩关节旁。医师的一手放在患者肩胛冈上，手指环绕并支撑肩带。另一手的近端

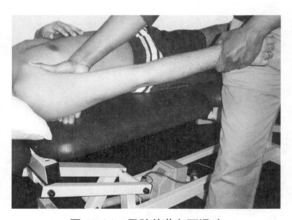

图 15.24   盂肱关节向下滑动

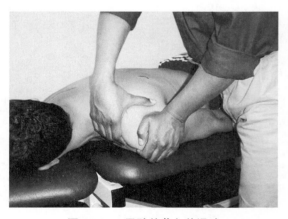

图 15.25   盂肱关节向前滑动

所有的关节松动过程都要进行骨关节运动。我们应该明白，骨关节运动的被动拉伸往往会导致患者无法放松。

十一、预防

肩部的运动疗法方案与关节活动的功能障碍有很强的相关性。具体如下：

肱骨前内旋转：酌情拉伸或加强肩胛下肌和冈上肌；拉伸肩肱外旋肌；拉伸背阔肌和胸大肌。

肱骨上移：加强肩袖和肱二头肌。

翼状肩胛骨：加强前锯肌和下斜方肌。

肩胛骨下回旋：加强下斜方肌，拉伸肩胛提肌。

肩胛骨前伸：加强肩胛骨后缩肌群，即下斜方肌和菱形肌，并伸展胸大肌、胸小肌和大圆肌。

另外需要关注的肌肉是斜方肌和锁骨下肌。当它们紧张时，会增加颈肩部整体功能障碍的复发率。

颈胸部的肌肉也值得注意。为了维持肩关节复合体的整体稳定性，也要注意肩袖肌群和下斜方肌。此外，在制定运动治疗方案前，需先考虑患者有无相关禁忌证。

十二、肌筋膜压痛点

解决肌筋膜压痛在于减少肌动蛋白和肌球蛋白的交叉结合以及肌原纤维的限制。它们的持续存在可能会促进化学物质积聚、早期疲劳和肌肉性能下降，并伴有疼痛和功能障碍。最好通过手法松解和物理治疗进行治疗。异常 γ 传出神经继发的压痛点可能需要采用另一种姿位释放技术进行治疗，读者可以进一步阅读有关"摆位放松术"方法的

书籍。图 15.26 和 15.27 说明了肩部一些常见的肌筋膜压痛点。

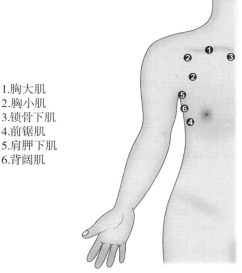

1.胸大肌
2.胸小肌
3.锁骨下肌
4.前锯肌
5.肩胛下肌
6.背阔肌

图 15.26　肩部前侧肌筋膜压痛点

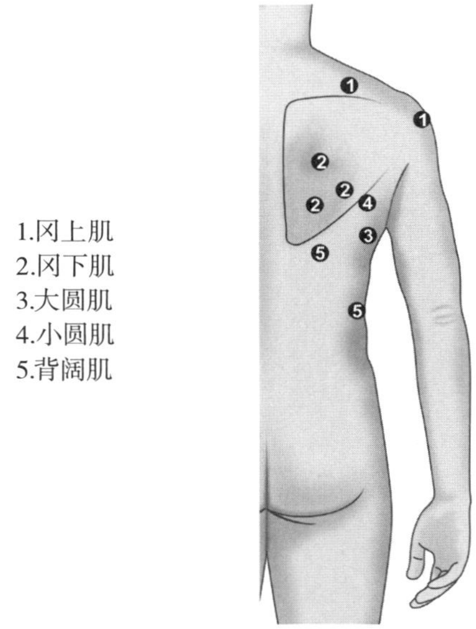

1.冈上肌
2.冈下肌
3.大圆肌
4.小圆肌
5.背阔肌

图 15.27　肩部后侧肌筋膜压痛点

参考文献

1. Rockwood CA, Young DC. Disorders of the

acromioclavicular joint. In： Rockwood CA, Matsen FA, eds. The shoulder. 3rd edn. 1990, WB Saunders, Philadephia.

2. Sahrmann S. Diagnosis and treatment of move-ment impairment syndromes, 2002, St Louis, Mosby

3. Kibler WB. The role of the scapula in athletic shoulder function. Am J Sports Med. 1998;26： 325-37.

4. Palastanga N, Field D, Soames R. Anatomy and Human Movement, 1989, Heinemann medical publishers, Oxford.

5. Hawkins RJ, Hobeika PE. Impingement syndrome in the athletic shoulder. Clin Sports Med. 1983;2： 391-405.

6. Stroh S. Shoulder impingement. J Manual and Manipulative Ther. 1995;3： 59-64.

7. Donatelli RA. Physical Therapy of the Shoulder. 1996. Churchill Livingstone, New York.

8. Tovin BJ, Greenfield BH. Evaluation and treatment of the shoulder： an intergration of the guide to physical therapist practice, 2001, FA Davis

9. Company, Philadelphia.. Magee DJ. Orthopedic Physical Assessment, 4th edn, 2002. WB Saunders, Philadelphia.

10. Patla CE, Paris SV. EI Course Notes： Extremity Evaluation and manipulation.1996. St. Auguatine, Institute press.

11. Kaltenborn F. Mobilization of the extremity joints： Examination and basic treatment techniques, 3rd edn, 1980, Olaf Norlis Bokhandel Universitetsgaten, Oslo, Norway.

12. Butler D. Mobilisation of the nervous system. 1991 Churchill Livingstone. Melbourne.

肘关节对局部软骨的挤压主要发生在屈曲过程中，因此肘需要完全伸展来保持供给软骨的营养。肘部的力学改变在很大程度上取决于其远端手腕和手的功能状态。因此，治疗肘关节功能障碍应同时处理这两个功能链的组成部分。

一、骨解剖

肘关节由肱桡关节、肱尺关节和桡骨上关节组成。肱骨小头与桡骨小头的上表面咬合，肱骨滑车与尺骨滑车切迹咬合，分别形成肱桡侧和肱尺关节。这三个关节都具有重要临床意义，需要重点关注。除了桡尺下关节和腕关节外，这三个关节间的力学协调性也决定了肘关节的整体关节压力和组织拉伸应力。

二、韧带解剖

肘关节韧带的临床意义如下：

（一）尺侧副韧带

这条韧带来自肱骨内上髁，有前束、后束和中束三束。前束附着在尺骨的冠状突上，后束附着于鹰嘴突，这两条韧带通过中束纤维连接在一起。该韧带与尺神经、指浅屈肌、尺侧腕屈肌和肱三头肌关系最为密切。

（二）桡侧副韧带

该韧带是起源于肱骨外上髁并附着于桡骨头的环状韧带。它在结构上呈分叉状。该韧带与桡侧腕短伸肌和旋后肌相关。

（三）环状韧带

环状韧带是上桡尺关节的韧带。这条环状韧带环绕桡骨头，与桡侧副韧带相连，并为其提供了附着点。

三、肌肉解剖

下文介绍了具有临床意义的肘部肌肉。其中有些肌肉虽然并不影响肘部活动，却与肘部有相关性，因为它们会引起关节周围疼痛。

（一）旋前圆肌

该肌肉起自内侧髁正上方和尺骨冠状突内侧的两个头组成。它们止于桡骨干的外表面，发挥前臂内旋的作用；当桡骨固定时，有助于前臂旋转。正中神经从旋前圆肌两个头之间走行进入前臂。

（二）旋后肌

该肌肉在肱骨外上髁处分为两个头，止于肱二头肌结节和桡骨体的后外表面。其功能是使前臂旋后。桡神经的骨间后支穿过旋后短肌的两个头,位于弗罗赫斯(Frohse)弓中。

（三）尺侧腕屈肌

该肌肉由来自于肱骨内上髁及尺骨的内缘、后缘上三分之二的两个头组成，止于腕豆骨。作用是屈曲和尺偏腕关节，同时它也作为肘部屈肌发挥作用。这两个头在肘内侧形成一个长隧道，有尺神经通过，称为肘管。

（四）桡侧腕长伸肌

桡侧腕长伸肌起于肱骨外上髁嵴的下三分之一、肌间外隔和伸肌总腱，止于食指掌骨基部，具有伸展和向桡侧偏转手腕的功能。

（五）桡侧腕短伸肌

桡侧腕短伸肌起自肱骨外上髁、肘外侧韧带和外侧肌间隔膜，止于中指掌骨基部，具有伸展和向桡侧偏转手腕的功能。

四、力学机制

肘关节和桡尺关节的活动方向包括屈曲、伸展、旋前和旋后。腕关节的活动对肘关节也有重要影响，将在下一节中讨论。肘关节屈伸运动的特点是：侧向滑动发生在鹰嘴窝，下移和上移发生在桡骨头。伸展时，尺骨在鹰嘴窝向内侧滑动，桡骨在尺骨上向远端和尾端移动，桡骨头在肱骨上向后滑动，肘关节出现外翻角，推迟尺骨和肱骨之间的接触。在屈曲时，情况正好相反。桡骨头在尺骨上向近端和头侧滑动，尺骨在鹰嘴窝内向外侧滑动，桡骨头在肱骨上向前滑动。在鹰嘴窝处尺骨内、外侧滑动受限合并尾部或向下运动受限是较常见的受限模式。

旋前和旋后更复杂一些，因为这不仅涉及上尺桡关节和下尺桡关节，还涉及肱尺关节、肱桡关节和桡腕关节。在旋前过程中，桡骨头在肱骨头上扭转，在尺骨上摆动并向外侧移动。在下尺桡关节处，尺骨略微伸展和外展，因此向后滑动，桡骨在尺骨茎突处向内移动。在旋后过程中，桡骨头反转运动并向内侧移动。在下尺桡关节处，尺骨略微屈曲并内收，因此向前滑动，桡骨在尺骨茎突处向外侧移动。这能够解释手腕的创伤为什么会明显影响肘关节，反之亦然。医师必须明白，两个关节之间的关系不仅由关节运动学决定，还受肌肉动力学影响。

五、功能障碍发生机制

肘关节功能障碍分为外侧、内侧和后侧，因为外侧部分容易出现功能障碍而被重视，内侧和后侧功能障碍也并不罕见，也应引起重视。

（一）肘关节内侧和前侧功能障碍

手腕过度屈曲和投掷易令肘部内侧部分拉伤：

1. 投掷

投掷动作的起始涉及肩部伸展、外展和外旋，同时肘部会弯曲。动作包括躯干和肩部快速向前移动，但手臂尚在后方，这会导致肘部出现快速而剧烈的伸展力矩，导致桡骨向下滑动，桡骨头向后滑动。这会使肘内侧外翻的张力增加以及外侧压力增加，然而如果关节运动时桡骨向下滑动受限，就会进一步增加外侧压力和肘内侧的张力，这种情况下，内侧韧带容易受伤。此外，它还会导致肌肉组织过度使用损伤、关节囊损伤、尺骨骨刺和内上髁炎。

2. 手腕屈曲

腕部的屈曲对肘部内侧有明显影响。在桡尺远端腕关节，腕关节屈曲导致尺骨向下滑动。钩骨、头状骨、小多角骨和舟骨松散排列，出现尺偏。尤其在屈腕活动时（高尔夫球、板球等运动）关节活动受限，继而受到冲击/累积应力，会在屈肌总腱处产生更多向内侧的力，被称作高尔夫球肘。患者的前臂、腕屈肌和尺神经都会受累。软组织长期受刺激会导致尺神经滑囊炎，或造成尺神经纤维性卡压，导致尺神经受累。尺侧腕屈肌的两个头形成了"肘管"，该管道有尺神经穿过；尺侧腕屈肌肿胀或反复的微创伤均会刺激尺神经，导致肘管综合征。

当正中神经或其前骨间支穿过旋前圆肌的两个头时，也同样会受到挤压，导致旋前圆肌综合征或前臂骨间膜室综合征。

因此继发于肘关节内侧和前侧功能障碍的常见病症有：

- 内上髁炎，高尔夫球肘
- 内侧副韧带拉伤
- 尺骨牵引错位
- 旋前圆肌综合征
- 前臂骨间膜室综合征
- 肘管综合征

（二）肘后功能障碍

肘后疼痛也被描述为过度使用，需要考虑其机制。直接压力或创伤是一个明显的致病因素。然而肘内侧疼痛（投掷／腕关节屈曲）中介绍的两种机制都是额外的致病因素。肘后功能障碍是两者的结合。投掷动作包括肘关节猛烈伸展、手腕弯曲和尺偏。因此，这些错误的力学动作会刺激三头肌及其下面的滑囊，导致三头肌拉伤和鹰嘴滑囊炎。

如果长时间存在这种情况，开链运动（类似武术那样在空中击打）引起的"回弹动作"可能会导致肘后部撞击。鹰嘴的后内侧表面附着尺侧腕屈肌，该肌肉的功能障碍会引起肘后疼痛。此外，肘后鹰嘴的内侧和外侧滑动不足，可能会在长时间活动时刺激软组织，导致肘后疼痛和撞击。

因此肘后功能障碍常见的病理变化有：

- 三头肌拉伤
- 鹰嘴滑囊炎
- 屈腕肌拉伤

- 后侧撞击

（三）肘外侧功能障碍

虽然"网球肘"是外侧肘复合体中最常见的病变，但也有其他致病因素。如两个功能因素：投掷和手腕伸展。这在使用球拍的运动中很常见，且也存在于锤击、打字等职业中。电工或木匠经常使用螺丝刀会导致过度旋后，容易造成该功能障碍。如前所述，投掷运动也会导致桡骨头受到压力。当关节运动力学机制发生错误时，会导致这些压力增加，诱发功能紊乱，包括桡骨头挤压和颤动。

由于腕关节伸展的复杂机制和脆弱性，应仔细考虑腕关节伸展这个因素。在"诊断原理"一节中介绍了腕关节伸展的机制。回顾一下，在腕关节伸展过程中

- 远端一排腕骨向背侧移动，近端一排腕骨向掌侧移动。
- 主要运动发生在桡腕关节的桡侧。
- 舟状骨和月骨在桡骨前方滑动。
- 与桡侧腕长伸肌、桡侧腕短伸肌的作用有关，强大的腕伸和桡偏力量导致腕部向桡侧偏。
- 桡骨在尺骨上向头侧滑动。

因此，当一只伸展的手受到打击时，力量会通过第三掌骨传递到头状骨、月骨、舟状骨，然后传递到桡骨和腕伸肌总腱。

累积应力可能累及伸肌总肌腱的腱骨膜交界处，最常见的是桡侧腕短伸肌，其次是桡侧腕长伸肌和指伸肌。然而，上述关节运动学机制的任何错误改变或桡骨的过度向头侧运动都可能增加桡骨头处的压力，并引起伸肌总起点的收缩应力增加。

软组织功能障碍可导致肘外侧区域的疼痛和神经卡压。前臂桡神经的主要分支是骨间后神经。当该神经穿过弗罗赫斯弓中的旋

后肌的两个头时，可能会在肱骨外上髁附近受到压迫。在旋后肌和前臂伸肌肿胀状态下，可能会发生纤维压迫，导致"桡管综合征"，症状可能类似肱骨外上髁炎，但其没有感觉神经的损伤。

因此，肘外侧功能障碍中常见的病理变化是：

① 肱骨外上髁炎（网球肘）

② 桡管综合征

③ 韧带拉伤（外侧副韧带、环状韧带）

④ 骨小头挤压 / 颤动

六、体格检查

（一）尺骨向内侧 / 外侧移动

患者坐位，医师坐在患者患侧。医师在患者近端桡尺关节周围进行固定，将手臂稳定在躯干和肘部之间。然后向内侧和外侧滑动肘部（图 16.1），并滑动到末端。在患者坐下后，医师将拇指和食指放在鹰嘴窝内鹰嘴两侧（图 16.2）。再将肘部进行屈伸，可感受鹰嘴窝内鹰嘴的内外侧运动。在伸展过程中，内侧间隙增加，在屈曲过程中，间隙减小，伴有疼痛和局部压痛的状态改变表明具有功能障碍。

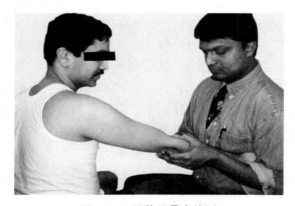

图 16.1　评估尺骨内外侧

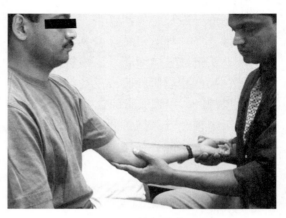

图 16.2　评估尺骨内外侧

内侧滑行受限更常见，在检查时可感觉到内收受限。这会对正常伸展造成机械性干扰。

因此在进行暴力性运动或重复伸展的活动时，尺骨的滑动受限会刺激后部结构，主要易致鹰嘴滑囊炎。与鹰嘴相连的尺侧腕屈肌，是另一个易发生功能障碍的结构。

（二）桡骨头上移 / 下移

患者坐位，医师面向患者。医师用食指触诊患者桡骨头，并稍微向近端移动，以触诊桡骨头和肱骨小头之间的凹陷。在触诊这个凹陷空间的同时，患者肘部进行弯曲和伸展。在此过程中，医师实际上可以感觉到屈曲时间隙减小，伸展时间隙增大（图16.3）。再感受运动并触诊伸展终末时的间隙，两侧进行对比。间隙减小一侧表示桡骨小头功能障碍，反之亦然。

向下滑动的限制在伸展 / 投掷运动中最常见。这增加了外侧压力和内侧张力。桡骨头功能障碍会影响腕部的力学，增加桡骨头上的应力，尤其是在腕伸展期间容易诱发肱骨外上髁炎。

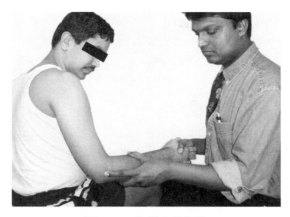

图 16.3　桡骨上移评估

（三）尺骨变异

患者坐在桌前，前臂置于桌上，医师面对患者前臂。医师用拇指触诊患者两侧茎突，并轻微向茎突尖端下方移动。通常桡骨茎突向下更多、更贴近掌侧，并且两侧都要进行比较（图 16.4）。但如果桡骨茎突比对侧更高，向背侧凸起，则认为是尺骨变异阳性，也可能是桡骨茎突功能障碍。这不仅对肘部有影响，对腕部也有影响。对肘部的影响如上所述为"桡骨头功能障碍"，对腕部的影响将在下一节关于腕部和手部的章节中介绍。

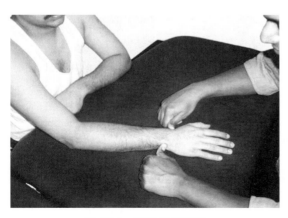

图 16.4　评估尺骨变异

（四）尺骨茎突后移

患者坐在桌前，前臂置于桌上，医师面对患者前臂。医师的拇指放在患者两侧茎突上，观察是否存在不对称（图 16.5）。尺骨茎突通常比桡骨茎突稍靠后，但如果尺骨茎突与对侧相比靠后增加，表明存在尺骨茎突后移的功能障碍。尺骨远端后移影响旋后的运动力学机制，在保持这种功能障碍的情况下，长时间不当使用可导致旋后肌活动过度，易患桡管综合征。

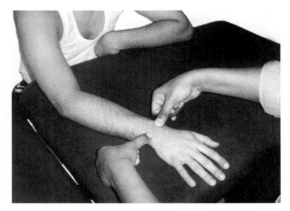

图 16.5　评估尺骨茎突后移

七、特定部位功能障碍的治疗

（一）尺骨向内侧 / 外侧移动

患者俯卧，医师位于患者患侧，面向患者。患者的手臂屈曲约 70°～90°，置于治疗床一侧。医师稳定患者肱骨髁，用拇指、食指和中指握住鹰嘴。在内侧和外侧方向移动鹰嘴（图 16.6 A、B）。本文还展示了另一种仰卧位方法。

（二）桡骨头向上移 / 下移

对于上移功能障碍，患者侧卧，医师位于患者体侧，面对患者。患者肘部弯曲

45°。医师一手抓住患者手腕正上方的桡骨下端（图 16.7 至 16.9），另一手稳定肱骨中段的上臂，在桡骨下端轻轻牵拉，同时另一手稳定并给牵拉提供反压力。或者在肱骨干下放置毛巾 / 带子或床单，并压在患者躯干下方（固定肱骨）。如果条件允许，可以使用一条关节松动带。此时医师在患者桡骨下端提供牵引分离的力，而另一手则向前或向后滑动桡骨头。这进一步松动了桡骨头，使其易于上下运动。

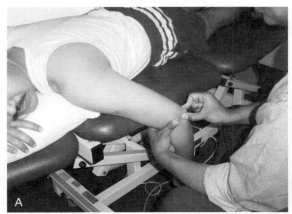
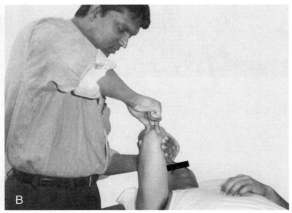

图 16.6　A 和 B：鹰嘴内外侧滑动

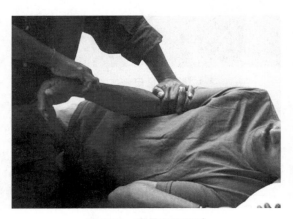

图 16.7　桡骨向下滑动

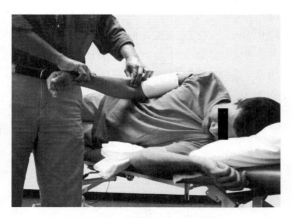

图 16.8　桡骨头上 / 下滑动

对于下移功能障碍，患者和医师的体位如上所述。患者的肘部弯曲 90° ～ 100°。医师的大鱼际与患者的大鱼际接触，拇指钩住患者的拇指，同时用另一手稳定肱骨髁，并在肘关节的方向上对桡骨施加移动力，患者保持腕伸和肘屈状态。

（三）尺骨茎突后移

患者仰卧，肘部伸展并内旋。医师一手的大鱼际稳定患者桡骨下端的背侧，患者尺骨则放在桌子边缘稍外侧，医师另一手的大鱼际放在患者尺骨下端的背侧，向尺骨施加向下的移动力，使其向前滑动（图16.10）。

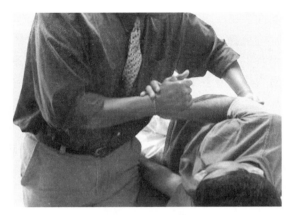

图 16.9　桡骨向上滑动

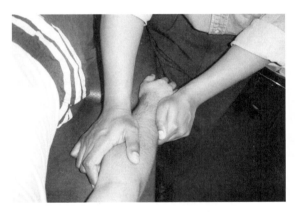

图 16.10　尺骨向前滑动

关节类型	铰链关节
自由度	屈曲、伸展、外展、内收
活动范围	屈曲：0～150° 伸展：0～10°过伸
关节囊受限模式	屈曲角度大于伸展角度
关节松弛位	70°～90°屈曲，10°～35°旋后

（二）上尺桡关节

- 关节基础知识

关节类型	车轴关节
自由度	屈曲、伸展、外展、内收
活动范围	屈曲：0～150° 伸展：0～10°过伸
关节囊受限模式	屈曲角度大于伸展角度
关节松弛位	70°～90°屈曲，10°～35°的旋后

（三）改善屈曲

- 尺骨分离牵引
- 桡骨向上滑行
- 桡骨头前滑行
- 桡尺复位

（四）改善伸展

- 避免肱肌骨化性肌炎
- 尺骨分离牵引
- 桡骨向下滑动
- 桡骨头向后滑动
- 尺骨内侧和外侧滑动，见特定躯体功能障碍的治疗部分。

（四）尺骨变异

治疗技术如治疗桡骨上移功能障碍所述。

八、改善整体活动范围的治疗[2,9]（TJP：牵引和被动滑动）

（一）肱尺关节 – 桡骨

- 关节基础知识

（五）改善旋前

- 桡骨头向后滑动
- 尺骨茎突向后滑动
- 桡尺复位

（六）改善旋后

- 桡骨头向前滑行
- 尺骨髁向前滑行
- 桡尺复位

九、徒手疗法操作

（一）尺骨分离牵引

　　患者仰卧，医师坐位，位于患者体侧，面向患者。患者肘部弯曲至 90°。医师一手抓住患者尺骨上段，正好位于关节水平下方，手臂放在医师的肩上，另一手在肱骨中轴处将上臂稳定并为牵引提供反向压力，对尺骨上端进行轻柔的分离牵引（图 16.11）。

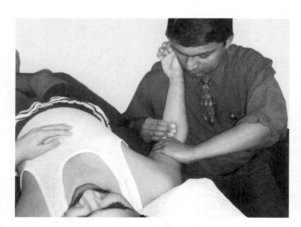

图 16.11　尺骨分离牵引

（二）桡骨向上滑动

　　患者取侧卧位，医师站在患者待治疗侧，面向患者。患者的肘部弯曲 90° ～ 100°。医师的大鱼际与患者的大鱼际接触，拇指勾住患者的拇指，然后用另一手稳定肱骨髁，并沿着桡骨长轴施加向下的松动力，保持腕伸和肘屈状态（图 16.12）。

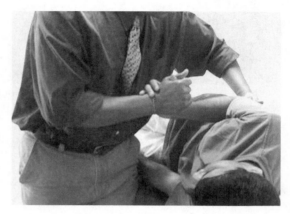

图 16.12　桡骨向上滑动

（三）桡骨向下滑动

　　患者侧卧，医师位于患者体侧，面对患者。将患者肘部弯曲至 45°。医师一手抓住患者手腕上方桡骨的下端，另一手稳定肱骨中段的上臂。在桡骨下端轻轻牵开，同时另一手稳定并施加反压力以进行牵引分离，保持肘部伸展和腕部屈曲（图 16.13）。

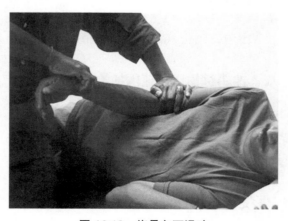

图 16.13　桡骨向下滑动

（四）桡骨头前/后滑动

患者侧卧，医师位于患者体侧，面对患者。患者肘部弯曲 90°。医师的一手抓住患者手腕正上方的桡骨下端，另一手握在肱骨中段将上臂固定。在桡骨下端进行轻微的牵引，同时另一手稳定并提供反向力进行牵引。或者在肱骨干下放置毛巾或床单，并将其压在患者躯干下方。如果条件允许，可以结合使用关节松动带。此时医师在患者桡骨下端进行牵引，同时另一手向前滑动桡骨头以改善屈曲或向后滑动以改善伸展功能（图 16.14）。

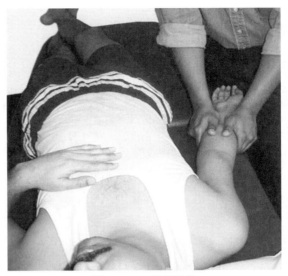

图 16.15　桡尺复位

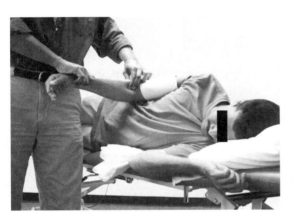

图 16.14　桡骨前后滑动

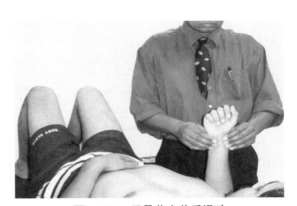

图 16.16　尺骨茎突前后滑动

（五）桡尺复位

患者仰卧，肘部伸展并旋后。医师位于患者体侧，面对患者。医师两个大鱼际分别卡于患者前臂的桡骨和尺骨两侧施加向后压力，促使桡骨和尺骨复位（图 16.15）。

（六）尺骨茎突前/后滑动

患者仰卧，肘部屈曲和旋后。医师用双手拇指握住患者尺骨和桡骨茎突。在牢牢握住桡骨茎突的同时，使尺骨沿前后方向滑动（图 16.16）。

十、肌筋膜压痛点

解决肌筋膜压痛在于减少肌动蛋白和肌球蛋白的交叉结合以及肌原纤维的限制。它们的持续存在可能会促进化学物质积聚、早期疲劳和肌肉性能下降，并伴有疼痛和功能障碍。最好通过手法松解和物理治疗进行治疗。异常 γ 传出神经继发的压痛点可能需要采用另一种姿位释放技术进行治疗，读者可以进一步阅读有关"摆位放松术"方法的书籍。以下是肘部常见肌筋膜压痛点（图 16.17 和 16.18）。

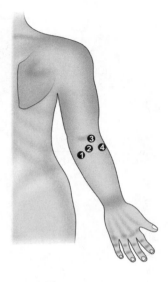

1.尺侧腕伸肌
2.桡侧腕短伸肌
3.桡侧腕长伸肌
4.肱桡肌

图 16.17　肘后侧肌筋膜压痛点

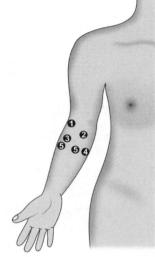

1.旋后肌
2.旋前圆肌
3.桡侧腕屈肌
4.尺侧腕屈肌
5.指浅屈肌/
　指深屈肌

图 16.18　肘前侧肌筋膜压痛点

参考文献

1. Norris CM. The Knee. In: Norris CM. Sports Injuries: Diagnosis and management for physio therapists 1993. Butterworth-Heinemann, Oxford, pp:169-192.

2. Patla CE, Paris SV.EI Course Notes: Extremity Evaluation and manipulation, 1996. St. Auguatine, Institute press.

3. Davies C. The trigger point therapy workbook,1st edn, 2001, New Harbinger Publication, Oakland.

4. Cyriax J. Textbook of orthopaedic medicine, vol 1: Diagnosis of soft tissue lesions,1982, Bailliere Tindall, Philadelphia.

5. Andrews JR, et al. Physical examination of the thrower's elbow. J Orthop Sports Phys Ther. 1993;17:296-304.

6. Chabon SJ. Uncommon compression neuropathies of the forearm. Physician Assistant. 1990; 14(9):65.

7. Moss SH, Switzer HE. Radial tunnel syndrome: a spectrum of clinical presentations. J Hand Surg Am. 1983;8:414-20.

8. Greenman PE. Principles of Manual Medicine, 1996, Williams and Wilkins, Baltimore.

9. Kaltenborn F. Mobilization of the extremity joints: Examination and basic treatment techniques, 3rd edn, 1980, Olaf Norlis Bokhandel Universitetsgaten, Oslo, Norway

手是人体最敏感和最灵活的器官。人体25%的帕西尼氏小体位于手部。它不仅是进行功能性活动的重要部位，也是触觉感知的主要器官，因此手的功能运动和感觉完整性至关重要。

手的功能障碍要与腕关节一同考虑，前臂和肘部也是该复合体结构的重要组成部分。因此在治疗手和腕关节功能障碍时，需对肘部进行详细的体格检查。

一、骨解剖

（一）远端桡尺关节

此关节由尺骨头与桡骨下端内侧的乙状窝构成。

（二）桡腕关节

桡骨与舟骨、月骨连接构成桡腕关节。三角纤维软骨复合体（TFCC）是从桡骨尺侧到尺骨茎突的纤维软骨盘，可增强腕部稳定性。月骨和三角骨也与三角纤维软骨复合体连接。该结构会因强迫伸展和旋前而损伤[1]。

（三）腕骨间关节

此关节是相邻腕骨间关节面构成的关节，由腕骨间韧带固定。

（四）腕中关节

此关节由近端腕骨和远端腕骨构成。其韧带完整性不如腕骨间关节，因此比腕骨间关节活动性更大。

（五）腕掌关节

此关节由远端腕骨和第一至第五掌骨构成。

（六）掌骨间关节

四块掌骨内侧通过覆盖有软骨的小表面相互连接构成掌骨间关节，通过背侧韧带、掌侧韧带和骨间韧带固定。

（七）掌指关节

此关节是由掌骨小头与指骨基底构成的髁状关节，通过侧副韧带、掌侧韧带和掌深横韧带固定。

（八）指骨间关节

此关节是由指骨髁连接构成的铰链关节，通过纤维囊、掌侧韧带和副韧带固定。此关节在屈曲时会发生一定程度的旋转，使四指尖的指腹与拇指指腹相对。

二、韧带解剖

手腕和手的部分韧带比其他位置的韧带更易受伤[2]。下文对手腕和手的韧带及其易损性、临床相关性进行介绍。

（一）舟月骨间韧带 / 月骨，头状骨

手腕扭伤是累及手腕部腕骨间韧带的常见病，其中舟月骨间韧带和头月韧带最易受累。其附着点可按名索骥。

（二）腕横韧带

腕横韧带从舟状骨结节延伸到钩骨，即从外到内，也被称为屈肌支持带。它构成腕管顶部，为大鱼际和小鱼际提供附着点；同时维持腕横弓，防止屈肌腱的弓形拉伸；也为正中神经提供保护。

（三）拇指尺侧副韧带

拇指尺侧副韧带主要负责稳定拇指的掌指关节。它从拇指掌骨延伸到拇指近节指骨基底部，可稳定拇外展、防止在运动和工作中出现的拇外展扭伤。

（四）掌指关节侧副韧带

掌指关节和指间关节有斜韧带，伸展时松弛，屈曲时紧张。这些韧带可防止外展和内收拉伤，因此也在此类运动剧烈时易受伤。它们的长度也会因固定不当而缩短，进而出现僵硬和损伤。

（五）豆钩韧带

豆钩韧带和豆掌韧带分别为从豌豆骨延伸至钩骨和从豌豆骨延伸至第五掌骨的两条韧带。实际上是尺侧腕屈肌的延伸，易出现功能障碍（见肘关节）。

三、肌肉解剖

因手和手指的肌肉精细复杂，故只提及与临床相关的肌肉。手部肌肉损伤通常与职业或运动有关。如前所述，损伤多由于肌肉动力学异常而非关节运动学异常。易受损伤的常见肌肉有：

（一）骨间肌

骨间肌起于掌骨，止于指背腱膜和近节指骨基底，结构复杂，通常在过用综合征中损伤，是手部疼痛的根源。

（二）指总伸肌

该肌肉起自肱骨外上髁和前臂深筋膜上的共同伸肌起点。它分别以内、外侧束形式止于中节指骨和远节指骨基底部。该肌肉通常由于过度使用[3]，引起职业性损伤（如键盘打字）。该肌腱或腱鞘的炎症也是手部和肘部疼痛的重要原因。同时该肌肉也会因过度抓握而损伤。

（三）指浅屈肌 / 指深屈肌

前一肌肉起自肱骨内上髁的屈肌总腱、肘关节尺侧副韧带和前臂深筋膜，另有两个头起自尺骨和桡骨，止于除拇指外的指骨中节侧面。后一肌肉起自尺骨近端、骨间膜和前臂深筋膜，止于除拇指外的远节指骨基底。二者可屈曲手指并协助屈曲腕关节。

二者通常在长时间抓握中损伤，一些特殊的职业也易出现损伤。它们被归属于运动损伤范畴，其中指浅屈肌可能是肘内侧疼痛的病因之一。此外，该腱鞘过度屈曲也会出现无菌性炎症。

（四）拇长展肌与拇短伸肌

拇长展肌起自尺骨和桡骨中三分之一背面，止于第一掌骨桡侧基底。它可外展腕掌关节和腕关节，并伸展拇指的腕掌关节。

拇短伸肌起自桡骨远端三分之一背面，止于拇指近节指骨基底。它可伸展拇指的掌指关节，并伸展和外展腕掌关节。这两条肌腱构成鼻烟窝的桡侧边缘。它们在桡骨茎突外侧的纤维 – 骨隧道中反复过度摩擦易造成损伤。

四、力学机制

手腕的力学机制涉及到几个关节[4-5]，其产生的四个动作为耦合动作。手腕屈曲伴随尺偏，伸展伴随桡偏。必须谨记，手腕运动的完整性受桡骨滑动或是桡骨远端与尺骨之间活动性的影响。

（一）伴随着桡偏的伸展

远端腕骨向背侧移动，近端腕骨向掌侧移动。

该运动主要发生在桡侧的桡腕关节。

舟状骨和月骨向桡骨前方滑动。

该运动依靠强大的腕伸肌和桡偏肌——即桡侧腕长伸肌（ECRL）、桡侧腕短伸肌（ECRB）使腕部桡侧偏斜。

桡骨在尺骨上向头侧滑动。

（二）伴随着尺偏的屈曲

远端腕骨向掌侧移动，近端腕骨向背侧移动。

该运动主要发生在桡腕关节。

舟状骨和月骨在桡骨上向后滑动。

同时尺侧腕屈肌（FCU）也起到辅助作用，该肌肉是屈腕肌中最强有力的肌肉，可以导致腕部尺偏。

桡骨在尺骨尾部滑动。

在纯桡偏中，近侧腕骨有尺侧滑动。

在纯尺偏中，近侧腕骨有桡侧滑动。

五、功能障碍发生机制

如前所述，腕部和手部的机械损伤多为过用综合征导致的临床症状，即负责活动的软组织出现病变[3,6]。腕部和手部的大多运动为开链活动，但也有部分活动以闭链方式进行（如俯卧撑、手部触地等）。因此关节运动学对评估而言不可或缺，在许多情况下软组织病变会因关节运动受限或力学错误而产生。

六、功能障碍导致的常见病症

（一）三角纤维软骨复合体损伤

三角纤维软骨复合体为桡骨尺侧缘开始延伸并止于尺骨茎突基底的三角形结构。其远端附着在月骨、三角骨、钩骨和第五掌骨基底。该区域通常被称为尺骨 – 半月板 – 三角骨关节。三角纤维软骨复合体可被理解为缓冲圆盘或半月板，它有助于吸收冲击。当其完好无损时，桡骨可负荷60%的轴向负荷。若没有三角纤维软骨时，桡骨轴向负荷可增加到95%。

尺骨相对于桡骨的长度也需关注。通常在手腕处桡骨比尺骨长，即尺骨变异阴性。如果尺骨相对长度增加，如生长板缺陷或桡骨尾向滑行受限时，尺骨会明显变长，进而增加三角纤维软骨复合体的压力，从而导致腕部疼痛和功能障碍。

因此三角纤维软骨复合体的作用是为相应关节提供连续的滑动表面，并为桡腕关节沿尺骨轴线的旋转运动稳定性提供支持。

（二）狭窄性腱鞘炎（De Quervain 病）

拇长展肌和拇短伸肌构成鼻烟窝的桡侧边缘。这两条肌腱在桡骨茎突侧面的纤维 – 骨隧道穿行，而这一位置容易因过度使用而损伤[7]。腕关节的重复屈曲、尺偏及伸展、桡偏活动会引起肌腱之间、肌腱与腱鞘之间以及肌腱与邻近骨结构之间的摩擦。进而产生的炎症反应会导致纤维 – 骨隧道增厚和狭窄。错误的屈曲和尺偏运动会进一步增加肌腱应力。

（三）肌肉和肌腱劳损

手部和前臂的几块小肌肉会出现过度劳损[8-9]，最常见的是骨间肌、指深屈肌和指浅屈肌。如前所述，这些肌肉的损伤多继发于错误的关节运动，而伸肌腱和腱鞘也易因过度使用而劳损。所以，重要的是解决伸展和桡偏的关节运动问题。

（四）韧带拉伤

舟状骨、月骨和头状骨的韧带易拉伤，通常是继发于腕部过度使用和伸展。导致其损伤的运动包括摔倒时手部伸展、推举练习、或是残疾患者在被人抬起或在拄拐杖行走过程中用力将身体推起所致。月骨也有向前位移的倾向，从而导致韧带应力增加。腕部扭伤后若治疗不当，可能导致这些韧带出现慢性损伤，疼痛点主要集中在屈腕时的腕背处。

1. 腕横韧带

腕横韧带从舟状骨结节延伸到钩骨进而构成腕管的顶部。腕横韧带的挛缩也可能是腕管正中神经受刺激的因素之一。

2. 拇指尺侧副韧带（猎人拇指）

拇指尺侧副韧带是拇指掌指关节的主要稳定装置。它从拇指掌骨延伸至拇指近节指骨基底，可稳定拇指外展，防止外展拉伤。因此在滑雪或拇指被毛衣卡住并受到横向拉扯等情况时，拇指指骨处易受压力。长期过度使用和职业因素也会对其产生压力。

3. 副韧带

掌指关节和指间关节有斜韧带，在伸展时松弛，屈曲时紧张。这些韧带可防止关节外展和内收时的拉伤，因此在此类运动剧烈时易受伤。它们的长度也会因固定不当而缩短，进而出现韧带僵硬。

4. 豆钩韧带

豆钩韧带包括从豌豆状骨延伸到钩骨的豆钩韧带和豌豆状骨延伸至第五掌骨的豆掌韧带。该韧带是尺侧腕屈肌的延伸，易因腕部长时间的重复屈曲运动而出现功能障碍。其功能障碍多发生在特定的职业人群和排球、板球和高尔夫球等体育运动中。因此手腕屈曲和尺偏时的关节运动异常是一种致病因素，其也易使尺神经受到刺激。

（五）腕掌关节病

腕掌关节病是拇指腕掌关节运动受限后，最易发生的骨关节炎病变。通常发生在长期过度使用拇指进行抓握或球拍类运动时。该受限常出现在拇指外展时。由于拇指的活动能力受限，功能会受到明显影响，伴有剧烈疼痛。

（六）交叉综合征

交叉综合征是桡侧腕伸肌（包括桡侧腕长伸肌和桡侧腕短伸肌）的腱鞘炎。该病还会影响拇短伸肌和拇长伸肌，进而出现肌腹疼痛和肿胀。其特征是前臂远端桡背侧的疼痛和肿胀，可能由第二伸肌间室的直接创伤引起。举重运动员、划船运动员等需要反复屈伸腕部的人群尤其容易患上该病。虽然该情况发生在第一和第二伸肌间室的交界处，但多数观点认为该病是桡侧腕长伸肌和桡侧腕短伸肌肌腱的腱鞘炎。

实际上该病长期以来被认为是因上覆的拇短伸肌和拇长伸肌肌腱的摩擦而引起。肌腱和腱周组织的张力、剪切应力，可能导致局部组织增厚、粘连和细胞增殖；之后肿胀和增殖的腱鞘因在坚硬的第二伸肌间室中受挤压而出现疼痛。交叉综合征患者描述的桡侧腕或前臂疼痛，可能因反复屈伸腕部而加重。

（七）神经卡压

1. 腕管综合征

腕管综合征是涉及手腕部正中神经卡压的常见病。以下致病因素与本书描述的内容密切相关：

- 腕横韧带纤维化或挛缩
- 继发于损伤的骨隧道边缘改变、关节运动受限和继发于骨折的错位（Colles骨折）。钩骨／豌豆骨和大多角骨／舟状骨是最需关注的腕骨。紧张的韧带或异常的关节运动可以改变腕管的通畅性并引起症状。月骨的前脱位也可能导致正中神经受压。

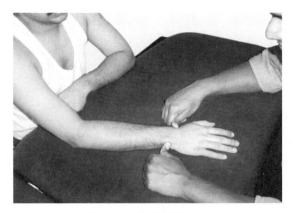

图 17.1　评估尺骨变异

如果腕管内的结构因过度使用而发炎，它们的大小可能会增加。而这些结构属于屈肌腱，所以治疗时应解决导致屈肌腱受刺激的原因[10-11]。

2. 腕尺管综合征（Guyons 管综合征）

这是尺神经受刺激的一种疾病，其主要特征是手腕的过度伸展和尺偏形成一种错误组合，进而导致神经被牵拉[10-11]。该病在骑自行车的人群中很常见，尺神经在豌豆骨和钩骨之间受到刺激；且手腕伸展过程中的关节运动异常也是致病因素之一。

3. 桡神经炎

由于长期、反复的尺偏和旋前，桡神经浅支在前臂远端三分之一处的桡侧腕长伸肌肌腱和肱桡肌肌腱之间受到压迫[10-11]，由于这两条肌腱的剪刀样作用而使神经容易受到刺激。因此该病多因拧螺丝刀或衣服等动作诱发。

七、体格检查

（一）尺骨变异

患者坐位，前臂置于桌上，医师面对患者前臂。医师用拇指触诊患者茎突，并缓缓向茎突尖端下方移动。通常桡骨茎突向下继续延伸，可两侧进行比较（图 17.1）。如果桡骨茎突比对侧更靠上，则属于尺骨变异阳性；也表明桡骨头的功能存在异常。

（二）桡骨头上移／下移

患者坐位，医师面对患者。医师用食指触诊患者桡骨头，并缓缓向近端移动以触诊桡骨头和肱骨小头之间的凹陷。在触诊凹陷的同时，嘱患者肘部屈曲和伸展。此时医师可感觉到该凹陷在屈曲时空间减小，在伸展时空间增大。医师需缓缓感受运动变化，并在伸展末端时触诊该凹陷，将两侧比较，空间减小表示桡骨头功能障碍，反之亦然（图 17.2）。

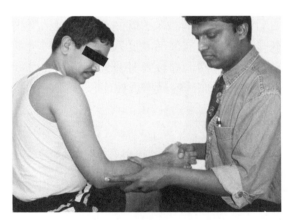

图 17.2　评估桡骨头上移／下移

（三）尺骨后移

患者坐位，前臂置于桌上，医师面对患者前臂。医师的拇指置于患者两茎突上，观

察对称情况。尺骨茎突通常比桡骨茎突稍靠后，但与对侧相比尺骨茎突更靠后，表明尺骨茎突后部功能障碍（图 17.3）

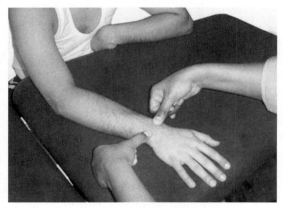

图 17.3　评估尺骨后移

（四）月骨前移

　　患者坐位，医师面对患者。患者手腕中立位，医师首先触诊患者拇指根部的舟状骨。再向内侧移动触诊时可在舟状骨旁触及凹陷，即月骨。健患两侧都要进行触诊。医师使患者的手腕弯曲（图 17.4），随着手腕弯曲，月骨会更加突出。在手腕完全弯曲时，突出较少的一侧是前部活动受限的月骨。月骨的前部功能障碍会导致舟月骨间韧带和头月韧带的应力增加，容易出现拉伤。

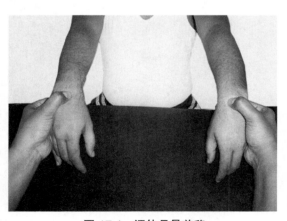

图 17.4　评估月骨前移

（五）关节运动受限情况评估

1. 腕关节伸展和桡偏

　　患者坐位，医师面对患者。患者前臂前伸并伸展手腕。在伸展约 60° 时，医师观察患者腕部是否出现桡偏。然后患者将手腕置于中立位，医师抓住三角骨（及豌豆骨）和月骨，将其向掌侧滑动并观察是否有活动受限。最后嘱患者手腕处于中立位，触诊桡尺骨茎突。此时嘱患者伸展手腕，在伸展极限时可感觉到桡骨向上滑动或向头侧滑动（图 17.5）。需与健侧比较从而更为精准的评估是否存在功能障碍。伸展时无桡偏，三角骨和月骨的掌侧滑动受限，桡骨向头侧滑动不足，皆表明存在功能障碍，这可能导致肘外侧功能障碍。

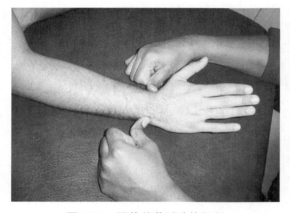

图 17.5　评估关节活动的限制

2. 腕关节屈曲和尺偏

　　反之，则导致肘关节内侧及后侧功能障碍。

八、特定部位功能障碍的治疗

（一）桡骨头上移／下移

1. 向上滑动桡骨

　　患者侧卧位，医师位于患者体侧，面对

患者。嘱患者肘关节弯曲 90°～100°，医师的大鱼际与患者的大鱼际接触，医师的拇指钩住患者拇指。此时医师另一手稳定患者肱骨髁，并在桡骨上施加向上的活动力。由于桡骨止于大鱼际隆起处（图 17.6），故应保持腕伸和肘屈。

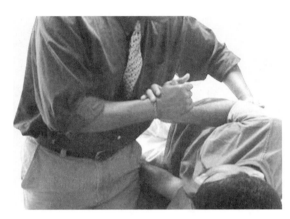

图 17.6　桡骨向上滑动

2. 向下滑动桡骨

患者侧卧位，医师位于患者体侧，面对患者。患者肘部弯曲 45°。医师一手捏住患者桡骨下端，另一手稳定上臂肱骨中段。在桡骨下端施加轻微的牵引力，同时另一手稳定并给予牵引的反作用力（图 17.7），保持肘部伸展和腕部屈曲。

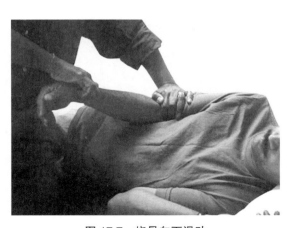

图 17.7　桡骨向下滑动

（二）尺骨茎突后移

患者仰卧位，医师位于患者体侧，面对患者。患者肘部伸展和外旋。医师一手的大鱼际稳定患者桡骨下端背侧，患者尺骨则放在桌子边缘稍外侧。医师另一手的大鱼际放在患者尺骨下端背侧，向尺骨施加向下的动力，使其向前滑动（图 17.8）。

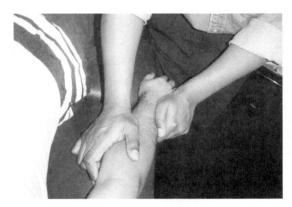

图 17.8　尺骨茎突向前滑动

（三）尺骨变异阳性

治疗技术如上所述，用于治疗桡骨上端功能障碍。

（四）月骨前移

患者坐位，医师面对患者。患者手呈旋后位，医师在患者手腕尺侧边缘触诊豌豆骨。医师触诊位置向外侧移动，用拇指腹和食指/中指触诊患者背侧月骨，并沿背侧方向滑动，使月骨向后滑动（图 17.9）。

（五）腕关节伸展伴桡偏

如前所述，这是对由桡骨向头侧运动和桡骨向下运动障碍的描述。该技术类似于改善月骨前移功能障碍的技术，此处月骨向掌侧滑动。类似的方法也适用于月骨内侧的三角骨。桡腕关节受到牵引，远端腕骨向背侧滑动，近端腕骨则向掌侧和尺侧滑动。

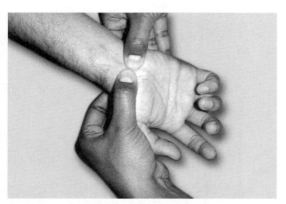

图 17.9　月骨向后滑动

（六）腕关节屈曲伴尺偏

上述技术操作可改善腕部屈曲伴尺偏。

九、改善整体活动范围的治疗 [4, 12]（TJP：牵引和被动滑动）

（一）桡腕关节

1. 改善腕关节屈曲
- 桡腕关节牵引分离
- 桡腕背侧滑动
- 腕中关节（月骨尺侧关节）掌侧滑动
- 桡骨尾侧运动

2. 改善腕关节伸展
- 桡腕关节牵引分离
- 桡腕掌侧滑动
- 腕中关节（月骨尺侧关节）背侧滑动
- 桡骨头侧运动

3. 改善桡偏
- 桡腕关节牵引分离，并对近端腕骨进行尺侧滑动松动。

4. 改善尺偏
- 桡腕关节牵引分离，并对近端腕骨进行桡侧滑动松动（图 17.10）。

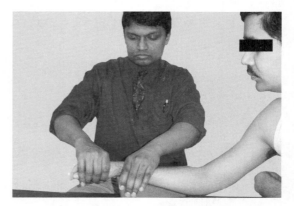

图 17.10　桡腕关节尺侧桡侧滑动

（二）掌指关节

1. 改善屈曲
- 分离旋转
- 掌侧滑动
- 内外侧滑动

2. 改善伸展
- 分离旋转
- 背侧滑动
- 内外侧滑动

（三）近节指间关节 / 远节指间关节

1. 改善屈曲
- 分离牵引
- 掌侧滑动
- 内外侧滑动

2. 改善伸展
- 分离牵引
- 背侧滑动
- 内外侧滑动

十、徒手疗法操作

（一）桡腕关节

1. 桡腕关节分离牵引

患者坐位，手放在治疗台上或楔形垫上，医师面对患者手臂。医师一手握住并固定患者桡骨远端和尺骨，另一手握住近端腕骨。在稳定桡骨和尺骨的同时，另一手施加长轴牵引（图 17.11）。

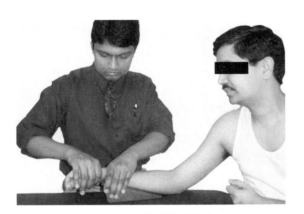

图 17.11　桡腕关节分离

桡腕背侧滑动（豌豆骨、三角骨、舟月骨、月骨和舟骨为主）：患者坐位，前臂旋后，手放在治疗台上或楔形垫上，医师面向患者手臂。楔型垫位于桡骨茎突和尺骨茎突的水平。医师一手握住并固定患者桡骨远端和尺骨，另一手握住近端腕骨。在稳定桡骨和尺骨同时，另一手在向下施加背侧滑动力（图 17.12）。

腕骨间掌侧滑动（大多角骨、小多角骨、头状骨、钩骨）：患者坐位，前臂旋前，近端腕骨放在治疗台边缘或楔形垫上。远端腕骨（腕中关节）由外侧的大多角骨、小多角骨和内侧的头状骨、钩骨组成。医师一手握住并固定患者桡骨远端和尺骨，另一手握住

远端腕骨。在固定桡骨和尺骨的同时，另一手向下施加掌侧滑动力（图 17.13）。

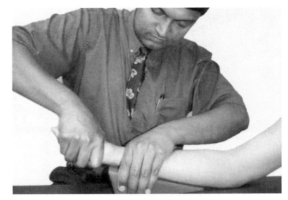

图 17.12　桡腕关节背侧滑动

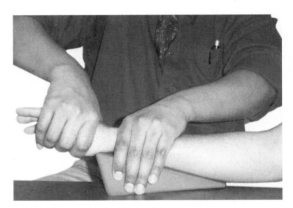

图 17.13　腕中关节掌侧滑动

2. 桡骨向尾侧 / 向头侧运动

关于这项徒手疗法的详细信息，请参阅第 16 章。

桡腕掌侧滑动（豌豆骨、三角骨、舟月骨、月骨和舟骨为主）：患者坐位，前臂旋前，手放在治疗台上或楔形垫上，医师面向待治疗侧。楔形垫置于桡骨茎突和尺骨茎突的水平。医师一手握住并固定桡骨远端和尺骨，另一手握住近端腕骨。在固定桡骨和尺骨的同时，另一手向下施加掌侧滑动力（图 17.14）。

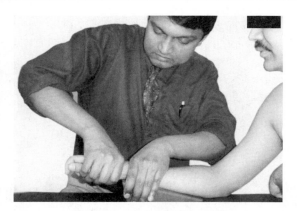

图 17.14　桡腕关节掌侧滑动

腕中关节背侧滑动（大多角骨、小多角骨、头状骨、钩骨）：患者坐位，前臂旋后，近端腕骨放在治疗台边缘或楔形垫上。远端腕骨（腕中关节）由外侧的大多角骨、小多角骨和内侧的头状骨、钩骨组成。医师一手握住并固定患者桡骨远端和尺骨，另一手握住远端腕骨。在固定桡骨和尺骨的同时，另一只手在下方施加背侧滑动力（图17.15）。

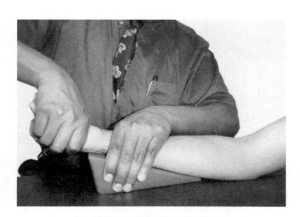

图 17.15　腕中关节背侧滑动

3. 近端腕骨的桡侧和尺侧滑动

患者/医师手的位置与分离牵引时相同。医师固定患者远端桡骨和尺骨，另一手握住近端腕骨并施加长轴牵伸力，然后沿小指方

向在尺骨和桡骨方向滑动。此处应注意运动是沿半圆弧进行，而不是在平面上进行（图17.16）。

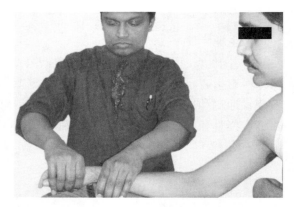

图 17.16　近端腕骨尺侧桡侧滑动

（二）掌骨间和腕骨间关节

患者仰卧位或坐位，医师面向患者。医师握住患者掌骨头，并沿前后方向滑动以活动掌骨关节；滑动腕骨间关节，在"月骨前部"滑动月骨。医师需要花时间分别滑动所有腕骨。掌骨间和腕骨间关节的关节活动对于改善腕关节整体活动性方面非常重要（图17.17）。

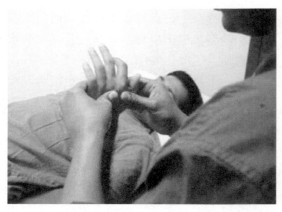

图 17.17　改善掌骨间关节和腕骨间关节活动性

（三）掌指关节

1. 牵引分离和旋转

患者坐位，手臂放在治疗台上。医师一手握住并固定患者掌骨，另一手握住近节指骨。在固定掌骨的同时，另一手通过近节指骨施加长轴牵引，并像拧毛巾一样轻轻旋转掌骨（图 17.18）。

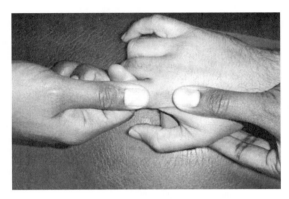

图 17.18　掌指关节牵引和旋转

2. 掌侧滑动

患者 / 医师手的位置与牵引时相同。医师固定患者掌骨后，牵引近节指骨并向下方滑动（图 17.19）。分别从第一掌指关节至第五掌指关节重复相同过程。

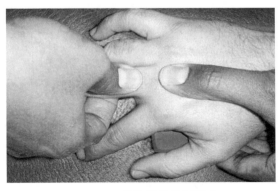

图 17.19　掌指关节掌侧滑动

3. 内外侧滑动

患者 / 医师体位与牵引时相同，但医师手的位置移至近节指骨的内侧 / 外侧。医师固定患者掌骨后，牵引近节指骨并向内侧 / 外侧滑动（图 17.20）。

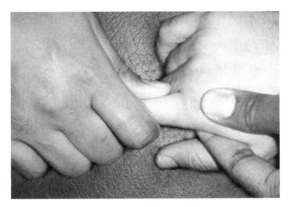

图 17.20　掌指关节内外侧滑动

4. 背侧滑动

除手掌面朝上外，患者 / 医师手的位置与牵引时相同。医师固定患者掌骨后，牵引近节指骨并向下方滑动（图 17.21）。分别从第一掌指关节至第五掌指关节重复相同过程。

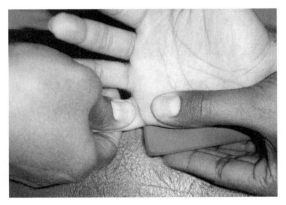

图 17.21　掌指关节背侧滑动

（四）近端指间关节 / 远端指间关节

1. 牵引和旋转

该过程与掌指关节牵引术相同，固定患者近节指骨，而牵引远节指骨（图 17.22）。

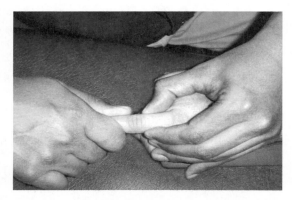

图 17.22　近端指间关节 / 远端指间关节牵引和旋转

①掌侧滑动：过程与掌指关节掌侧滑动相同，不同处在于固定患者近节指骨，而牵引远节指骨并向下方滑动（图 17.23）

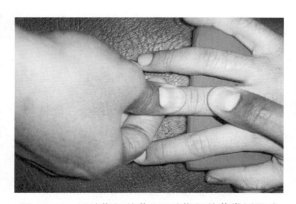

图 17.23　近端指间关节 / 远端指间关节掌侧滑动

②内侧 / 外侧滑动：过程与掌指关节的内侧 / 外侧滑动相同，不同处在于固定患者近节指骨，牵引远节指骨并向内侧 / 外侧滑动（图 17.24）。

③背侧滑动：过程与掌指关节的掌侧滑动相同，不同之处在于患者掌侧表面朝上，固定患者近节指骨，而牵引远节指骨并向下方滑动（图 17.25）。

（四）腕掌关节

1. 平行于手掌的掌部滑动

患者坐位，治疗手呈中立位。医师一手

的拇指和食指握住患者大多角骨。另一手的拇指和食指握住第一掌骨。此时第一掌骨在手掌上滑动，靠近手掌时改善屈曲，远离手掌时改善伸展（图 17.26）。

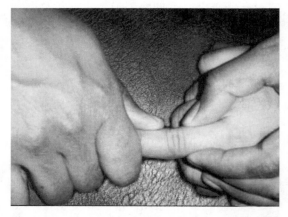

图 17.24　近端指间关节 / 远端指间关节内外侧滑动

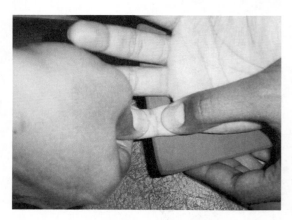

图 17.25　近端指间关节 / 远端指间关节背侧滑动

2. 与手掌呈直角的掌部滑动

患者坐位，治疗手呈半旋后位，医师一手的拇指和食指握住患者大多角骨，另一手的拇指和食指握住第一掌骨。此时第一掌骨向手掌滑动以促进拇指外展，并向远离手掌方向垂直滑动以促进拇指内收（图 17.27）。操作时医师拇指的位置应更靠近近端，此处为了便于说明在图中显示为远端。

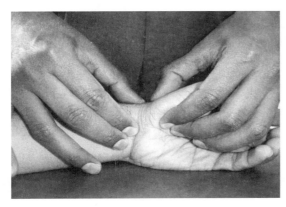

图 17.26　腕掌关节掌部滑动

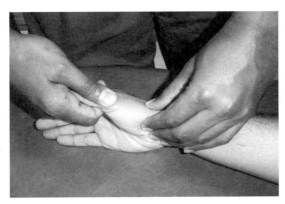

图 17.27　掌侧滑动，近端指骨握持应该更靠近近端

十一、预防

肘部和前臂需要注意的肌肉有：

- 肱三头肌
- 肱二头肌
- 旋后肌
- 尺侧腕屈肌
- 旋前圆肌

通常这些肌肉的功能障碍应根据病理学变化来解决，可能需要适当的拉伸、强化等运动，骨间膜也是需要注意的结构。桡骨和尺骨可向内和向外滚动，而骨间膜倾向于收紧并阻止该运动。

肘部肌肉作用于腕部，包括常见的屈肌和伸肌起点。常见的伸肌起点中需要重点知晓的肌肉有：

- 桡侧腕短伸肌
- 桡侧腕长伸肌
- 指伸肌

肘内侧功能障碍需要关注的尺侧腕屈肌，根据需要进行拉伸或肌肉强化，以及对肌筋膜触发点（MTPs）的治疗。

手部需要注意的肌肉有：

- 指浅屈肌
- 指深屈肌
- 小指屈肌
- 蚓状肌
- 指间肌
- 拇长展肌
- 拇短伸肌
- 拇长伸肌

在治疗方面要考虑的另一个领域是矫正矫形器，类似于踝关节讨论的部分，在此处不做具体论述。

十二、肌筋膜压痛点

解决肌筋膜压痛在于减少肌动蛋白和肌球蛋白的交叉结合以及肌原纤维的限制。它们的持续存在可能会促进化学物质积聚、早期疲劳和肌肉性能下降，并伴有疼痛和功能障碍。最好通过手法松解和物理治疗进行治疗。异常 γ 传出神经继发的压痛点可能需要采用另一种姿位释放技术进行治疗，读者可以进一步阅读有关"肌肉能量技术"方法的书籍。图示展示了手腕和手部常见肌筋膜压痛点（图 17.28）。

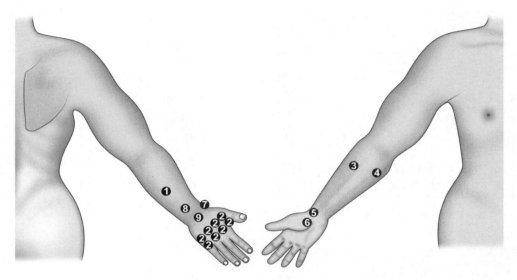

图 17.28　手腕和手肌筋膜压痛点（后侧和前侧）

1. 指伸肌；2. 背侧指间肌；3. 肱桡肌；4. 尺侧腕屈肌；5. 拇短展肌；6. 拇收肌；7. 拇长展肌 / 拇短伸肌、拇长伸肌（德凯弗莱恩氏（dequervain's）肌）；8. 拇长展肌、桡侧腕长短伸肌（交叉综合征）9. 舟月韧带

参考文献

1. Magee DJ. Orthopedic Physical Assessment, 4th edn, 2002. WB Saunders, Philadelphia.

2. Norris CM.The Knee.In:Norris CM. Sports Injuries: Diagnosis and management for physiotherapists 1993. Butterworth-Heinemann, Oxford, pp:169-192.

3. Poole BC. Cumulative trauma disorder of the upper extremity from occupational stress. J Hand Ther. 1988;1:172-80.

4. Patla CE, Paris SV.EI Course Notes: Extremity Evaluation and manipulation.1996. St. Auguatine, Institute press.

5. Zong-Ming Lia, Laurel Kuxhausa, Jesse A. Fiskb, et al.Coupling between wrist flexion-extension and radial–ulnar deviation. Clinical Biomech (Bristol Avon). 2205;20:177-83.

6. Conwell HE. Injuries to the wrist. Clin Symp. 1982;22(1):14.

7. Viegas SF. Trigger thumb of de Quervain's disease. J Hand Surg Am. 1986;11:235-7.

8. Nakano KK, et al. Anterior interosseous nerve syndrome. Arch Neurol. 1977;34:477.

9. Werner CO, et al. Clinical and neurophysiological characteristics of the pronator syndrome. Clin Orthop. 1985;197:231-36.

10. Wadsworth C. Peripheral nerve compression neuropathies. Home study course 97-2. Orthopedic

11. Section, American Physical Therapy Association. Nugent K. Nerve injuries of the upper extremity. Orth Phys Ther Clinics of North Am. 2001;10:635-48.

12. Kaltenborn F. Mobilization of the extremity joints: Examination and basic treatment techniques, 3rd edn, 1980, Olaf Norlis Bokhandel Universitetsgaten, Oslo, Norway

第2部分

徒手疗法在周围神经卡压综合征中的应用

周围神经损伤是医师在临床上经常遇见的一种疾病，具体的徒手疗法治疗方案取决于周围神经的损伤类型和严重程度，以及由此产生的功能障碍情况。诊治原则需基于Seddon 分类 [1]，具体如下：

① 神经失用

② 轴突断裂

③ 神经断裂

徒手疗法的适应证为大多数的神经失用和少数的轴突断裂，神经断裂多选择外科手术。当患者前来治疗时往往存在明显的神经功能障碍，例如"足下垂"或"腕下垂"。若患者的主要症状仅为疼痛时，可排除神经损伤相关疾病。周围神经损伤通常是"肌肉－骨骼－神经"整体相关的一种损伤，如"神经根型颈椎病"或"坐骨神经损伤"。

本书的重点在于神经损伤引起的疼痛，因此诊断标准可能不符合 Seddon 分类。在神经病理性损伤中，疼痛是比功能障碍更需要考虑的因素。

医师的关注点在于生理性运动的功能恢复和病理性运动的功能改善。将这个概念性的理论基础运用于肌肉骨骼系统，以区分生理运动和病理运动。周围神经系统是可以运动的吗？先前的理论能否运用于神经系统呢？答案是肯定的，这个理论被称为神经动力学，它的主要关注点即是周围神经组织的运动 [2]。

当我们的身体移动时，肌肉筋膜和韧带等软组织会改变其长度来适应身体运动的变化，走行于四肢的周围神经也因此要改变其长度来适应运动产生的变化。因此，这些神经会发生一定程度的滑动，来适应长度的变化。假设神经从脊髓到神经末梢是以纤维－骨管道的形式滑动穿过结缔组织、骨骼、肌肉和筋膜。若力线不良和功能失调，神经可在滑动穿行过程中产生嵌顿，并由此产生病理反应。同时，由内部功能失调产生化学渗出也是导致功能障碍和疼痛的原因之一 [3]。我们称其为"外部卡压"。此外，个别神经束中的神经也会发生卡压，从而出现功能障碍，我们称其为"内部卡压"。

四肢机械性神经痛也会由椎管内的病变导致。最常见的病因包括椎间盘突出、脊柱退行性病变和椎间孔狭窄、骨折和椎体滑脱。所谓机械性病变指的是"神经－肌肉－骨骼"来源的病变，而不是类似神经瘤、动脉瘤等肿瘤和血肿、糖尿病等疾病的并发症。然而现代研究逐渐发现，神经根性疼痛并不一定继发于脊柱内的病变 [4]。脊柱外发生的神经刺激称为脊柱外病变。当详细的临床诊断和影像学检查排除了可能存在的非机械性原因时（肿瘤、脓肿、神经疾病等），就需要考虑到机械源性疼痛。由于神经离开椎间孔后，要通过骨骼、肌肉、韧带和筋膜组织，都可能是椎管外的神经卡压点。一般情况下，四肢机械性神经痛是由脊柱源性病变导致。通过临床预测方法，能在一系列体格检查中明确是否存在脊柱源性疼痛 [5]。如果结果阴性，才考虑是脊柱外病变引起的疼痛。

参考文献

1. Kaye Andrew H.Essential Neurosurgery, 1991,Churchill Livingstone.pp. 333-4.

2. Nee RJ, Butler D. Management of peripheral neuropathic pain: integrating neurobiology, neurodynamics, and clinical evidence: Physical Therapy in Sport. 2006;2:36-49.

3. Takahashi N, Yabuki S, Aoki Y, et al. Pathomechanisms of nerve root injury caused by disk herniation: an experimental study of mechanical compression and chemical irritation. Spine. 2003;28:435-41.

4. Lewis AM, Layzer R, Engstrom JW, et al. Magnetic resonance neurography in extraspinal sciatica. Arch Neurol. 2006;63:1469-72.

5. Wainner RS, Fritz JM, Irrgang JJ, et al. Reliability and diagnostic accuracy of the clinical examination and patient self-report measures for cervical radiculopathy. Spine. 2003;28:52-62.

第 19 章
相关解剖

一、概述

　　神经系统大致分为三个部分：中枢神经、周围神经（包括 31 对脊神经和 12 对脑神经）和交感神经。本文主要介绍的是由脊髓发出的脊神经组成的周围神经系统。

　　脊神经起源于脊髓的两条神经根，即前（腹）神经根和后（背）神经根。前根传导运动冲动，后根传导感觉冲动。前根和后根合成一条混合脊神经。就在前后根汇合的不远处，感觉后背根有一小球状结构，称为背根神经节（the Dorsal Root Ganglion，DRG）。背根神经节里含有向大脑传递躯体感觉信息的感觉神经胞体。这些躯体感觉神经是单极的，其轴突分成两支，一支传到感觉受体，另一支传至大脑进行处理。背根神经节中的胞体主要是产生躯体感觉，但也会产生其他感官表征。这部分周围神经系统被包裹在椎体的椎管中。混合脊神经通过椎间孔从骨性椎管中穿出。此时的神经分为两部分：

　　① 前（腹侧）主支

　　② 后（背侧）主支

　　要理解椎间孔神经刺激引起的疼痛模式的复杂性，需要先了解它的解剖学知识。从椎间孔穿出后，首先要知道构成实际周围神经的前主支（图 19.1）。

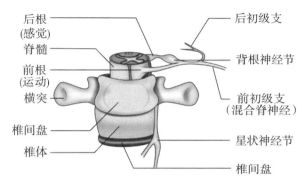

图 19.1　椎体、脊髓和脊神经的示意图（前面观）

后根（感觉）
脊髓
前根（运动）
横突
椎间盘
椎体
后初级支
背根神经节
前初级支（混合脊神经）
星状神经节
椎间盘

　　当神经根穿出脊柱（椎间孔）后，形成神经丛和神经干。在神经丛中，这些神经以单条神经的形式出入，进入各自支配的区域。这些孤立的神经即是周围神经，其传导和功能紊乱在临床中均被视为神经病理性损伤。

　　后主支经相邻椎骨横突间，首先支配上节段的关节突关节，然后走行到多裂肌，再是关节囊，最后支配到下节段的关节突关节。最终与灰交通支相连形成窦椎神经，支配同一节段的后纵韧带、后外侧椎间盘、黄韧带和关节突关节。

　　尽管前主支及其形成的周围神经在临床上得到的关注更多，后主支和其他的复杂神经支配（它们共同支配上下三个层面）却会使疼痛症状显得更加复杂[1]。

二、周围神经的结构 [2]

　　神经胞体及其突起是神经系统结构和功

能的基本单位，被称为神经元和轴突。轴突内的胞质称为轴质或轴浆。轴突是神经细胞向外周的延伸，它被单个施万细胞包围，排列成纵向连续链，形成髓鞘细胞。有髓鞘神经由一个施万细胞和许多有髓纤维构成。这些有髓鞘和无髓鞘的神经纤维组织成束，被称为神经束，周围有一层坚硬的膜，称为神经束膜。神经束膜由一层扁平细胞组成。神经束由称为神经外膜的疏松结缔组织组成在一起。施万细胞周围有一层被最内层的结缔组织包裹的胶原基底膜称为神经内膜。

神经外膜是神经的最外层，由结缔组织组成，具有缓冲作用。结缔组织成分的数量可能因其位置而异（浅或深），可能是为了适应负荷的变化。例如，位于关节表面或靠近关节的神经可能含有更多的结缔组织，这可能是对重复负荷的反应。神经外膜的另一重要结构是严密的血管系统，用以维持神经的营养健康。

神经束膜是神经外膜内神经束的覆盖物，为神经内膜的内容物提供保护，并维持渗透环境。同时，它还有助于保护神经内容物免受化学和细菌的侵袭。

神经内膜位于神经束膜内，它有助于维持神经内的空间和体液压力。神经内膜的细胞成分浸润在神经内分泌液中。

三、神经血管

了解神经血管系统的解剖学知识对于了解症状发生机制很重要，因为大多数神经病理性疼痛继发于血流中断后导致的神经缺血。正常的血流能为神经传导供应能量，同时能维持神经元细胞质内的细胞运动。由于周围神经系统涉及脊髓和起于脊髓的周围神经，因此首先要掌握脊髓血管系统的相关知识。

（一）脊髓

椎动脉发出对脊髓血液供应十分重要的动脉。它们是脊髓的前动脉和后动脉。约75%的脊髓血供来自脊髓前动脉。脊髓前动脉只营养脊髓的上半部分。脊髓其余部分的血供来自于脊髓节段动脉和神经根动脉。

脊髓节段动脉（前支和后支）和神经根动脉（腹支和背支）来自颈升动脉、颈深动脉、肋间后动脉和腰动脉。髓动脉补充了脊髓前、后动脉的血供。它们主要为脊髓提供额外的血供。因此，神经根动脉是为神经根和随后的神经提供血供最关键的动脉。

（二）神经根

神经根的血液供应由营养脊髓的神经根动脉供应。神经根内含有神经束，这些神经束在运动过程中相互滑动，因此需要其他动脉的代偿性营养供给。伴随神经束的有一条主要的神经根动脉和几条神经根侧支动脉，并在其中生成束间支，这些束间支会因神经束的滑动运动而伸展，由神经的代偿生长来适应长度变化。

（三）周围神经

周围神经的血管系统十分发达，可能是由于神经增长的活动需求所致。这些血管易受血流中断的影响，成为造成疼痛和功能障碍的根源之一。血液供应都是纵向分布的，大致分为两类，即：

① 外周
② 内在

外周血供系统纵向运行，并通过被称为滋养血管的分支与内部血供系统有多个连接。外周（神经外）血管通过滋养血管与神经外膜相通。它们构成神经外膜外部血管的外周部分。它们进一步向内延伸，形成内在固有神经丛。

神经外膜是神经的最外层，故最先受到外部压力的影响。因此，神经外膜会在神经穿过纤维骨管道处增厚以保护神经。

四、轴突传递

所有细胞都有细胞质，其中的线粒体、突触小泡和其他细胞质成分在胞体间来往。这一过程被称为轴突传递。

轴突的体积是胞体的 100 倍，但其中不会进行蛋白质合成。只有胞体和近端的树突含有核糖体，核糖体是制造蛋白质的结构。神经递质和膜修复所需的蛋白质以及一些脂质通常从胞体沿轴突向下传递，以维持轴突功能。若损伤导致蛋白质缺乏，其远端节段将发生退化。

轴突传递有两种类型，即：
①顺行（远离胞体）
②逆行（朝向胞体）

顺行传递系统发挥作用的速度各不相同。快速传递携带神经递质和递质／突触小泡，速度约为 400mm／天。低速传递携带可溶的酶和结构蛋白（微管、微管蛋白），速度约为 1～6mm／天。

逆行传递的速度约为 200mm／天。逆行传递调节细胞的新陈代谢，因此非常重要。在切开的轴突中，染色质溶解的信号是通过逆行传递的。此外，嗜神经性病毒可通过逆行传递（脊髓灰质炎、疱疹、狂犬病等）感染细胞体。

轴突传递依赖于血管分布和流动性。恢复神经活动性可能会对血液和轴浆的流动产生影响，这对神经的正常功能非常重要。

五、临床相关周围神经解剖

四肢神经产生放射痛是由于神经根受压，疼痛以特定模式向手臂或腿部放射，这是由于神经受压根据神经皮节分布产生相应疼痛。通常首先考虑的是源于脊柱水平的神经根压迫。然而正如前文所述，神经可以被卡压在它经过的任何层面上，从而产生相同的症状。本文列举了导致神经受压的脊柱外原因，这些原因会导致神经受压而产生类似的疼痛，而这种疼痛以往常被误认为是脊柱神经根受压迫。

（一）下肢 [3]

1. 髂腹下神经

走行：神经起源于 L1 的腹侧初级支，偶尔起源于 T12。它穿过腰大肌、腹外侧壁并穿透腹横肌。

支配区域：该神经支配腹横肌和腹内斜肌的下部纤维。皮肤感觉的供应是略高于耻骨的一个小区域。

卡压病因病理学：最常见的卡压原因是手术后形成的瘢痕。接触性运动、肥胖和怀孕对下腹部的物理挤压也是重要原因。触诊瘢痕可能会引起腹股沟和耻骨上区域的压痛和重复性疼痛。如果皮神经受累，症状会辐射到生殖器。

2. 髂腹股沟神经

走行：发自 T12 和 L1 神经根，从腰大肌外侧缘发出，穿过前腹壁至髂骨。该神经穿过腹内斜肌和腹横肌。

支配区域：该神经支配男性的耻骨联合、股三角区、阴茎和阴囊前部，女性的阴阜和大阴唇。

卡压病因病理学：与髂腹下神经相同。

3. 生殖股神经

走行： 它发自 L1 和 L2 腹侧初级支，穿过腰大肌，然后分成生殖支和股支。

支配区域： 生殖支支配男性的提睾肌、精索、阴囊和大腿内侧上部，女性供应大阴唇和大腿内侧上部。

卡压病因病理学： 与髂腹下神经和髂腹股沟神经相同，但该神经损伤相对罕见。大腿前部和腹股沟疼痛是最常见的症状。髋关节的旋转运动也可能导致疼痛。

4. 股外侧皮神经

走行： 它发自 L2～L3 神经根，分为前支和后支。背侧部分融合形成股外侧皮神经，位于骨盆中部区域。接着神经穿过髂骨，走向髂前上棘，继而穿过腹股沟韧带后侧到缝匠肌上方。然后该神经分为前支和后支，后支与髌神经丛相连接。

支配区域： 股外侧至髌骨近端和大转子至大腿中部的皮肤。

卡压病因病理学： 该神经可能因受到按压或因穿紧身衣物而卡压在腹股沟韧带和缝匠肌之下。其他诱因包括糖尿病、肥大、子宫肌瘤和憩室炎。患者表现为大腿前外侧疼痛，伴有烧灼感和刺痛感，站立和行走时加重。按压髂前上棘内侧和缝匠肌起点处可出现症状。这种卡压综合征被称为感觉异常性股痛（图 19.2）。

5. 股神经

走行： 起源于 L2、L3 腹侧初级支的后股和 L4 在腰大肌的内侧部分，在腰大肌和髂肌之间穿行，接着从腹股沟韧带下方穿过，在大腿近端分出感觉支，即股外侧皮神经。股神经还分出股内侧皮神经，最终与隐神经相通。

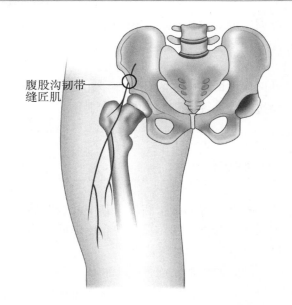

图 19.2　股外侧皮神经

支配区域： 支配大腿上部和大腿前部，肌肉分支通向股四头肌。股外侧皮神经是上述主要分支之一。还支配大腿前内侧和髌骨区的感觉。

卡压病因病理学： 最常见的卡压部位在腹股沟韧带下方，因此，长时间屈曲、外展、外旋等功能障碍可能导致卡压（图 19.3）。股神经在股骨头附近、股中间肌肌腱止点、腰大肌和髋关节囊附近缺乏保护。这些结构的功能障碍可导致卡压。卡压的其他原因还包括继发于妊娠时胎儿过大、腰大肌脓肿和明显的髂耻骨性隆起，造成患者出现大腿前内侧疼痛并伴有麻木和腹股沟疼痛。如果隐神经受累，可能会出现膝关节前内侧疼痛。严重损伤还会造成膝关节伸展和髋关节屈曲无力。

6. 隐神经

走行： 起源于 L3 和 L4 脊柱节段的单纯感觉神经。它在大腿远端三分之一处进入 Hunter's 管，位于股内侧肌和内收肌之间。该神经还可能穿过缝匠肌。

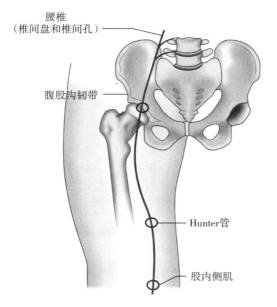

图 19.3 股神经和隐神经

是闭孔神经和血管从盆腔进入大腿的入口（图 19.4）。在手术或关节成形术之后，神经常被卡压在这个位置。主要症状是腹股沟疼痛。深度触诊可能会诱发压痛和相应症状。

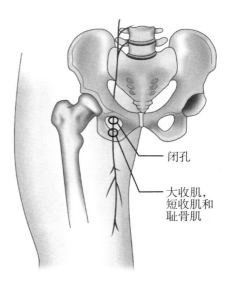

图 19.4 闭孔神经

支配区域：支配大腿和膝关节内侧的感觉。

卡压病因病理学：该神经可能在股内侧肌和内收肌收缩时在 Hunter's 管中被卡压。大腿内侧或膝关节内侧手术撞击也会导致其功能障碍，患者表现为大腿和髌骨下部疼痛，可能还有腿部和足部感觉异常。对大腿内侧和股内侧肌的深度触诊可以诱发症状。

7. 闭孔神经

走行：该神经由 L2、L3 和 L4 前初级支的前支融合而成。它从腰大肌的内侧缘穿出，穿过骨盆进入闭孔。在进入大腿之前，分为前支和后支。神经通过耻骨肌、长收肌和短收肌。该神经终止于长收肌止点，并与股神经和隐神经的前皮支相通。

支配区域：支配短收肌、长收肌和股薄肌，以及大腿内侧和远侧区域的皮肤。它还支配一半的内收肌。

卡压病因病理学：闭孔神经在穿过短收肌、大收肌和耻骨肌时会发生卡压。闭孔管

8. 坐骨神经

走行：发自 L4、L5、S1、S2、S3 神经根，通过骶髂关节前方的髂腰韧带穿入骨盆，再从梨状肌下方通过坐骨神经切迹穿出，但很少穿过梨状肌。最后沿大腿后外侧下行，在膝关节上方分为胫神经和腓总神经（图 19.5）。

支配区域：支配腘绳肌和大收肌。

卡压病因病理学：坐骨神经可能因以下常见的腰背部功能障碍，被卡压在脊柱处：

①腰椎间盘突出症：髓核突出引起的继发性神经刺激。

②腰椎管狭窄症：椎管或椎孔可能因退行性改变或骨刺形成而导致椎管狭窄并卡压通过的神经。

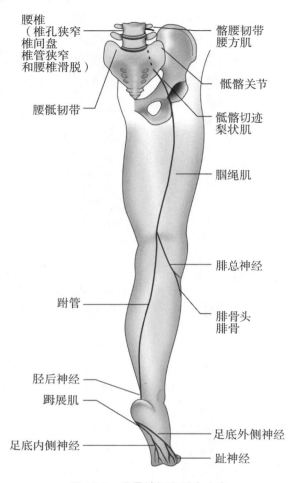

图 19.5　坐骨神经和后方分支

③腰椎病 / 椎间盘退变 / 小关节综合征：
小关节是滑膜关节，由于小关节囊的
刺激，关节盘容易磨损。刺激神经的
原因可能是骨刺的形成、椎间隙和椎
孔的狭窄以及关节囊液的渗出。

④脊椎前移：脊柱缺损导致的椎体前部
滑移使脊髓和椎间孔管变窄，从而刺
激神经。

⑤腰方肌综合征：类似于临床上的髂腰
综合征。坐骨神经在髂嵴和 L2 ～ L5
的横突之间被卡压。

⑥髂腰综合征：坐骨神经在 L5 横突与
髂骨之间被卡压。在劳损后，出现

腰部疼痛和压痛。向患侧弯腰，疼
痛加剧。检查可发现在髂骨后缘上
方的髂腰韧带附着处有局部压痛（图
19.6）。

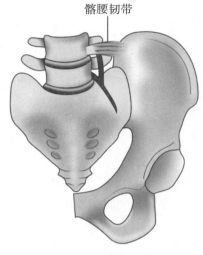

图 19.6　髂腰韧带

⑦腰骶韧带：腰椎韧带也被称为经椎间
孔韧带，可刺激 L5 神经根产生症状。
多见于脊柱滑脱症患者。

⑧骶髂关节功能障碍：骶骨屈曲和功能
障碍会刺激前方的坐骨神经。骶髂关
节囊前方的刺激也会激惹坐骨神经
（图 19.7）。

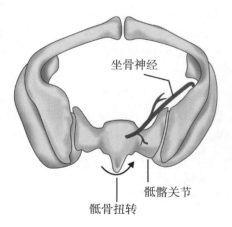

图 19.7　盆腔入口俯视图

⑨梨状肌综合征：梨状肌起源于S2-S4椎骨、骶结节韧带，从坐骨大孔的上缘横向穿过坐骨大切迹，止于股骨大转子上表面。双侧梨状肌收缩时使骶骨屈曲并产生旋转，单侧收缩时使骶骨侧屈扭转。梨状肌可能因扭转功能障碍或臀中肌无力而出现功能障碍，在髋关节屈曲的情况下，其外展功能障碍尤为明显。梨状肌的功能障碍会刺激坐骨神经。

⑩腘绳肌综合征：腘绳肌功能障碍会使坐骨神经穿过腘绳肌时出现疼痛（图19.8）。对腘绳肌的长时间直接压迫是主要致病因素。

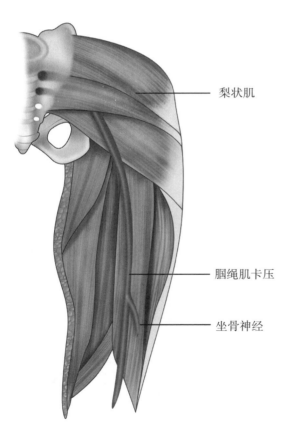

梨状肌

腘绳肌卡压

坐骨神经

图 19.8　梨状肌和腘绳肌的坐骨神经卡压部位

9. 胫后神经 / 足底神经

走行： 胫后神经是坐骨神经的一个分支，起源于L4-S3神经根。从腓肠肌两头之间进入小腿。然后穿过胫骨后肌、趾长屈肌和蹈长屈肌之间，到达内踝后方。最后在屈肌支持带深面的踝管内分为足底内侧神经和足底外侧神经。

支配区域： 胫后神经支配腘肌、腓肠肌、比目鱼肌、足底肌、蹈长屈肌、趾长屈肌和胫骨后肌。

卡压病因病理学： 最常见的卡压部位是后足内侧的跗管。后足长时间旋前会导致韧带压迫胫后神经，从而引起症状。造成卡压的另一个原因是腘窝处的比目鱼肌。患者表现为足跟和足掌内侧疼痛，伴有刺痛和麻木。长时间负重和局部压迫会加重病情。

10. 足底神经

足底内侧神经： 胫神经的终末分支。

支配区域： 支配蹈外展肌、趾短屈肌、内侧的三个半蚓状肌的肌肉和皮肤、甲床和足趾尖。

足底外侧神经： 也是胫神经的终末分支。在第五跖骨基部分为浅支和深支。

支配区域： 主支支配足底方肌、小趾展肌和足底外侧部的皮肤。浅终支支配小趾屈肌和第四间隙的骨间肌。末端深支支配蹈内收肌和第二、三、四蚓状肌以及除第四节以外的所有骨间肌，并为足底外侧和外侧一个半足趾提供感觉。

卡压病因病理学： 足部长时间内旋会降低趾长屈肌蹬地时的能力。取而代之的是第一跖骨的头部成为杠杆，在蹈外展肌的帮助下离地。蹈外展肌的过度收缩和功能障碍会压迫足底内侧神经。

11. 趾神经

走行和支配区域： 趾总神经来源于足底

内侧神经和足底外侧神经。足底内侧神经分为 3 条共同的趾神经，支配内侧三个半足趾的皮肤感觉。足底外侧神经分成了两条趾神经，皮支支配外侧一个半足趾。

卡压病因病理学： 跖骨头之间发生的剪应力是产生卡压的诱因。力学因素导致步态启动阶段的异常内翻。在异常内翻时，第一、二、三跖骨头向外上方移动，而第五跖骨头向内下方移动。跖骨头的这种相反运动会产生剪切力，刺激神经血管束周围的组织，导致纤维增生，形成神经瘤。趾神经会在跖横韧带和跖骨头间隙（尤其是 2～3 或 3～4 间隙）下方受到刺激。常见的症状是足底有痉挛感，第二、第三或第四间隙有麻木、烧灼或放射样疼痛。可能会出现类似于"姆德（Mulder）点击试验"阳性的跖骨卡压症状。

12. 腓总神经（腓浅神经和腓深神经）

走行： 坐骨神经在腘窝上方分为胫后神经和外侧的腓总神经。在分为腓浅神经和腓深神经之前，腓总神经发出腓肠神经交通支和小腿外侧皮神经，支配腿部的近端和外侧皮肤感觉，还通过关节支供应膝关节。然后，腓总神经绕过腓骨颈，穿过腓骨长肌浅表头的纤维骨开口。这是一个潜在的卡压源，因为这个开口有一个角度，加上大量纤维结缔组织将神经固定在这一腓骨的近端部位。在腓骨管的远端，腓总神经分为腓浅神经和腓深神经。

腓浅神经沿小腿走行，在前腿远端约 1/3 处穿入深筋膜开口，沿踝关节外侧走行至外踝前方（图 19.9）。

腓深神经沿小腿下行，在踝关节前侧的伸肌支持带下方穿行。该神经在踝关节远端约 1cm 处，分为外侧支和内侧支。然后分为姆背外侧皮神经和第二趾背内侧皮神经。

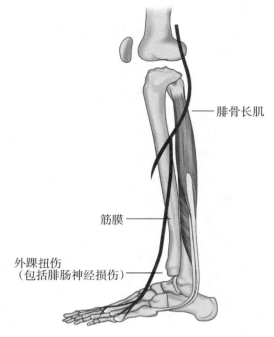

图 19.9　腓总神经和腓浅神经

①腓浅神经

支配区域： 支配腓骨长肌和腓骨短肌，以及除了第一、二趾之间外的足背大部分区域的皮肤感觉。

②腓深神经（图 19.10）

支配区域： 胫骨前肌、姆长伸肌（EHL）、趾长伸肌（EDL）、第三腓骨肌、姆短伸肌（EHB）、趾短伸肌（EDB）、第二、三骨间背侧肌，第一和第二趾之间的趾蹼间隙、相邻的跖趾关节（MTP）和趾间关节的感觉。

卡压病因病理学： 浅层：腓浅神经最常见的刺激部位是腓骨头，这是由于习惯性的腿部姿势和长时间的固定姿势造成的。该神经位于足踝外侧，因此特别容易因足踝外侧反复扭伤而继发功能障碍。劳损导致的骨筋膜室综合征也会卡压神经血管结构。

图中标注：腓骨长肌、筋膜、外踝扭伤（包括腓肠神经损伤）

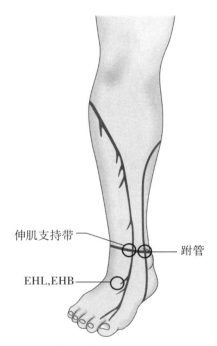

图 19.10　腓深神经（EHL：跛长伸肌，EHB 跛短伸肌）

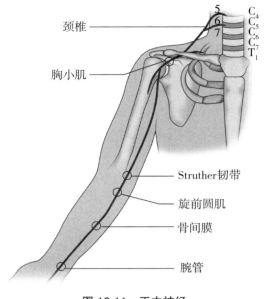

图 19.11　正中神经

由于长期过度活动，或受到过紧的鞋子挤压，腓深神经在穿过足踝前侧的伸肌支持带时易受到卡压。其他原因包括肥大的跛长伸肌跛短伸肌肌腱，距骨、舟骨和楔骨骨刺，还有劳损性骨筋膜室综合征。症状包括小腿上外侧疼痛，受压时症状明显。偶尔会出现足踝和足趾背伸无力及踝外翻。

（二）上肢[4]

包括上肢脊髓外神经接口和神经根性疼痛。

1. 正中神经

走行： 由来自臂丛外侧束的 C5 至 C7 根和来自内侧束的 C8 和 T1 根组成。正中神经接受臂丛神经内侧束和外侧束的汇合后，在肱二头肌和肱肌之间的手臂内侧与肱动脉伴行。然后向前穿过上臂远端动脉的内侧，进入肘窝。在上臂无分支（图 19.11）。

正中神经从肘窝发出，在穿过前臂时发出两个分支，如下所示：

① 骨间前支

② 掌侧皮支（掌外侧皮肤感觉）

支配区域： 旋前圆肌、桡侧腕屈肌、指浅屈肌、掌长肌。

骨间前支：拇长屈肌，第二、三指指深屈肌、旋前方肌。

掌面鱼际：拇短展肌、拇对掌肌、拇短屈肌和第一、二蚓状肌。

感觉：鱼际和拇指掌面、第 2、3 指和第 4 指外侧 1/2 的皮肤。

卡压病因病理学： 最常见的受累部位是继发于颈椎退行性变或椎间盘源性病变。拐杖压迫或肩关节前部不稳定均会引起腋窝处潜在卡压部位的损伤。胸肌也有卡压正中神经的可能。在肘部最常见的原因则是旋前圆肌肿胀和刺激。斯特拉瑟（Struthers）韧带的卡压也是潜在因素之一。前臂的骨间膜和腕部的腕管是常见的远端卡压部位。

2. 尺神经

走行： 尺神经起始于臂丛 C8、T1 的下干。在离开臂丛后，穿过斜角肌、肋锁间隙、肩部和腋窝前部，然后到肱骨下端的后内方和肘部肱骨内上髁后方。它穿过尺侧腕屈肌形成的肘管，进入前臂前侧，与尺骨平行。接着穿过手掌表面通过 Guyon's 管和小鱼际到屈肌支持带（图 19.12）。

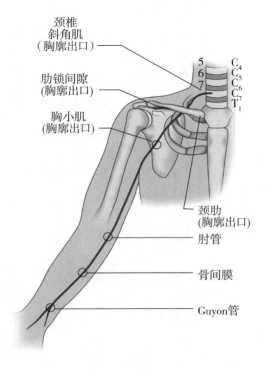

图 19.12　尺神经

支配区域： 在前臂中，尺神经支配尺侧腕屈肌、第 4、5 指深屈肌。在手部（小鱼际），尺神经浅支支配掌短肌，深支支配小指对掌肌、小指展肌、小指短屈肌、拇内收肌、第三、四蚓状肌和掌侧骨间肌。并支配尺骨近端掌心、第 5 指和第 4 指的尺侧感觉。

卡压病因病理学： 尺神经最常见的卡压部位是胸廓出口，尽管颈胸交界处也是一个易卡压的部位。胸廓出口卡压通常因斜角肌肿大、第一肋骨抬高和胸小肌肿大。异常的颈肋也可能是病变的来源，但较为少见。尺侧腕屈肌肿大导致肘部内侧的肘管综合征，也是卡压的原因之一。在远端，主要的卡压原因来自腕横韧带卡压骨间筋膜和 Guyon's 管。

3. 桡神经

走行： 桡神经起源于臂丛 C5、C6、C7、C8、T1 的后束。桡神经自臂丛向后穿过三角间隙。然后从腋窝进入手臂，在手臂内侧向后方绕过桡神经沟。从肱骨外侧沟出来后，在肘部外侧穿过桡管和 Frohse 弓。随后，它作为骨间后神经下行到腕部桡侧（图 19.13）。

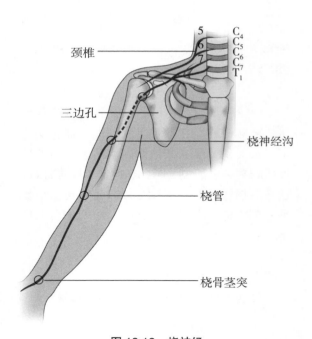

图 19.13　桡神经

支配区域： 在肘部上方，支配肱三头肌、肘肌。在肘部或肘部以下，支配肱桡肌、桡侧腕长伸肌和腕短伸肌以及旋后肌。在穿过 Frohse 弓后，（骨间背侧神经）支配指伸肌、小指伸肌、尺侧腕伸肌、拇长展肌、拇短伸肌、拇长伸肌和示指伸肌。桡神经支配包括拇指和食指之间在内的手背大部分区域的皮肤感觉。

卡压病因病理学：通常因拐杖挤压导致在腋窝处走形的神经受到卡压。更多的疼痛和功能障碍来源于肿大的肱三头肌和大圆肌导致的肩胛骨上外侧缘的三角形间隙卡压，被称为三角间隙综合征（图 19.14）[7]。肱三头肌的剧烈收缩会使肱骨内侧中段的桡神经变得脆弱。在肘部，桡侧腕伸肌和旋后肌均可能卡压桡神经。前臂长时间的旋转也会导致桡骨茎突远端处发生卡压。

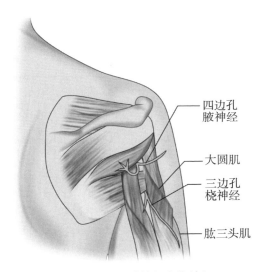

图 19.14　腋神经和桡神经

4. 肩胛上神经

走行：肩胛上神经起源于 C5、C6 汇合成的上干。它横行穿过肩胛骨上横韧带和肩胛上切迹进入冈上窝，然后沿着肩胛冈外侧缘穿过冈盂韧带（肩胛下横韧带）到达冈下窝（图 19.15）。

支配区域：冈上肌，冈下肌。

卡压病因病理学：肩胛上神经最常被肩胛下横韧带和肩胛上切迹卡压，这是由反复的上举动作或过度牵拉等不良姿势造成的，

局部的直接创伤则是另一个原因。该神经损伤后主要引起的症状是肩部疼痛，常被误认为肩袖综合征。肩胛下横韧带和肩胛上切迹通常有明显压痛，肩胛下横韧带更容易受累，临床症状包括典型的外展和外旋无力。后期可伴有冈上肌和冈下肌萎缩。

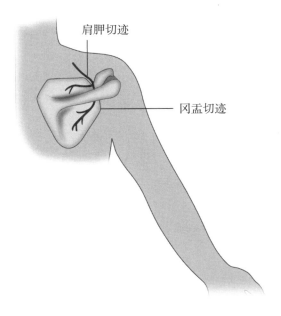

图 19.15　肩胛上神经

5. 腋神经

走行：来自 C5 和 C6 腋窝水平的臂丛后束，穿过腋窝后壁的四边孔后分为前支和后支。前支支配三角肌，后支支配小圆肌和三角肌后部。

支配区域：支配三角肌和小圆肌，并支配肩外侧和前臂外侧的皮肤感觉。

卡压病因病理学：腋神经疼痛和功能障碍的最大病因是不良姿势导致的四边孔（由小圆肌、大圆肌和肱三头肌组成）卡压。其他原因还包括长期上举过头、肩袖撕裂和外伤造成的长时间压迫。主要临床症状为疼痛。对四边孔触诊时也会出现压痛，并出现神经病理性损伤症状，被称为四边孔综合征。

6. 肌皮神经

走行：肌皮神经从 C5、C6、C7 的臂丛外侧束发出，穿过上臂前侧，移行为前臂外侧皮神经进入前臂（图 19.16）。该神经同时还与骨骼相关联。

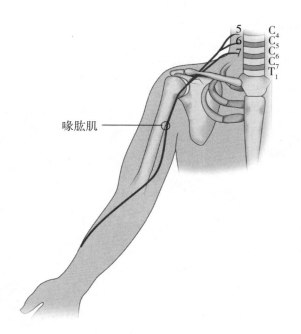

图 19.16　肌皮神经

支配区域：支配肱二头肌、肱肌、喙肱肌，提供前臂上部（前臂外侧皮神经）和肘部到手腕桡侧的皮肤感觉。

卡压病因病理学：肱二头肌的负重训练和肿大的喙肱肌会挤压肌皮神经。肩袖撕裂、带有肩带的重型包具也是主要诱因。患者表现为上臂前部疼痛，旋后和屈肘无力，且症状随着肘关节反复屈曲和前臂旋后而加重。

7. 胸背支

感觉异常性疼痛：感觉异常性疼痛可能是因胸背支神经受到刺激引起，但其具体的损伤机制未知。患者通常会有慢性疼痛和感觉异常，被描述为肩胛骨内侧胸椎旁肌肉剧烈瘙痒。

8. T2 脊神经 [5-6]

走行：跟随第二肋间神经起源于 T2 和 T3 之间的椎间孔。外侧皮支来源于位于椎骨和胸骨中间第二肋间神经，连接上臂内侧前臂皮神经和前臂桡神经的后侧皮支。

支配区域：支配肋间外肌和前锯肌内侧上半部分和手臂后部的皮肤感觉。与支配前臂外侧的桡神经后皮支相通。

卡压病因病理学：上胸椎小关节功能紊乱易卡压 T2 脊神经。乳腺癌切除后，外侧皮支和肋间臂神经易被手术瘢痕直接卡压。

参考文献

1. Paris SV. Anatomy as related to function and pain. Orthop Clin North Am. 1983;14:475-89.

2. Gray H. Gray's Anatomy, 1999, Running press, Philadelphia.

3. McCluskey LF, Webb LB. Compression and entrapment neuropathies of the lower extremity. Clin Podiatr Med Surg. 1999;16:97-125.

4. Pratt N. Anatomy of nerve entrapment sites in the upper quarter. J Hand Ther. 2005;18:216-29.

5. Sebastian D. T2 radiculopathy: A differential screen for upper extremity radicular pain. Journal of manual and manipulative therapy. 2011; Abstracts of the American Academy of Orthopaedic Manual Physical Therapists (AAOMPT) annual conference, Anaheim, California.

6. Sebastian D. T2 radiculopathy: a differential screen for upper extremityradicular pain. Physiother Theory Pract. 2013;29:75-85.

7. Sebastian D.Triangular interval syndrome: A differential diagnosis for upper extremity radicular pain. Physiother Theory Pract. 2010; 26:113-9.

第 20 章
周围神经功能障碍概述

周围神经不是静态的组织，当我们的四肢活动时，神经的长度会做出相对适应的改变，这是通过神经在其所经过的表面进行滑动来实现的。当神经在各自的表面滑动时，其长度会发生最多几毫米的变化，从而防止神经扭结和过度拉伸。神经滑过的这些表面被称为"易卡压点"，具体包括：

① 肌肉
② 韧带
③ 纤维束
④ 筋膜
⑤ 纤维骨管道（包括椎间孔）
⑥ 椎间盘

神经滑动时，在易卡压点上就可能产生摩擦。为了避免神经的过度摩擦，就形成了光滑滑动面形式的适应机制。一个类似筋膜的外膜环绕着神经干，允许神经干移动。这种神经外滑动面也被称为神经旁膜。在神经干内，单个神经纤维按照束状聚合在一起，呈索状或丛状排列。在正常运动时，这些神经束间会相互滑动。神经束膜与神经束在深面（神经内滑动面）产生的相互滑动，使得神经在关节运动时的正常滑动也成为可能。第二个重要结构是神经束之间的疏松结缔组织使得神经束间能相互运动，这也是神经滑动正常与否所必需的条件[1]。

这类神经滑动已经与关节内运动进行过比较。回顾前文对正常关节运动的介绍，外部观察到的大范围运动被称为"骨骼运动学"，而关节内部同时发生的运动则被称为"关节运动学"，周围神经则被称为"神经

生物力学"。所有主要神经均有一个特定的运动方向，在这个方向上，神经能被最大限度地拉伸。神经生物力学的相关专家对每条主要神经的运动方向都有具体描述，称之为"张力测试"[2]。例如，上肢神经的运动或偏移被称为上肢张力测试（ULTT），具体如下：

- ULTT 1 和 2（正中神经）
- ULTT 3（桡神经）
- ULTT 4（尺神经）

下肢如下：
- 屈颈试验（Passive neck flexion, PNF）
- 直腿抬高试验（Straight leg raise, SLR）
- Slump 试验
- 俯卧曲膝试验（Prone knee bend, PKB）

其概念是，当对这些神经进行张力测试时，若无异常反应，无论是疼痛还是其他异常的神经体征，均说明神经的运动或滑动是正常的。这种主干神经的滑动被称为"神经动力学运动"。这个现象类似于能够观察到的大范围关节运动的骨关节运动。如果在这一类骨关节运动中观察到关节活动受限，那么还要考虑"关节内部"活动也有受限可能。所以在进行大范围骨骼运动（osteokinematic）的测试或松动之前，要先对相应关节运动（arthrokinematic）受限情况进行松动和治疗。

与这种情况类似，神经正常的神经动力学运动则依赖于在"易卡压点"上的活动，

如神经通过的肌肉、韧带、筋膜、纤维带和纤维骨管道。各种功能障碍都可能导致神经在这些"易卡压点"受到限制（这些功能障碍和卡压部位将在后续章节中进行阐述，并针对每种神经进行具体说明）。理想情况下，就像医师会针对受限的骨关节运动一样，在进行主干神经动力运动测试或治疗之前，也应适当分析特定"易卡压点"的神经受限情况并加以处理，被称为"神经运动学"[3]。

关节松动术	神经松动术
骨骼运动学（大体屈曲、伸展等）	神经动力学（ULTT、SLR、PKB等）
关节运动学（后滑动、下滑动等）	神经运动学（特定纤维、肌肉、骨卡压等）
关节运动受限的松动恢复骨骼运动	神经运动受限的松动恢复神经运动/滑动

（ULTT：上肢张力测试；SLR：直腿抬高试验；PKB：俯卧曲膝试验）

需注意，大体的神经松动也有助于松动神经干内的神经束膜和神经束。

一、神经动力学功能障碍的影响因素

如前所述，神经外膜是周围神经的最外层，也被称为神经束外的神经外膜，而不是神经束间的神经外膜。在这层神经外膜上方，神经与周围组织之间的空隙中充满了疏松结缔组织，这种结构被称为神经旁膜，它与肌腱膜相对应，类似肌腱周围无腱鞘部分的滑动层。

神经旁膜填补了神经和周围组织之间的间隙。其目的是神经运动时，为口径变化提供空间，但它也会造成一定的摩擦。比如神经旁膜会纤维化并形成粘连，与神经外膜难以分开。纤维化的神经旁膜和/或神经旁膜和神经外膜的收缩可能导致整个神经干的压迫，产生内部压迫，表现为神经传导变化和疼痛。就神经松动而言，纤维化的情况更难处理，而神经旁膜的粘连则对神经松动的反应相对良好。

第二个提供运动的重要结构是神经干内的神经束。神经束之间的运动是神经外膜和神经旁膜活动的必要条件。神经束可以改变位置，从而影响神经干的横截面积而不受到压迫。这是通过在神经束中的波动实现的，波动可以适应长度的变化，从生理角度来看，神经束有必要恢复到原来的长度。但当出现压迫时，神经束恢复其原始长度的能力就会受到阻碍。

在神经主干中，神经束间的正常互相运动也是必要的。当神经在屈曲过程中缩短时，体积吸收效应应被重点关注。关节的屈曲会使神经缩短，并导致较短神经节段的体积增大。如果关节再次伸展，缩短的神经被拉长，体积就会减小。

随着神经被进一步伸长，若某一神经束的长度增长，该神经束沿其走向会变得更加狭窄。因为横向收缩的缘故，中间段最为明显。所以，存在两种压迫类型，一种是周围组织相关的神经卡压，另一种是神经内部结缔组织卡压。

二、导致周围神经疼痛的原因

（一）机械敏感性

有研究认为，在相对轻微的神经损伤后，

疼痛可能会继发于神经干的炎症。动物实验表明，局部神经炎症可引起大鼠的疼痛行为变化。完整的神经纤维对病变部位产生的压力也会变得异常敏感[4]。尽管产生疼痛行为反应，但病变部位并未发现轴突损伤，说明神经无明显的物理损伤，神经干炎症可能主要在许多牵涉性疼痛中起作用，如神经根性颈椎病患者，神经根受刺激引起背痛或上肢放射痛。炎症可导致神经纤维发生变化，导致机械敏感性的增加以及外周神经末梢的功能障碍。完整和受损的纤维都会受到机械敏感造成的影响，导致机械敏感症状，包括神经干触痛和关节活动时神经拉伸的疼痛反应，被称为"病理性神经动力学"。虽然具有机械敏感特性的纤维占所有含痛觉神经纤维的 4.0%，但实际上是一个很大的数目，尤其是，其中大部分可能具有痛觉敏感性。

以下是神经干机械敏感的机制：

- 神经瘤中神经纤维末梢钠通道的积累，在自发活动的发展中起重要作用
- 退行纤维末梢通道的积累，可能是引起局部机械敏感性的主要原因
- 完整纤维中轴突运输的中断也可能导致病变部位通道的积累，从而引起局部机械敏感性
- 动物实验表明，局部神经炎可以引起与疼痛相关的行为改变，而完整的神经纤维对病变部位的压力和运动也会变得敏感[4]。这种机械敏感性是由于神经元释放神经肽[5]或存在对机械敏感的异常冲动产生点[6]。

（二）横截面狭窄和血管功能减退（缺血）

如果神经由于神经旁膜纤维化引起的周围组织粘连而无法向纵向运动，那么神经干水平的运动不足可以通过增加神经干内神经束的纵向运动来补偿，这是神经根性疼痛发生的原因。此外，如果周围的易卡压点发生

纤维化或功能障碍，也会发生神经外压迫，同样会干扰神经的滑动，并增加通过压迫部位的纵向运动。如前所述，神经的传导很大程度取决于血管分布和轴突运输。如果像神经这样的弹性结构被拉伸，一旦越过生理极限，该弹性结构的横截面积就会减小。周围神经在所有功能活动中都会拉伸到一定长度，这本是正常的生理功能。例如，以站立时坐骨神经的正常长度为例。现在假设抬起腿踢球，位于大腿后面的坐骨神经需要一定程度的灵活性来适应这一变化。在执行这一功能时，坐骨神经的横截面积不会受到任何影响，因此血管和轴突运输也不会受到任何影响。假设坐骨神经在某个易卡压点上被压迫了，比如受到腘绳肌压迫。踢球时，神经会先正常滑动，直到压迫部位，由于需要完成一系列的完整动作，它就会超过压迫部位。当一个圆形弹性结构被过度拉伸时，该结构的横截面积减小，从而导致循环紊乱[7-8]。神经可以在不影响神经内循环的情况下适应变化，但如果拉伸超过生理极限且持续时间过长，就会出现病理情况。如果神经束向一个方向移动，但在压迫部位不容易恢复，就会出现疼痛和麻痹等症状，只有当神经束再次拉直时，症状才能得到缓解。如果这种压迫反复发生，神经节段内的神经束就会发生纤维化。神经外膜的纤维化也可引起神经束受压。所有上述因素均可导致神经内循环的减少和缺血性疼痛。如果在易卡压点水平进行适当的治疗，神经的正常滑动就可恢复，症状也会减轻。

膜内血管的排列方式使拉伸不会对血液循环产生直接影响。不过，Lundborg 和 Rydevik[9]将血液循环拉伸的下限定义为8%。血管拉伸 8% 就会导致血流量减少50%，并伴有神经束间组织纤维化。这清楚地解释了在神经拉伸后，只要拉伸程度较小，就能维持正常的生理机能。当正常生理改变继发于

过度延伸，症状主要是疼痛而非神经功能缺损时，则需要调动神经外膜组织以恢复正常生理机能。

参考文献

1. Topp KS, Boyd BS. Structure and biomechanics of peripheral nerves: nerve responses to physical stresses and implications to physical therapist practice. Phys Ther. 2006;86:92-109.

2. Butler D. Mobilisation of the Nervous System,1st edition, 1991. Churchill Livingstone, Melbourne.

3. Sebastian D. Effects of neural interface mobilization on peripheral nerve mobility and pain: a single case design. Journal of Manual and Manipulative Therapy. 2005:3:185.

4. Dilley A, Lynn B, Pang SJ. Pressure and stretch mechanosensitivity of peripheral nerve fibres following local inflammation of the nerve trunk. Pain. 2005;117:462-72.

5. Chen Y, Devor M. Ectopic mechanosensitivity in injured sensory axons arises from the site of spontaneous electrogenesis. Eur J Pain. 1998; 2:165-78.

6. Sauer SK, Bove GM, Averbeck B, et al. Rat peripheral nerve components release calcitonin gene-related peptide and prostaglandin E2 in response to noxious stimuli: evidence that nervi nervorum are nociceptors. Neuroscience. 1999; 92:319-25.

7. Kobayashi S, Shizu N, Suzuki Y, et al. Changes in nerve root motion and intraradicular blood flow during an intraoperative straight-leg-raising test. Spine. 2003;28:1427-34.

8. Millesi H, Zoch G, Reihsner R. Mechanical properties of peripheral nerves. Clin Orthop Relat Res. 1995;(314):76-83.

9. Lundborg G, Rydevik B. Effects of stretching the tibial nerve of the rabbit. A preliminary study of the intraneural circulation and the barrier function of the perineurium. J Bone Joint Surg Br. 1973;55:390-401.

第 21 章
周围神经体格检查

周围神经体格检查首先要对周围神经的完整性进行常规评估。所有神经传导的检查都按照运动、感觉和反射的顺序进行。医师应该始终牢记，这种方法的重点是针对神经病变前期和运动功能下降的情况。每个级别的大纲如下：

一、神经表征

（一）下肢

1. 皮节和肌节
- L1 腹股沟
- L2 大腿中部和前部，髋关节屈曲
- L3 膝关节内侧，膝关节伸展
- L4 下踝关节内侧，踝关节背屈
- L5 第 1 和第 2 脚趾的趾蹼间隙，踇趾伸展
- S1 足外侧缘，踝关节跖屈，外翻
- S2 腘窝，膝关节屈曲
- S3~4 马鞍区

2. 反射
- L2、L3 膝跳反射
- S1 跟腱反射

（二）上肢

1. 皮节和肌节
- C1 定点，头部屈曲
- C2 耳廓，头部伸展
- C3 侧颈，头部侧曲
- C4 披肩部位，耸肩
- C5 手臂外侧，肩部外展
- C6 拇指后侧，肘关节屈曲，腕关节外展
- C7 中指后侧，肘关节伸展，腕关节屈曲
- C8 小指后侧，拇指伸展
- L1 前臂内侧，手指外展 / 内收
- L2 手臂内侧，前臂后侧

2. 反射
- C5 肱二头肌反射
- C6 肱桡肌反射
- C7 肱三头肌反射

标准的神经系统检查[1]有助于定位脊柱病变的节段，但即使存在机械性神经功能障碍，也可能表现为正常。一旦完成常规周围神经系统检查，识别方法就会趋向于两个组成部分：

① 识别异常状态的神经
② 识别是否存在椎管外的卡压

为实现上述目标，需要采取两项原则：

① 识别异常状态的神经：医师进行常规的神经系统查体，以识别及定位神经压迫的存在[2]。

② 识别是否存在椎管外的卡压：医师需要定位可能的压迫区域，并寻找可进一步加强评估的三个要素[3]。

可通过观察以下情况实现：

①解剖标志的错位或单侧软组织无力和
　僵硬
②关节活动受限
③局部压痛或伴有压力敏感性

二、下肢

（一）坐骨神经及分支

　　识别异常的神经张力：前面已经介绍了异常神经张力的概念，比如滑动不足。确定其病变来源很重要，因为异常的神经张力可能来源于神经传导的任何过程。首先应通过神经张力测试明确诊断。第二步是神经定位。

（二）Slump 试验

　　以下步骤介绍了进行该测试的方法：

　1. 颈椎和胸椎屈曲（观察是否出现症状）

　　出现症状表明可能的刺激部位是胸腰椎，如果没有产生症状，则继续检查。

　2. 膝关节伸展（观察是否出现症状）

　　出现症状表明可能的刺激部位是腰椎或者骨盆，如果没有产生症状，则继续检查。

　3. 足背屈（观察是否出现症状）

　　出现症状表明可能的刺激部位是大腿后部或胫腓上关节，如果没有产生症状，则继续检查。

　4. 足背屈伴内翻/外翻

　　症状出现表明刺激的部位是外翻的跗骨管道（跗骨管道内的胫神经和在姆外展肌的足底神经）和外侧踝关节内翻（腓浅神经），如果没有产生症状，则测试为阴性。

　　即使出现症状，也不能认为测试结果阳性。应排除肌肉和筋膜与神经本身紧张的可能。因此，还应评估以下因素的影响：

　5. 放松屈曲的颈椎

　　如果颈部屈曲放松时症状减轻，则可能

是神经紧张引起，但如果症状持续存在，则可能是肌肉/筋膜引起。如果在 Slump 试验的特定阶段，症状再次出现，则应在水平上松解颈部屈曲，以排除肌筋膜对神经传导的影响（图 21.1 和图 21.2）。

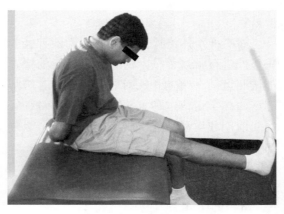

图 21.1　Slump 试验

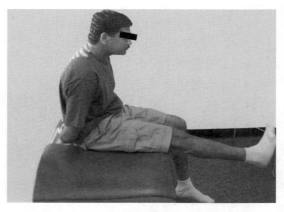

图 21.2　颈部外展松解时的 Slump 试验

6. 识别是否存在椎管外的卡压

坐骨神经及其分支可能存在的卡压点：
①椎间孔。
②竖脊肌：灵活的旋转侧，扩展的旋转
　侧，椎间盘突出，横突关节面压痛，
　竖脊肌压痛。
③腰方肌。
④髂腰韧带：无功能障碍三联征，继发

于软组织纤维化。

⑤骶髂关节前部。

⑥梨状肌：当梨状肌作为髋关节屈曲时的外展肌起作用时，出现扭转性骶骨功能障碍、梨状肌刺激和臀中肌压痛／无力，髂腰肌紧张。

⑦腘绳肌下部：继发于使足旋前的腘绳肌紧张、持续屈膝和胫骨内旋。

⑧腘肌／比目鱼肌：继发于使足旋前的胫骨内翻时间过长和跟腱紧张（跖屈跟骨）。

⑨上胫腓关节：继发于使足旋前的腘绳肌紧张、持续屈膝和胫骨内旋。使足旋后都伴有外翻肌无力。

⑩外侧踝关节：使足旋后都伴有外翻肌无力。

⑪跗管：旋前足的所有组成部分。

⑫前踝／伸肌支持带。

⑬姆外展肌：旋前足都伴有姆外展肌压痛。

⑭姆短伸肌和趾长伸肌。

（二）股神经及其分支

1. 识别异常的神经张力

【侧卧屈膝】

患者侧卧，腰椎保持中立，颈椎和胸椎有足够的屈曲空间。

①颈椎和胸椎屈曲（观察是否出现症状）

症状的出现表明可能的刺激部位是胸腰椎，如果没有产生症状，则继续检查。

②髋关节伸展（观察是否出现症状）

症状的出现表明可能的刺激部位是骨盆（腹股沟韧带、腰大肌和髂腰肌），如果没有产生症状，则继续检查。

③膝关节屈曲（观察是否出现症状）

症状的出现表明可能的刺激部位是股四头肌、缝匠肌和股内侧肌，如果没有产生任何症状，则测试为阴性。

即使出现症状，也不能认为测试结果阳性。应排除肌肉和筋膜与神经本身紧张的可能。因此，还应评估以下因素的影响：

④放松屈曲的颈椎

如果颈部屈曲放松时症状减轻，则可能源于神经紧张，但如果症状持续存在，则可能源于肌肉／筋膜。如果在侧卧屈膝试验的特定阶段，症状再次出现，则应在该水平上松解颈部屈曲，以排除肌筋膜与神经传导的影响（图 21.3）。

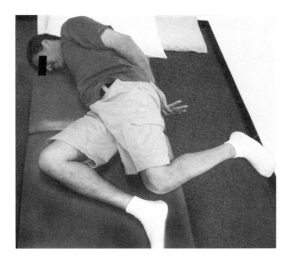

图 21.3　侧卧屈膝试验

2. 识别是否存在椎管外的卡压

股神经及其分支可能存在的卡压点：

①椎间孔：灵活的旋转，扩展的旋转侧功能障碍，腰椎间盘突出症。

②腰大肌和髂肌：未知的功能障碍／髋屈肌紧张。

③腹股沟韧带：未知的功能障碍。

④缝匠肌（隐神经）：未知的肌筋膜功能障碍。

⑤股内侧肌（隐神经）：髌股功能障碍。

（三）闭孔肌

耻骨功能障碍，未知的功能障碍，内收

肌紧张和易激惹。

（四）侧面皮肤

未知的功能障碍，腹股沟韧带和缝匠肌压痛。

（五）髂腹下神经

观察术后瘢痕和腹横肌压痛。

（六）髂腹股沟神经

查看术后瘢痕和腹外斜肌压痛。同时还要注意是否存在胸腰交界综合征。

（七）生殖股神经

原发性少见，最常见的是手术后遗症。

三、上肢

（一）正中神经紧张试验

1. 肩下压

症状出现说明可能的刺激部位是颈椎、斜角肌，如果没有症状，则肩外展可至110°，并进行肩外旋。

症状出现说明可能的刺激部位是颈椎、胸小肌和内侧肌肉组织，如果没有症状，则肘部伸展、前臂旋后、手腕和手指伸展。

症状出现说明可能的刺激部位是旋前肌和腕管，如果没有产生症状，则继续检查。

①颈部屈曲：如果患者出现了症状，则认为该试验阳性。

即使出现症状，也不能认为测试结果阳性。应排除肌肉和筋膜与神经本身紧张的可能。因此，还应评估以下因素的影响：

②解除颈部屈曲及肩下压：如果解除颈部屈曲及肩下压后，症状有所缓解，则可能由于颈椎的神经紧张，如果症状持续存在，则可能是肌肉或筋膜引起。

③解除肘部伸展，保持肩下压及颈部屈曲：如果解除肘部伸展，保持肩下压及颈部屈曲后症状有所缓解，则可能是旋前肌的神经紧张，如果症状持续存在，则可能是肌肉、筋膜引起。

④解除腕部及肘部伸展，保持肩下压及颈部屈曲：如果解除手腕及手肘伸展，保持肩下压及颈部屈曲后症状有所缓解，则可能是腕管内神经紧张，如果症状持续存在，则可能是肌肉、筋膜引起（图21.4和图21.5）。

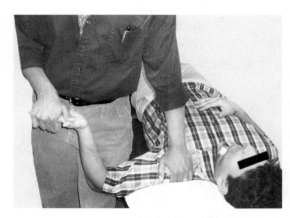

图21.4　正中神经紧张试验

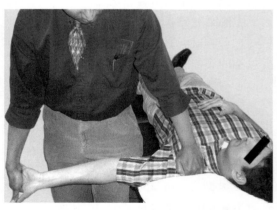

图21.5　正中神经紧张试验及肘部伸展

2. 识别是否存在椎管外的卡压

正中神经及其分支可能存在的卡压点：

①椎间孔：伸展旋转侧屈、屈曲旋转侧屈受限，椎间盘突出。

②斜角肌、胸大肌：肌肉紧张、肌筋膜功能障碍。

③旋前圆肌：肌肉紧张、肌筋膜功能障碍。

④腕管：腕骨活动度减退，腕横韧带炎症。

（二）桡神经紧张试验

1. 肩下压

症状出现说明可能的刺激部位是颈椎，如果没有产生症状，则继续检查。

2. 肩关节内旋、水平外展

症状出现说明可能的刺激部位是三角间隙（肱三头肌和大圆肌），如果没有产生症状，则继续检查。

3. 肘部伸展、前臂旋前

症状出现说明可能的刺激部位是桡管（旋后肌），如果没有产生症状，则继续检查。

4. 手腕、手指屈曲伴尺偏

症状出现说明可能的刺激部位是桡骨茎突，如果没有产生症状，则该试验为阴性。

即使出现症状，也不能认为测试结果阳性。应排除肌肉和筋膜与神经本身紧张的可能。因此，还应评估以下因素的影响：

5. 解除肩下压或同侧屈曲

如果解除肩部压力或同侧屈曲后症状有所缓解，可能是颈部的神经紧张，如果症状持续存在，可能是肌肉、筋膜引起。

6. 解除肩关节内旋、水平外展、肘部伸展、前臂旋前

如果解除肩关节内旋、水平外展、手肘伸展、前臂旋前这些动作后症状有所缓解，可能是三角间隙、桡管的神经紧张，如果症状持续存在，可能是肌肉、筋膜引起。

7. 解除手腕、手指屈曲伴尺偏

如果解除手腕、手指屈曲伴尺偏后症状有所缓解，可能是桡骨茎突的神经紧张，如果症状持续存在，则可能是肌肉、筋膜引起。

8. 识别是否存在椎管外的卡压

正中神经及其分支可能存在的卡压点：

①椎间孔：伸展旋转侧屈及屈曲旋转侧屈受限，椎间盘突出。

②桡神经沟：内侧肌间隔、肌筋膜功能障碍。

③三角间隙：肱三头肌和大圆肌的肥厚、肌筋膜功能障碍。

④旋后肌：桡神经功能障碍、旋后肌肥厚。

⑤桡骨茎突：重复性动作造成的损伤。

（三）尺神经张力测试

1. 前臂旋后、腕关节伸展向桡侧偏移

症状出现说明可能的刺激部位是 Guyon 管，如果没有产生症状，则继续检查。

2. 肘部屈曲

症状出现说明可能的刺激部位是肘管，如果没有产生症状，则继续检查。

3. 肩下压、肩部外旋

症状出现说明可能的刺激部位是斜角肌，如果没有产生症状，则继续检查。

4. 肩外展

症状出现说明可能的刺激部位是胸小肌，如果没有产生症状，则继续检查。

5. 颈部侧屈

症状出现说明可能的刺激部位是斜角肌或椎间孔，如果没有产生症状，该试验为阴性。

即使出现症状，也不能认为测试结果阳性。应排除肌肉和筋膜与神经本身紧张的可能。因此，还应评估以下因素的影响：

6. 解除前臂旋后时腕关节伸展和桡偏

如果解除前臂旋后时腕关节伸展向桡侧偏移后症状有所缓解，可能是尺管的神经紧张，如果症状持续存在，则可能是肌肉、筋

膜引起（图 21.6A 和 B 和图 21.7）。

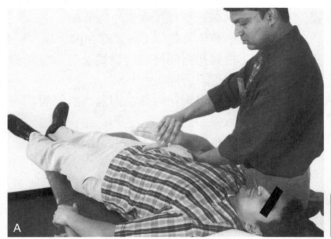
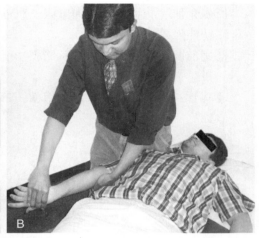

图 21.6　A 和 B：桡神经张力测试

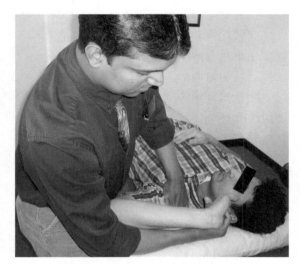

图 21.7　前臂旋后桡偏位尺神经张力测试

7. 解除屈肘

如果解除屈肘后症状有所缓解，则可能是肘管的神经紧张，如果症状持续存在，则可能是肌肉、筋膜引起。

8. 解除肩下压、肩部外旋

如果解除肩下压、肩部外旋后症状有所缓解，可能是斜角肌、肋锁间隙的神经紧张，如果症状持续存在，则可能是肌肉、筋膜引

起。

9. 解除肩外展

如果解除肩外展后症状有所缓解，可能是胸小肌的神经紧张，如果症状持续存在，则可能是肌肉、筋膜引起。

10. 解除颈部侧屈

如果解除颈部侧屈后症状有所缓解，则症状可能源于颈椎、斜角肌的神经紧张；如果症状仍存在，则可能是肌肉、筋膜引起。

11. 识别是否存在椎管外的卡压

正中神经及其分支可能存在的卡压点：

①椎间孔：伸展旋转侧屈及屈曲旋转侧屈受限，椎间盘突出。

②胸廓出口（斜角肌）：斜角肌肥厚。

③胸廓出口（肋锁间隙）：第一肋抬高，锁骨下肌紧张。

④胸廓出口（胸小肌）：过度外展，胸小肌肥厚、紧张，圆肩。

⑤肘管：肘过度外翻产生的拉应力，反复使用导致的尺侧腕屈肌（FCU）刺激。

⑥Guyon 管：手腕重复运动造成的损伤。

四、其他不存在异常神经张力的神经压迫

（一）腋神经

- 四边孔综合征
- 肩胛骨功能障碍
- 肥厚型圆肌

（二）肌皮神经

肥厚型喙肱肌和胸小肌

（三）胸背神经

肩胛下内侧区域棘突旁的肌肉肥厚或肌纹理异常。

（四）第二胸椎段脊髓神经

T2 和 T3 机械敏感性增加，伴有上胸椎小关节功能障碍。

参考文献

1. Hoppenfield S. Physical Examination of the Spine and Extremities, 1976, Connecticut: Appleton and Lange, Norwalk.
2. Butler D. Mobilisation of the Nervous System,1st edn, 1991. Churchill Livingstone, Melbourne.
3. Greenman PE. Principles of manual medicine, 2nd edn, 1996, Williams and Wilkins, Baltimore.

第 22 章
徒手疗法操作

一、概述及治疗原则

机械性神经根性疼痛的初期治疗与关节功能障碍的治疗原则一致。关节仍是优先考虑的因素，因为它是运动区段的主要组成部分，而神经受到刺激则继发于关节力学及其相关肌肉部分的异常。神经功能障碍的传统治疗原则主要关注神经的动态滑动能力，主要针对神经功能紊乱。徒手疗法操作则在关注动态滑行（神经动力学）[1] 之前，先从机械功能的角度（神经运动学）[2] 使神经环境正常化。

在解决神经环境问题的同时，再从机械角度解决以下 3 个问题 [3]：

①解剖标志的错位或单侧软组织无力和僵硬

②关节活动受限

③局部压痛或伴有压力敏感性

这三种因素相互作用，在神经走行的任何位置都可能造成压迫，导致卡压点及远端支配区域的功能障碍。因为卡压不仅会影响神经的滑行功能，而且会过度牵拉远端的神经。所以暴力的神经动态滑行操作，只会进一步加重这种过度拉伸，所以要先解决局部卡压问题。

二、下半身区域

（一）盆腔及髋关节引起的机械性神经疼痛

1. 坐骨神经

①活动受限

● 椎间孔

● 竖脊肌：包括屈曲及伸展活动受限，横突水平关节面及竖脊肌处有压痛。治疗方法是通过软组织松解对上述受限进行适当松解，同时重视椎间盘的核心稳定性。

● 髂腰韧带：多继发于软组织纤维化，需要进行相关软组织松解。

● 骶髂关节前部

● 梨状肌：骶骨前扭转功能障碍可能是主要病因。患者表现为骶骨基底和下外侧角的标志性偏离，同时伴有梨状肌刺激征及臀中肌的酸软或无力。治疗方法包括改善骶骨前扭转功能障碍，对梨状肌和臀中肌进行松解，同时加强臀中肌的力量，拉伸梨状肌。屈髋肌和髋关节囊紧张会导致梨状肌功能障碍。股骨处于相对屈曲状态时，梨状肌在站立过程中起外展作用，如梨状肌压迫坐骨神经，则可能长期刺激坐骨神经。同时建议伸展髂腰肌和髋关节，并加强臀大肌力量。

②主干神经松动术

受限被解除后就可以采用侧卧位进行主干神经松动术。根据对刺激程度的耐受性反复进行这种滑动，切勿过度拉伸。

2. 股神经

①活动受限

- 椎间孔：包括屈曲及伸展活动的受限，横突水平关节面及竖脊肌处有压痛。治疗方法是适当松解软组织，与此同时不能忽视椎间盘的组成部分和核心稳定性。
- 腰大肌和髂肌
- 腹股沟韧带：腹股沟韧带前部功能障碍会导致髂腰肌群缩短，腹股沟韧带向后移动，髂耻骨突向前移动。这可能会压迫股神经，导致出现一系列症状。治疗方法通常是拉伸髂腰肌和矫正腹股沟韧带前部功能障碍。
- 腓肠肌（隐神经）：收肌管（亨特管）的软组织功能障碍会刺激隐神经。该管覆以缝匠肌，外侧壁为股内侧肌，内侧壁为大收肌。最有效的治疗方法是松解局部软组织。

②主干神经松动术

受限被解除后就可以采用屈曲膝盖的体位进行主干神经松动术。根据对刺激程度的耐受性反复进行这种滑动，切勿过度拉伸。

（二）膝关节引起的机械性神经疼痛

1. 坐骨神经

①活动受限

- 下腘绳肌：腘绳肌紧张和功能障碍会压迫坐骨神经，导致腘绳肌综合征。长时间的胫骨内旋会改变膝关节屈曲力矩，引起腘绳肌的异常活动。陈旧性创伤或肌肉紧张也是诱发因素。针

对足外翻的治疗方法主要是手法松解和拉伸腘绳肌。

- 腘绳肌／比目鱼肌：胫骨内旋时间过长会继发出现足部代偿和比目鱼肌紧张，从而压迫胫神经。需通过松解腘绳肌和拉伸比目鱼肌，治疗足部的代偿。

②主干神经松动术

受限解除后就可以采用侧卧位进行主干神经松动术。近端部分要保持不动，膝关节伸展部分则要加强。

2. 胫腓上关节

①活动受限

胫腓上关节的功能障碍通常与足部功能障碍有关。长期代偿会导致踝管内的胫后神经受损，同时也会缩短腓肠肌，造成胫腓上关节水平的功能障碍。治疗的最佳方法是通过胫腓上关节的关节松动手法，来解决足部代偿问题。

②主干神经松动术

压迫解除后就可以采用侧卧位进行主干神经松动术。近端部分要保持不动，膝关节完全伸直，伴足内翻放松腓浅神经，伴足外翻放松胫神经。对发生在踝关节和足部的压迫，要重复这一过程。

3. 股神经

①活动受限

- 股内斜肌（隐神经）：股内斜肌的刺激和肿胀可刺激隐神经引起膝关节内侧疼痛。髌骨股骨功能障碍是常见的前驱症状。髌骨功能障碍或股内侧斜肌无力均可引起。可通过解决髌骨功能障碍和股内斜肌的松解及力量加强来治疗。

（三）踝关节及足部引起的机械性神经疼痛

1. 踝关节外侧（腓浅神经）

活动受限：反复的外侧踝关节扭伤是足

内翻常见的后遗症，腓浅神经由于紧邻韧带而容易受到刺激。治疗时应加强腓肠肌和比目鱼肌的力量。

2. 跗管（腓骨后神经）

①踇展肌（足底神经）活动受限

胫后神经和足底神经的压迫通常与足部功能障碍有关。长期代偿会导致跗管内的胫后神经受损，同时也会缩短腓肠肌，造成胫腓上关节水平的功能障碍。踇展肌在过度外展时在功能障碍状态下会导致足跟内侧疼痛并压迫足底神经。治疗方法是通过加强胫骨后肌的力量，同时松解踇展肌来解决足部代偿的问题。

②主干神经松动术

受限被解除后就可以采用侧卧位进行主干神经松动术。近端部分要保持不动，膝关节完全伸直，伴足内翻放松腓浅神经，伴足外翻放松胫神经。

（四）其他下半身区域可能发生卡压的周围神经

1. 闭孔神经

闭孔神经压迫可继发于耻骨功能障碍、髋关节功能障碍以及内收肌的紧张。

2. 外侧皮神经

外侧皮神经压迫可继发于髋关节功能障碍和缝匠肌的紧张。

3. 内侧皮神经

内侧皮神经可引起大腿内侧疼痛，继发于收肌管的压迫。

4. 股后皮神经

股后皮神经可能在坐骨切迹处被压迫。

5. 髂腹下神经

寻找腹横肌上的术后瘢痕和压痛。

6. 髂腹股沟神经

寻找腹外斜肌上的术后瘢痕和压痛。也要关注胸腰椎结合部综合征。

7. 生殖股神经

原发性少见，最常见的是手术后遗症。

三、上半身区域

（一）颈胸区域引起的机械性神经疼痛

1. 正中神经

①活动受限

- 椎间孔：包括屈曲及伸展活动受限，横突水平关节面及竖脊肌处有压痛。可通过软组织活动对上述受限进行适当松解，关注椎间盘的组成部分和核心稳定性，同时也需要关注颅下颈椎部分。

- 斜角肌、胸大肌：临床上常见斜角肌和胸大肌紧张，建议松解和拉伸相关软组织，并重视脊柱核心稳定性。

2. 尺神经

①活动受限

- 椎间孔：包括屈曲及伸展活动受限，横突水平关节面及竖脊肌处有压痛。通过软组织活动对上述受限进行适当松解，关注椎间盘的组成部分和核心稳定性，同时也需要关注颅下颈椎部分。

- 斜角肌具有屈曲颈部、上提肋骨等功能。斜角肌紧张可压迫臂丛神经下端，引起尺神经症状出现。治疗时应松解和拉伸斜角肌，并关注核心稳定性。

3. 桡神经

①活动受限

- 椎间孔：包括屈曲及伸展活动受限，横突水平关节面及竖脊肌处有压痛。治疗方法是通过软组织活动对上述受限进行适当松解，关注椎间盘的组成部分和核心稳定性，同时也需要关注颅下颈椎部分。

②主干神经松动术

针对颈胸区域的内侧皮神经、尺神经和桡神经压迫，应保持颈部向对侧弯曲并轻柔地被动进行肩带下压。其他方法是保持肩部下沉并进行颈部缓慢活动或肌肉松解。

③第二胸椎段脊髓神经松动术

松解上胸段脊柱旁肌肉，并关注颅下颈椎部分。

（二）肩部引起的机械性神经疼痛

1. 尺神经

①活动受限

胸廓出口是肩部尺神经常见的压迫部位，由锁骨下肌紧张，第一肋骨抬高，以及胸小肌紧张引起的，可通过合理的关节活动和拉伸治疗。

②主干神经松动术

针对肩部（胸廓出口）区域的尺神经压迫时的主干神经松动术，应采用轻柔的肩部被动下压手法，同时颈部向对侧屈曲，并加强水平外展的强化运动。

2. 桡神经

①活动受限

肱三头肌肿胀和肩胛骨下旋会导致桡神经在三角肌处压迫。治疗方法包括肩胛骨上旋及回缩，同时松解肱三头肌和大圆肌。

②主干神经松动术

针对肩部区域的桡神经压迫时的主干神经松动术，应采用轻柔的肩部被动下压手法，同时颈部向对侧屈曲，并加强水平内收和内旋的强化运动。

（三）其他上半身区域可能发生卡压的周围神经

1. 肌皮神经

肌皮神经压迫可继发于肌肉的剧烈收缩，立即停止运动并适当地松解肌肉组织，以减少软组织压迫。

2. 胸背神经

肩胛下内侧区域棘突旁的肌肉肥厚或肌纹理异常会刺激胸背神经，导致疼痛。治疗的最佳方法是松解肩胛下内侧区域棘突旁肌肉。

3. 腋神经

肩胛骨长期下回旋导致的肱三头肌肿胀可能会导致错位。治疗方法包括肩胛骨上旋和缩回，并松解大小圆肌。

（四）肘部及腕部引起的机械性神经疼痛

1. 正中神经

①活动受限

正中神经在肘部会被肿胀的前臂旋前肌所压迫。许多功能活动都涉及手腕屈曲和前臂前旋，容易出现此处功能障碍。治疗以松解前臂旋前肌为主。

腕管同样是易被压迫的位置。常见的病因有腕骨活动受限和腕韧带炎症。腕关节和局部肌腱的适当活动可消除炎症。

②主干神经松动术

针对肘部正中神经压迫，主要是进行主干神经松动术结合上肢紧张试验（ULTT），反复进行肘关节及手腕屈伸。

2. 尺神经

①活动受限

肘关节内侧的肘管被尺侧腕屈肌压迫是常见的原因。投掷引起的拉伸外翻应力，过度使用腕关节屈曲和尺骨偏曲引起的尺侧腕屈肌过度刺激也是原因之一。尺管位于豌豆骨桡侧和钩骨间隙内，重复的手腕运动及韧带刺激会导致神经活动受限。治疗方法包括解决腕关节屈曲的力学问题，并松解尺侧腕屈肌及豆钩韧带。

②主干神经松动术

针对肘部尺神经压迫，主要是进行主干神经松动术结合上肢紧张试验（ULTT），反复进行肘关节屈伸及腕部桡骨和尺骨偏移。

3. 桡神经

①活动受限

桡管对人体手臂的旋转、屈伸有关键作用，前臂重复进行旋后运动，旋后肌肉肥厚而压迫桡神经。桡骨头的活动度及桡骨茎突也会受到影响。治疗应松解旋后肌，并改善桡骨头的活动度。

②主干神经松动术

针对肘部桡神经压迫，主要是进行的主干神经松动术结合上肢紧张试验（ULTT），反复进行肘关节屈伸，前臂后旋，手腕屈曲。

参考文献

1. Sebastian D. Effects of neural interface mobilization on peripheral nerve mobility and pain:a single case design. Journal of Manual and Manipulative Therapy. 2005;3:185.

2. Butler D. Mobilisation of the Nervous System, 1st edition, 1991, Churchill Livingstone, Melbourne

3. Greenman PE. Principles of manual medicine, 2nd edn, 1996, Williams and Wilkins, Baltimore.

第3部分

不同部位的徒手疗法操作

概论

徒手疗法常需要辅以其他干预措施，如运动处方（最重要）、体态管理、肌内效贴、物理治疗、运动康复等。同时还应考虑疾病预防和手法操作的禁忌证。本书所介绍的症状和体征多是通过病史采集或体格检查获取的信息，建议阅读更多的学习资料进行知识拓展。

医师应注意，在没有精准诊断、制定相对应运动处方的情况下，仅仅做徒手疗法操作的疗效可能欠佳。临床疗效的保证是通过综合评估和长期实践得来的。

第 23 章

颈椎区域

注意：许多脊柱章节介绍的情况需要适当的徒手治疗，然而，维护徒手治疗疗效最有效的方式是良好的运动处方。因此，核心锻炼强化的价值不容忽视。

一、颈椎病

颈椎病是一种由颈椎软骨和骨骼异常磨损引起的疾病，伴有椎间盘的退变和钙质沉积。颈椎病是一种继发于颈椎复合体的错误运动模式的运动障碍[1-4]。其他因素还有衰老和营养不足。

颈椎复合体可以支配颈椎运动，在受限情况下会出现运动障碍。颈椎复合体的结构能够分散限制性情况中的受阻运动。主要发生在上颈段，其结果是颈椎中段代偿性活动过度，产生劳损。与上颈段相比，中颈段的磨损比较常见。这些由退变累积产生的变化会使小关节和关节囊劳损，导致椎间孔变窄，并逐渐压迫一根或多根神经根。这可能会导致颈部和手臂疼痛加剧，伴有运动无力和感觉变化。晚期患者存在脊髓受累的情况，称为脊髓型颈椎病。这不仅会影响手臂，还会影响腿部，出现反射亢进、霍夫曼征和巴宾斯基征等锥体束征阳性的症状。

颈椎病包括上述所有方面，通常继发于异常结构，比如作为对上颈段活动不足代偿的中颈段活动过度。当退行性病变累及小关节和关节囊时，产生的功能障碍被统称为小关节退变和小关节囊撞击，这会导致活动受限。当关节持续受限且另一侧过度活动时，其结果是纤维环过度剪切，并可能导致椎间盘突出（图 23.1）。劳损引起的颈椎椎间孔变窄和椎间盘突出会挤压颈神经根，引起神经根刺激和神经根性疼痛。这种神经根性疼痛继发于劳损和椎间孔狭窄，可能不伴有椎间盘突出，压迫或刺激穿出的神经根，形成神经根型颈椎病（图 23.2）[4]。

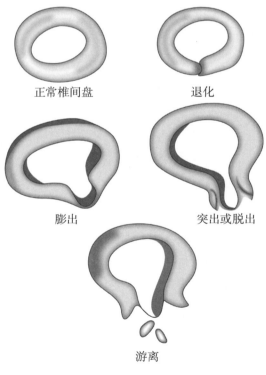

正常椎间盘　　　　退化

膨出　　　　突出或脱出

游离

图 23.1　椎间盘病变的类型

二、小关节退变，小关节囊撞击（无神经根刺激）

（一）病史

患者的主诉是颈部疼痛，疼痛可能向肩胛骨区放射，无上肢放射性疼痛，颈部活动受限[1,2]。运动时关节可能有弹响。颈部肌肉可能存在明显的紧张感，在颈部活动到某些位置时疼痛再现。职业因素包括长时间伏案工作、手持电话、头部过度活动、头顶过度受力等。

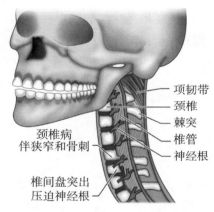

项韧带
颈椎
棘突
椎管
神经根

颈椎病伴狭窄和骨刺

椎间盘突出压迫神经根

图 23.2　颈椎病常见病理改变

（二）可能存在的阳性体征

头部前倾姿势

- 枕下肌群紧张，寰枕关节（OA）后仰受限
- 运动范围受限，肌肉触发点疼痛（通常是肩胛提肌、上斜方肌和中斜方肌）
- 肌肉紧张可能很明显，尤其是浅表肌群（上斜方肌、肩胛提肌、胸锁乳突肌、斜角肌）
- 中颈段活动受限
- 寰枕关节 / 寰枢关节（AA）活动受限
- 颈胸连接处活动受限

（三）徒手疗法操作

【枕骨下松解】

- 拉伸上斜方肌、肩胛提肌、胸锁乳突肌、斜角肌
- 肩胛提肌、上斜方肌和中斜方肌的触发点按压
- 寰枕关节向前屈曲
- 寰枢关节旋转
- 颈椎中段松动
- 上胸椎闭合手法

三、小关节退变，小关节囊撞击（伴有神经根刺激 / 非椎间盘源性）

（一）病史

患者主诉颈部疼痛，疼痛可能向肩胛骨区和上肢放射[3]。如果放射到四肢（手臂），那么病变部位可能是神经。如果放射到中轴（躯干），特别是肩胛骨的上、中、下部分，那么病变部位可能是小关节囊。C5、C6关节囊病变的疼痛放射至肩胛骨，C7关节囊病变的疼痛放射至肩胛骨下角。颈部活动受限。运动时关节可能会有弹响。颈椎肌肉组织的紧张感可能很明显。颈椎活动到某些位置可能会有疼痛。咳嗽或打喷嚏时无疼痛感。将手臂举过头顶时，症状有所缓解。职业因素包括长时间的伏案工作、手持电话、过度头部活动和头顶过度受力。可能会存在感觉丧失，会因力量减弱而难以抓握物品。

（二）可能存在的阳性体征

头部前倾姿势

- 活动范围受限，肌肉触发点疼痛（通常为肩胛提肌、上斜方肌和中斜方肌）
- 肌肉紧张可能很明显，尤其是浅表肌

群（上斜方肌、肩胛提肌、胸锁乳突肌、斜角肌）

- 中颈段活动受限
- 拉伸时疼痛加重，尤其是当旋转与疼痛侧相关时
- 将手臂举过头顶可缓解疼痛
- 寰枕关节／寰枢关节活动受限
- 颈胸交界处活动受限
- 上肢张力试验（ULTT）阳性
- 神经根颈椎病的临床体征阳性。

（三）徒手疗法操作（牵引后）

【枕骨下松解】
- 拉伸上斜方肌、肩胛提肌、胸锁乳突肌、斜角肌
- 按压肩胛提肌、上斜方肌和中斜方肌的触发点
- 寰枕关节向前屈曲
- 寰枢关节旋转
- 中颈段松动
- 上胸椎闭合手法
- 先在相应神经界面进行神经松动，继而进行粗大神经的松动

四、颈椎间盘突出

（一）病史

　　患者主诉颈部疼痛，疼痛可向肩胛骨区和上肢放射。疼痛可能继发于举重，特别是越过头顶的举重，或剧烈咳嗽或打喷嚏。颈部活动受限，难以自由活动。运动时关节可能有弹响。颈椎肌肉组织的紧张感可能很明显。颈椎活动到某些位置时可能会有疼痛。咳嗽或打喷嚏时疼痛。可能会有感觉丧失，会因力量减弱而难以抓握物品。职业因素包括长时间的伏案工作、手持电话、头部过度

活动和头顶过度受力。虽然病史描述的是一次抬举或打喷嚏引起的问题，但我们应该明白，单个的纤维环撕裂是累积一段时间后才会产生的结果。

（二）可能存在的阳性体征

头部前倾姿势
- 活动范围受限，肌肉触发点疼痛（通常为肩胛提肌、斜方肌中上部）
- 肌肉紧张可能很明显，尤其是浅表肌群（上斜方肌、肩胛提肌、胸锁乳突肌、斜角肌）
- 中颈段活动受限
- 寰枕关节／寰枢关节活动受限
- 颈胸交界处活动受限
- 上肢张力试验阳性
- 颈神经根挤压试验阳性
- 屈曲加重症状，后伸缓解

（三）徒手疗法操作

　　排除所有禁忌证后，在徒手疗法操作前进行牵引。

【枕骨下松解】
- 拉伸上斜方肌、肩胛提肌、胸锁乳突肌、斜角肌
- 按压肩胛提肌、上斜方肌和中斜方肌的触发点
- 寰枕关节向前屈曲
- 寰枢关节旋转
- 颈椎中段松动
- 上胸椎闭合手法
- 先对相应神经界面进行神经松动，继而进行粗大神经的松动

　　椎间盘突出的方向和类型很多，通常朝后外侧或中央突出。当后外侧突出时，朝向椎间孔方向（外侧椎管或外侧隐窝），可能影响脊神经根。当中央部突出时，朝向椎管方向，会导致脊髓或者马尾神经受累。另外，

医生可能会观察到膀胱直肠功能障碍或巴宾斯基征阳性。该体征代表脊髓病变或马尾神经受压，这种情况是徒手疗法的禁忌证。

五、膀胱直肠功能障碍

【巴宾斯基征阳性】

该体征代表脊髓病变，这种情况是徒手疗法的禁忌证。

六、颈脊髓病

（一）病史

患者主诉颈部疼痛，疼痛可能向肩胛骨区和双侧上肢放射。发病可能继发于举重，特别是头顶过度受力，或剧烈咳嗽或打喷嚏。颈部活动受限，难以自由活动。运动时关节可能会有弹响。颈椎肌肉组织的紧张感可能很明显。咳嗽或打喷嚏时可能会感到疼痛。可能会有感觉丧失，会因力量减弱而难以抓握物品。可能有失去平衡和四肢不自主运动的病史，是该病变的特征[6,7]。

（二）可能存在的阳性体征

虽然本病患者有躯体症状，但如果有脊髓病变的症状，特别是巴宾斯基征阳性伴反射亢进，则不可使用徒手疗法进行治疗。

七、挥鞭伤

挥鞭伤是颈部突然伸展再屈曲收缩引起的颈部损伤（图23.3）。挥鞭伤最常见的原因是汽车事故引发的颈椎运动。汽车突然停止时，头部通常猛烈地向前和向后仰，对颈部产生短暂且巨大的压力。如果被追尾，则会发生相反的情况。这可以牵拉到颈椎前部的肌肉和韧带，主要是胸锁乳突肌、颈深屈肌和项韧带。紧接着是肌肉反射性收缩、关节受限和疼痛[8]。其他原因包括运动损伤和遭受暴力，这些因素通常使肌肉组织和上颈椎关节受累。此外，还有继发于牵拉颈交感神经节的自主神经体征。但很少有明显的脑震荡表现。

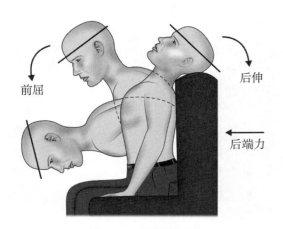

图23.3　挥鞭伤机制

（一）病史

患者有机动车事故、头部被撞或脸部被打、在运动中被扑倒等因素。既往或有颈椎病史。可能不伴有即刻疼痛，但第二天症状加重，伴有进行性疼痛和僵硬。

（二）可能存在的阳性体征

颅底颈椎通常是最受影响的。
头部前倾姿势
- 活动受限，伴疼痛痉挛
- 浅表肌群（上斜方肌、肩胛提肌、胸锁乳突肌、斜角肌）的肌肉紧张尤为明显
- 寰枕关节/寰枢关节活动受限，伴局部压痛

- 中颈段活动受限
- 颈胸交界处活动受限
- 伴或不伴有上肢张力测试阳性
- 伴或不伴有神经根型颈椎病的临床体征。

（三）徒手疗法操作

若检查发现患者存在各个方向的保护性痉挛，而该患者未接受急诊室评估或X光检查，则应引起高度关注。除非另有证明，否则禁用徒手治疗。如果巴宾斯基征或霍夫曼征阳性，同样需要引起重视。当骨折或韧带不稳定的禁忌证被排除时，徒手治疗或可使用。

【枕骨下松解】

- 拉伸上斜方肌、肩胛提肌、胸锁乳突肌、斜角肌
- 肩胛提肌、上斜方肌和中斜方肌的触发点按压
- 寰枕关节向前屈曲
- 寰枢关节旋转
- 中颈段松动
- 上胸椎闭合手法
- 在神经穿出点适当松动神经

八、胸廓出口综合征

胸廓出口综合征是由于颈底与腋窝之间的胸廓出口通道狭窄而导致神经/血管受压或两者同时受压而产生的病症。胸廓出口被肌肉、骨骼和其他组织包围（图 23.4）。任何导致胸廓出口处或附近组织增生或移动的情况都可引起胸廓出口综合征。最常受累的结构是臂丛下干。通常锁骨下的血管结构也可能受累。

（一）病史

患者主诉颈部外侧疼痛并向上肢放射，尤其放射到无名指和小指。颈椎肌肉组织的紧张感可能很明显。咳嗽或打喷嚏时无疼痛感。当手臂举过头顶一段时间后症状会加重，是该病变的特征[9]。可能会有感觉丧失，会因力量减弱而难以抓握物品。可能有阻塞性肺病史。职业因素可能包括长时间的伏案工作、手持电话、头部过度活动和头顶过度受力。疼痛也可放射到胸前区。

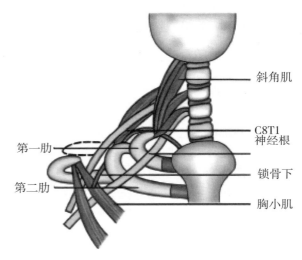

图 23.4 胸廓出口的卡压部位

（二）可能存在的阳性体征

头部前倾姿势

- 活动范围受限，肌肉触发点疼痛（通常是肩胛提肌、上斜方肌和中斜方肌）
- 肌肉紧张可能很明显，尤其是浅表肌群（主要是斜角肌，胸小肌）
- 中颈段活动受限
- 寰枕关节/寰枢关节活动受限
- 颈胸交界处活动受限
- 尺神经上肢张力试验阳性
- 斜角肌紧张
- 第一肋骨抬高或骨下肌群紧张
- 胸小肌紧张
- 头部活动时疼痛加重

（三）徒手疗法操作

【枕骨下的松解】

- 寰枕关节向前屈曲
- 拉伸斜角肌和胸小肌
- 第一肋骨下压
- 肩胛提肌、上斜方肌和中斜方肌的触发点按压
- 中颈段松动
- 上胸椎闭合手法
- 尺神经的神经穿出点松动

九、肌肉病变

与颈部机械性功能障碍同时出现的肌肉病变症状是压痛和肌肉组织的软组织增厚。肌肉的压痛会出现"肌肉是功能障碍根源"的错觉，但事实上并非总是如此。每个关节或运动单元都有相应的肌肉来帮助实现运动。关节功能失调状态会对起支撑作用的软组织造成额外压力，并令肌肉产生代偿性保护。这可能使得受累肌肉积累代谢物质，并由于代偿性保护产生局部压痛与肥大。软组织病变的常见原因是长时间错误姿势或过度使用[5]。关于为什么软组织损伤会继发于长时间的错误姿势或过度使用存在几种理论。最常见的三种理论如下：

①由于过度使用或错误姿势而引起长时间的肌肉收缩可能会引发肌肉疲劳。由于过度和长时间的肌动蛋白和肌球蛋白交叉桥接，肌肉会因疲劳而收缩，产生局部软组织功能障碍，形成压痛点，即"触发点"。

②过度和错误的肌肉收缩或者直接创伤可导致肌肉的肌原纤维损伤，愈合后可能形成瘢痕。这种瘢痕会抑制正常肌肉收缩，降低相应区域营养，并促

进化学物质堆积，形成疼痛。此外，愈合后疤痕的神经末梢也可能对疼痛敏感。

③错误的活动可以在肌梭内水平上影响肌肉，产生持续的异常 γ 运动活动，从而使软组织功能失调。

如上所述，功能失调状态下，椎体的肌肉附着物会对椎骨附着物造成压力，导致椎体对齐的功能障碍。

（一）病史

患者主诉颈部疼痛，可能放射至肩胛区，伴或不伴有上肢放射痛。颈部活动受限，运动时可能会有关节弹响。颈部肌肉组织的紧张感可能很明显。咳嗽或打喷嚏无疼痛。躺下或休息时症状减轻。职业因素可能包括长时间的伏案工作、手持电话、头部过度活动和头顶过度受力。

（二）**可能存在的阳性体征**

- 可能存在或不存在头前倾
- 活动范围受限，肌肉触发点疼痛（通常是肩胛提肌、上斜方肌和中斜方肌）
- 肌肉紧张可能比较明显，尤其是浅表肌群（上斜方肌、肩胛提肌、胸锁乳突肌、斜角肌、胸小肌）
- 可能存在或不存在颈椎中段活动受限
- 可能存在或不存在颈胸交界处活动受限
- 可能存在或不存在寰枕关节 / 寰枢关节活动受限

（三）**徒手疗法操作**

【枕骨下松解】

- 拉伸上斜方肌、肩胛提肌、胸锁乳突肌、斜角肌
- 按压肩胛提肌、上斜方肌和中斜方肌

触发点

- 寰枕关节向前屈曲
- 寰枢关节旋转
- 中颈段松动
- 上胸椎闭合手法

十、肌源性头痛

（一）病史

患者可能有颈部姿势异常史或颈部扭伤史。头前倾姿势被认为是一种习惯、自然、懒散的姿势，也多见于在伏案工作者。其结果是会发生颈椎后弯，导致包括枕下肌群在内的软组织短缩（图 23.5）。

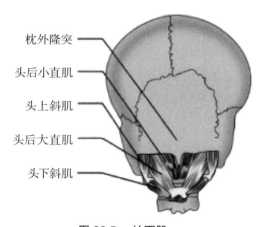

图 23.5　枕下肌

寰枕关节和寰枢关节可出现受限的情况。枕大神经（图 23.6）受刺激后引起枕部和颞部头痛，类似的情况可继发于颈部扭伤和继发的寰枕关节和寰枢关节功能障碍。上胸段受限可引起半棘肌功能障碍，从而刺激枕大神经。颈椎肌群即胸锁乳突肌和斜方肌的功能失调也会引发肌源性头痛。

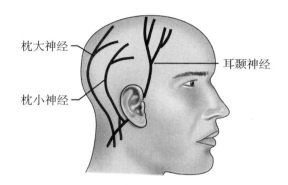

图 23.6　枕神经

（二）可能存在的阳性体征

头部前倾姿势

- 活动范围受限，肌肉触发点疼痛（通常是肩胛提肌、上斜方肌和中斜方肌）
- 肌肉紧张可能很明显，尤其是浅表肌群（上斜方肌、肩胛提肌、胸锁乳突肌、斜角肌、胸小肌）
- 寰枕关节 / 寰枢关节活动受限
- 颈椎中段和胸椎上段的活动受限
- 颈胸交界处的活动受限

（三）徒手疗法操作

【枕骨下松解】

- 拉伸上斜方肌、提肩胛肌、胸锁乳突肌、斜角肌
- 提肩胛肌、上斜方肌和中斜方肌的触发按压
- 胸锁乳突肌的软组织松动
- 寰枕关节向前屈曲
- 寰枢关节旋转
- 颈椎中段松动
- 上胸椎闭合手法

参考文献

1. Lippitt AB. The facet joint and its role in spine pain. Management with facet joint injections. Spine. 1984;9:746-50.

2. Mooney V, Robertson J. The facet syndrome. Clin Orthop Relat Res. 1976;115:149-56.

3. Waldrop MA. Diagnosis and treatment of cervical radiculopathy using a clinical prediction rule and a multimodal intervention approach: a case series. J Orthop Sports Phys Ther. 2006;36:152-9.

4. Porterfield JA, DeRosa C. Mechanical neck pain. Perspectives in functional anatomy. 1994, WB Saunders, Philadelphia,pp.47-81.

5. Travell JG, Simons DG, Simons LS. Travell and Simson's Myofascial pain and dysfunction: The trigger point Manual. Volume 1st and 2nd,1999, Williams and Wilkins Baltimore.

6. Kawabori M, Hida K, Akino M, et al. Cervical myelopathy by C1 posterior tubercle impinge-ment in a patient with DISH. Spine. 2009;34;E709-11.

7. Tang JG, Hou SX, Shang WL, et al. Cervical myelopathy caused by anomalies at the level of atlas. Spine. 2010;35(3):E77-9.

8. Woodhouse A, Liljebäck P, Vasseljen O. Reduced head steadiness in whiplash compared with non-traumatic neck pain. J Rehabil Med. 2010; 42:35-41.

9. Gilbert A. [Thoracic outlet syndromes] Neuro-chirurgie. 2009;55:432-6.

10. Biondi DM. Cervicogenic Headache: a review of diagnostic and treatment strategies. J Am Osteopath Assoc. 2005;10:16-22S.

一、肌源性头痛

参见颈椎部分的肌源性头痛。

（一）可能存在的阳性体征

- 与肌源性头痛相同
- 胸椎上段活动受限

（二）徒手疗法操作

- 与肌源性头痛相同
- 上胸椎闭合手法

二、肋间神经痛

这是一种与肋间神经相关的神经痛[1]。肋间神经有 12 根，由前支和后支组成。这些神经在肋骨下缘的肋间沟凹槽中穿行。常见的原因是贫血、寒冷暴露、肿瘤压迫、主动脉瘤或者带状疱疹引起的带状疱疹后遗神经痛。这些原因中与我们相关的是胸椎功能障碍。在胸椎的机械功能障碍中，可发生相关的肋骨功能障碍。此外，因前锯肌无力而继发的姿势错误和肌肉不平衡可导致肋骨功能障碍[2]和相关的肋间神经痛。在神经营养不良等情况下，交感神经系统也常常通过胸椎区域的处理得到干预[3]。

（一）可能存在的阳性体征

疼痛呈围绕胸腔的刺痛。

- 通常在第五神经分布区域
- 存在胸椎或肋骨功能障碍

（二）徒手疗法操作

肋间伸展

- 胸椎节段闭合或张开操作
- 前后肋功能障碍的肌肉能量技术

三、T2 神经根病

T2 神经根病是指第二胸神经被 T2 和 T3 之间的椎间孔挤压，导致上肢神经根性疼痛。

肋间神经为胸脊神经前支，从对应的椎骨下面延伸出来。它们不同于其他脊神经前支，没有形成神经丛，而是各自有独立的路线。外侧皮支大约在椎骨和胸骨之间从肋间神经分出，深入肋间外肌和前锯肌，分为前支和后支。第二肋间神经外侧皮支位于 T2 和 T3 之间，不像其他胸神经那样分为前支和后支；但在腋窝前中段分出肋间臂神经。它穿过肋间外肌和前锯肌，穿过腋窝到达手臂内侧，并与臂内侧皮神经相连。然后穿过筋膜，支配手臂内侧和后侧上半部分皮肤，与支配前臂外侧的桡神经臂后皮支相通。肋间臂神经是 T2 脊神经与上肢的通信道路（图

24.1）。因此，导致 T2 神经根病的一系列事件涉及 T2 脊神经、毗邻的肋间神经、臂前内侧皮神经和桡神经的臂后皮支。

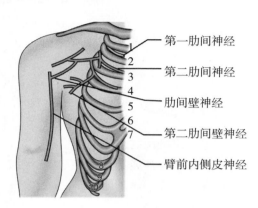

图中标注：
- 第一肋间神经
- 第二肋间神经
- 肋间壁神经
- 第二肋间壁神经
- 臂前内侧皮神经

图 24.1　T2 根部病变

上胸椎的机械功能障碍继发于关节突受限、退变、错误姿势和肌肉不平衡。导致功能障碍的关键因素是头前倾，包括上颈椎伸展、下颈椎屈曲、胸椎后凸。这可能导致胸椎活动度明显降低。上述因素共同促成上胸椎区域退行性变和力学功能障碍。虽然上胸椎易发生退变和力学功能障碍，但如果累及 T1、T2、T3 节段，则存在刺激第二胸椎脊神经的可能性，导致上肢神经根性疼痛。本书作者是第一个报道这种病变的学者[4,5]。

（一）可能存在的阳性体征

胸椎上段躯体功能障碍、颈椎活动受限（尤其是伸展）和胸椎外侧压力敏感可能是诊断指标。

（二）徒手疗法操作

- 上胸椎和中胸椎的软组织松动
- 胸椎节段的闭合手法
- 如果存在颈椎问题，则需要一并处理

四、肋软骨炎

这是一种以肋软骨关节炎症为特征的疼痛症状。通常很难确定肋软骨炎的单一病因。该病通常被认为继发于重复性微创伤或过度使用。最受影响的年龄是 20 至 40 岁。肋软骨炎也可因运动过度而发生损伤，比如在竞技赛艇运动员身上或涉及频繁重复水平内收的活动中，这种症状尤为常见。它也常在创伤性损伤中出现，通常继发于车祸，司机的胸部撞击方向盘并损伤肋骨和软骨。上呼吸道感染也被认为是肋软骨炎的一个原因。风湿病患者也易发生肋软骨炎。

（一）可能存在的阳性体征

- 肋软骨区局部压痛
- 肌肉不平衡，如强有力的前侧肌群（胸肌）和薄弱的后侧肌群和外侧肌群（下斜方肌、菱形肌、前锯肌）
- 前后肋骨功能障碍

（二）徒手疗法操作

理想情况下，除了纠正前后肋功能障碍（如肌肉能量技术）的不那么激进的方法外，还建议对这些患者采用更对症的方法，即肌肉强化。

五、T4 综合征

虽然专家经常质疑该病是否存在，但它仍然值得我们去了解。T4 综合征是一种以胸痛和 T4 及上下水平的低循环病变相关症状为特征的疾病。该病常有手臂疼痛或伴有感觉异常的手臂不适感，不遵循神经支配皮肤的模式。疼痛产生的机制尚不清楚，有假说认为其发生是自主神经控制受到了损伤。该病变通常继发于过度手臂运动、躯干和手臂静止姿势（驾驶，电脑工作）或创伤。

（一）可能存在的阳性体征

- T4、5、6 节段张开和闭合活动受限，伴有局部压痛
- 手臂出现神经根症状，但皮节和肌层表现可能正常
- 姿势不良，肌肉不平衡，颈胸核心肌肉无力

（二）徒手疗法操作

胸椎节段闭合或打开的操作。

六、胸椎间盘突出症

胸椎椎间盘突出的机制与颈椎相同，但要注意胸段的椎管比其他区域窄得多，因此椎间盘突出危及脊髓的风险较大。许多胸椎间盘突出发展至 30 年到 50 年后产生钙化，疼痛的感觉可能源于椎间盘周围结构（包括韧带、滑膜囊和椎骨骨膜）中存在无髓鞘的游离神经末梢。从椎间孔穿出的神经也可能受到损害，导致疼痛。

（一）可能存在的阳性体征

- 胸椎局部疼痛
- 疼痛可向肋间区放射
- 如果脊髓受损，可能存在巴宾斯基征阳性或反射亢进

（二）徒手疗法操作

虽然在本病患者中可以看到躯体症状，但如果有脊髓病变的迹象，特别是巴宾斯基征阳性伴反射亢进，则禁忌使用徒手疗法。

七、肩胛骨弹响综合征

肩关节复合体主要包括肩胛胸壁关节和盂肱关节，还有肩锁关节和胸锁关节。正常肩肱节律需要肩胛胸壁关节和肩关节的和谐相互作用。在肩关节活动不足的情况下，肩胛骨趋向于过度活动，造成肩胛骨在胸腔上的过度摩擦。另外，过度和重复的肩胛骨运动也会导致肩胛骨在肋骨上的过度摩擦[7]。肩胛骨或肋骨的排列或胸廓的变化也可引起肩胛骨弹响综合征。例如，骨折的肋骨或肩胛骨在不对齐的位置愈合会改变肩胛胸壁关节的正常力学，导致摩擦和疼痛[11]。肩胛骨前表面的结构是肩胛下肌和存在于肩胛下肌与胸腔之间的肩胛下肌滑囊。疼痛的来源通常来自这些结构。

（一）可能存在的阳性体征

- 当肩胛骨沿胸壁运动时，可以听到或感觉到肩胛骨边缘或下表面的摩擦声、研磨声或弹响声
- 给肩胛骨上施加压力和沿着胸腔滑动会重现症状
- 肩关节活动度低，肩关节囊模式（粘连性肩关节囊炎等）
- 肩胛骨稳定肌（前锯肌和斜方肌）无力

（二）徒手疗法操作

主要针对盂肱关节进行处理，其次是肩胛骨的稳定训练。

八、肩部病变／活动能力低下

所有治疗肌肉骨骼疾病的医师都应该认识到肩胛骨是肩部稳定的组成部分。正常

肩肱节律是指肱骨和肩胛骨运动的比例为 2：1。然而，当肩部病变导致肩关节活动能力下降时，肩胛骨运动过度，对附着在胸椎和肩胛骨的肌肉造成压力，日久导致胸椎疼痛和功能障碍。

（一）可能存在的阳性体征

- 肩关节囊受限的病理表现
- 肩胛骨和肱骨功能障碍（见肩关节部分）
- 颈胸区姿势错误，如头部前倾、核心无力

（二）徒手疗法操作

适应证主要在盂肱关节。

九、肌肉病变（包括神经介导的疼痛）

以下是引起胸椎区域疼痛的神经、其解剖位置和相应疼痛表现：

- 肩胛背神经，位于第 5 颈椎的分支支配菱形肌，位于第 3、4 颈椎的分支支配肩胛提肌。以上情况可能继发于颈椎功能障碍。
- 胸背神经支配背阔肌。继发于胸背神经压迫的背阔肌疼痛比较罕见。
- 胸长神经支配前锯肌，其起源于 C5、C6、C7，在肩胛下肌下方延伸并终止于前锯肌。这种神经损伤的原因通常是直接的撞击或压迫、提重物或手术创伤。主要形成烧灼性肩胛骨痛和翼状肩胛，而后者更常见 [8,11]。

（一）可能存在的阳性体征

同颈椎病与神经根刺激。相应前锯肌的压痛和肌筋膜功能障碍。

（二）徒手疗法操作

同颈椎病与神经根刺激。此外，如果累及胸长神经，治疗方法同前锯肌。虽然这是神经根刺激的表现，但症状不在四肢而在躯干，因此神经张力测试阴性。

十、肩胛提肌综合征

肩胛提肌常易发生疼痛和功能障碍，或成为其他部位症状的潜在因素。以下是一些可能的原因：

（一）枕下功能障碍

由于肩胛提肌与颈椎上段和肩胛骨上内角相连，其功能异常可导致颅下功能障碍及继发的肌源性头痛。

（二）止点变异

肩胛提肌的独特止点变异可能潜在地引起力学改变并导致肌筋膜疼痛综合征。该肌可以产生一个副止点，通过光滑的腱膜带插入项韧带、大菱形肌肌腱和后上锯肌的上侧面。肩胛背神经其中一个分支提供肩胛提肌的神经支配。它们对椎骨和周围肌肉组织施加单侧牵引，导致包括脊柱侧凸、头颈部运动异常以及肌筋膜疼痛综合征在内的临床后果。

（三）神经支配

肩胛提肌由肩胛背神经的 C3、C4 颈支支配。这些颈椎节段出现功能障碍会引起肩胛提肌疼痛。

（四）撞击性肌腱炎

肩胛提肌属于姿势肌，容易紧张。紧张可使肩胛骨下旋，使肩峰相对降低，使肩峰

下空间变窄，可能导致冈上肌撞击性肌腱炎。

（五）可能存在的阳性体征

- 头部前倾，核心虚弱
- 肩胛提肌局部压痛
- 肩胛提肌紧张
- 肩胛骨功能障碍（见肩关节部分）
- 寰枕关节／寰枢关节功能障碍
- C3、C4 神经根受累

（六）徒手疗法操作

【枕骨下的松解】
- 拉伸上斜方肌、肩胛提肌
- 按压肩胛提肌、上斜方肌和中斜方肌的触发点
- 寰枕关节前屈
- 寰枢关节旋转
- 如果存在颈椎中段活动受限，则考虑松动
- 上胸椎闭合手法
- 肩胛骨后缩和向上旋转（见肩部部分）
- 如果存在神经根症状，可进行相应神经的神经穿出点松动

十一、菱形肌损伤

菱形肌损伤或痉挛通常是由肩部和手臂的过度使用引起的，特别是在手臂上举过头的活动中，如发球或伸手把东西放在高架子上。除了重复性活动，其他引起菱形肌拉伤的常见原因是长时间静止或运动时错误姿势，如坐在电脑前或开车以及错误的姿势[11]。背着沉重的背包，尤其是单肩背包也可能是致病因素。

（一）可能存在的阳性体征

- 肩胛间区疼痛和压痛

- 肩胛间区紧张感、痉挛感
- 肩部运动（提和拉）或呼吸疼痛
- 头部前倾，核心薄弱，包括菱形肌
- 胸椎活动受限

（二）徒手疗法操作

若起点是 C5 的肩胛骨背神经，则先牵引。

【枕骨下松解】
- 拉伸上斜方肌、肩胛提肌
- 在胸椎中段水平的软组织松动
- 按压肩胛提肌、上中斜方肌、菱形肌的触发点
- 寰枕关节前屈
- 如果存在活动受限，则进行寰枢关节旋转
- 如果存在胸椎中段活动受限，则考虑松动
- 上胸椎闭合手法
- 肩胛骨内收（见肩关节部分）

十二、前锯肌／肋间肌损伤

当过度运动后，前锯肌是胸外侧疼痛的常见来源。前锯肌通常被称为“拳击手肌”，因为它有助于肩胛骨伸展，这在拳击中是必不可少的。前锯肌也有助于稳定肩胛骨，使其紧贴肋骨，在个体易患撞击性肌腱炎时，前锯肌是维持肩峰下间隙的重要因素。此外，它有助于肩胛骨上旋。关于前锯肌在呼吸中是否起作用存在争议，然而肋骨功能障碍或应力性骨折可引起该肌肉疼痛。

（一）可能存在的阳性体征

- 侧肋区疼痛和压痛
- 肩部活动（提和拉）或呼吸疼痛
- 头部前倾并伴有核心无力

- 胸椎活动受限
- 肋骨前部或后部功能障碍

（二）徒手疗法操作

【枕骨下松解】

- 拉伸上斜方肌、肩胛提肌
- 按压肩胛提肌、上斜方肌和中斜方肌、菱形肌的触发点
- 寰枕关节前屈
- 肩胛骨后收（见肩关节部分）
- 胸椎打开和闭合操作需谨慎，首先应排除肋骨应力性骨折
- 前部或后部肋骨功能障碍的肌肉能量技术

十三、上后锯肌损伤

上后锯肌与菱形肌位于同一区域。不同之处在于菱形肌与胸椎和肩胛骨相连，而上后锯肌与胸椎和肋骨相连。通常这种肌肉易受直接创伤，如摔倒后背部着地。因为这涉及到肋骨和上后锯肌的痉挛，所以患者可能会有喘不过气的感觉。其他原因类同菱形肌拉伤。这块肌肉是否具有呼吸功能还存在争议。有文献指出上后锯肌与肌筋膜疼痛综合征有关[12]。

（一）可能存在的阳性体征

- 肩胛间区疼痛和压痛
- 肩胛间区紧张感、痉挛感
- 肩部运动（提和拉）或呼吸疼痛
- 头部前倾，核心薄弱（包括菱形肌）
- 胸椎活动受限

（二）徒手疗法操作

【枕骨下松解】

- 拉伸上斜方肌、肩胛提肌

- 肩胛间区软组织松动
- 按压肩胛提肌、上中斜方肌、菱形肌的触发点
- 寰枕关节前屈
- 肩胛骨后收（见肩部部分）
- 胸椎打开和闭合操作需谨慎
- 前部或后部肋骨功能障碍的肌肉能量技术

参考文献

1. Gonzalez-Darder JM. Thoracic dorsal ramus entrapment. Case report.J Neurosurg. 1989; 70:124-5.
2. Leong JC, Lu WW, Luk KD,et al. Kinematics of the chest cage and spine during breathing in healthy individuals and in patients with adolescent idiopathic scoliosis. Spine. 1999;24:1310-5.
3. Menck JY, Requejo SM, Kulig K. Thoracic spine dysfunction in upper extremity complex regional pain syndrome type I. J Orthop Sports Phys Ther. 2000;30:401-9.
4. Sebastian D. T2 radiculopathy: A differential screen for upper extremity radicular pain. Journal of manual and manipulative therapy. 2011; Abstracts of the American Academy of Orthopaedic Manual Physical Therapists (AAOMPT) annual conference, Anaheim, California.
5. Sebastian D. T2 radiculopathy: a differential screen for upper extremity radicular pain. Physiother Theory Pract.2013;29:75-85.
6. McGuckin N. The T4 syndrome. In: Grieve GP, editor. Modern Manual Therapy of the Vertebral Column.1986, Churchill Livingstone, New York.
7. Lazar MA, Kwon YW, Rokito AS. Snapping scapula syndrome. J Bone Joint Surg Am. 2009; 91:2251-62.
8. Flynn TW. (Ed). The Thoracic Spine and Chest Wall. Boston, MA: Butterworth-Heinemann; 1996;171-210.
9. Norlander S, Gustavsson BA, Lindell J, et al.

Reduced mobility in the cervico-thoracic motion segment--a risk factor for musculoskeletal neck-shoulderpain: a two-year prospective follow-up study. Scand J Rehabil Med. 1997;29:167-74.

10. Norlander S, Nordgren B. Clinical symptoms related to musculoskeletal neck-shoulder pain and mobility in the cervicothoracic spine. Scand J Rehabil Med. 1998;30:243-51.

11. Home Study Course 16.2: Current concepts in orthopedic physical therapy. La Crosse, WI: Orthopaedic Section, APTA, Inc; 2006.

12. Joel A. Vilensky, Marsha Baltes, Laura Weikel, et al. Serratus posterior muscles: anatomy, clinical relevance, and function. Clin. Anat. 2001; 14:237-41.

第 25 章
腰盆复合体

一、腰椎退行性病变

与颈椎退行性病变类似，腰椎退行性病变是由于腰椎的软骨和骨骼异常磨损导致的疾病，伴有椎间盘的退化和钙化。

腰椎退行性病变是主要由于腰椎复合结构错误运动模式导致的运动障碍。腰椎复合生理结构的设计是为适应运动，但腰椎受限时这种适应受到阻碍。受限主要发生在胸腰结合处以及腰骶结合处。过往经验表明胸腰结合处经常受到限制，因为该部位属于过渡区域。结果是在腰骶结合处产生过度的代偿性活动，从而形成磨损。与胸腰结合处相比，腰骶结合处和 L4、L5 交界处的磨损更为常见。此外，当髋关节囊受限时，会产生腰骶结合处过度的代偿性活动，从而导致磨损和撕裂。

这些由退行性变积累引起的变化会磨损关节面、椎间盘以及关节囊，导致椎间孔狭窄。退行性变和椎间孔狭窄可以渐进压迫一根或多根脊神经根（图 25.1），加剧腰背部和腿部疼痛，令运动功能减退和感觉变化。腰椎退行性病变包含以上所有症状，通常继发于异常力学，下腰椎（L4、L5）活动过度以代偿胸腰椎活动不足。当退行性病变迁延到小关节和关节囊时，产生的功能障碍被称为小关节退行性变、小关节囊撞击，产生典型的活动受限。当关节受限且对侧发生过度活动时，纤维环可能会撕裂，导致椎间盘突出（图 25.2）。在错误的力学作用下，比如过度弯曲和扭转，会进一步加剧这种状况。磨损导致的椎间孔狭窄和椎间盘突出会引起疼痛，影响到腰椎神经根后会出现神经根刺激和神经根痛。在没有椎间盘突出的情况下发生的神经根痛源于磨损和继发的椎间孔狭窄。椎间孔狭窄可以令穿出的神经根受到压迫或刺激，形成腰椎神经根综合征[1-4]。

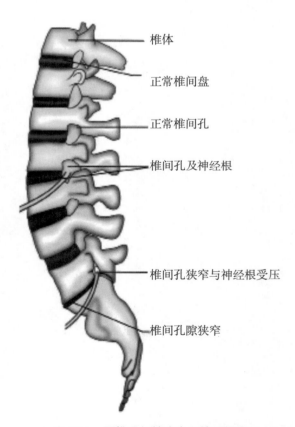

椎体

正常椎间盘

正常椎间孔

椎间孔及神经根

椎间孔狭窄与神经根受压

椎间孔隙狭窄

图 25.1 腰椎退行性病变和神经根病

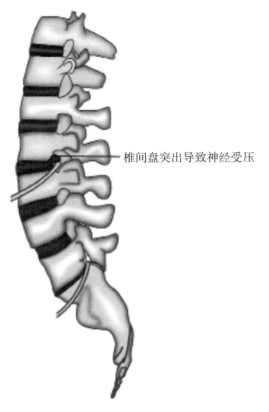

椎间盘突出导致神经受压

图 25.2　椎间盘突出与神经根病

二、关节面退化与关节囊撞击（无神经根刺激）

（一）病史

　　主要症状是腰痛，疼痛可能放射至臀部，但无下肢放射性疼痛。腰背部活动受限。运动时关节可能有弹响感。腰与骨盆的肌肉可能有明显紧张感。运动到某些范围可能出现卡顿和疼痛的感觉。腰痛肌肉组织可能有明显的紧张感。如果不稳定现象普遍存在，运动到某些部位或许会有卡压和疼痛感。职业因素可能包括长时间的体力活动、驾驶、骑行、弯腰、扭动和举重。

（二）可能存在的阳性体征

腰椎曲度改变

- 活动受限，伴有触发点（常见于臀中肌、梨状肌、胸腰结合处和腰骶结合处）
- 可能有明显的肌肉紧张，尤其是浅表肌群（髂腰肌、腘绳肌、椎旁肌、臀中肌、梨状肌和腰方肌）
- 胸腰结合处和腰骶结合处的关节活动受限
- 骶骨和髂骨功能障碍导致腿不等长

（三）徒手疗法操作

- 腰椎旁肌肉软组织松解
- 按压臀中肌、梨状肌和结合处（胸腰结合处、腰骶结合处）的触发点
- 适当拉伸髂腰肌、腘绳肌、臀中肌和梨状肌
- 对结合处（胸腰结合处、腰骶结合处）进行闭合或打开操作
- 对骶骨和髂骨功能障碍进行操作

三、关节面退化，关节囊撞击（伴神经根刺激，非椎间盘源性）

（一）病史

　　主要症状是腰痛，可能有臀部或下肢的放射性疼痛。腰背部活动受限，难以活动自利[5]。运动时关节可能有弹响。腰部与骨盆部肌肉可能有明显的紧张感。活动到某些范围可能出现卡顿和疼痛的感觉。这种情况可能发生于长时间的体力活动，如驾驶、骑车、弯腰、扭转和举重。后伸、站立和行走时疼痛加重，而前屈和坐位疼痛可缓解。

（二）可能存在的阳性体征

腰椎曲度改变

- 活动受限，伴有肌肉触发点（通常位于臀中肌、梨状肌、胸腰结合处和腰骶结合处）
- 可能有明显的肌肉紧张，尤其是浅表肌群（髂腰肌、腘绳肌、椎旁肌、臀中肌、梨状肌和腰方肌）
- 胸腰结合处和腰骶结合处关节活动受限
- 骶骨和髂骨功能障碍导致腿不等长
- 核心肌群（腹横肌、臀中肌、盆底肌和多裂肌）薄弱无力
- 运动范围中特定点的刺痛感
- 下肢张力测试（直腿抬高试验、躯干下垂试验）阳性

（三）徒手疗法操作

若无腰椎不稳迹象，可进行牵引操作：

- 对腰椎旁肌肉进行软组织松动
- 对臀中肌、梨状肌和结合处（胸腰结合处、腰骶结合处）触发点进行按压
- 适当拉伸髂腰肌、腘绳肌、臀中肌和梨状肌
- 对交界处（胸腰交界处、腰骶交界处）进行闭合或打开操作
- 对骶骨和髂骨功能障碍进行操作
- 进行滚动和拉伸操作，然后进行神经层面的松解

四、腰椎间盘突出

（一）病史

主要症状是腰痛，可放射至臀部或下肢。疼痛发作可能是由于举重物，特别是举过头顶，或者剧烈咳嗽或打喷嚏引起的。腰背部活动受限，难以自由移动。腰部与骨盆肌肉紧张感可能比其他病变更为明显。活动到某些范围可能出现卡顿和疼痛的感觉，通常伴有剧烈痉挛。患者可能会在早晨醒来时感到腰部紧张痉挛。咳嗽或打喷嚏时会有疼痛。可能出现膝（L2、L3）、踝（L4、S1）和足（趾长伸肌、L5）的运动功能障碍和感觉丧失。这种情况可能发生于长时间的体力活动，如驾驶、骑车、弯腰、扭转和举重。后伸、站立和行走可缓解疼痛，而前屈、坐位会加重疼痛。

（二）可能存在的阳性体征

腰椎曲度改变

- 活动受限，伴有肌肉触发点（通常位于臀中肌、梨状肌、胸腰结合处和腰骶结合处）
- 可能有明显的肌肉紧张，尤其是浅表肌群（髂腰肌、腘绳肌、椎旁肌、臀中肌、梨状肌和腰方肌）
- 关节（胸腰结合处和腰骶结合处）的活动受限
- 骶骨和髂骨功能障碍导致腿不等长
- 核心肌群（腹横肌、臀中肌、盆底肌和多裂肌）薄弱无力
- 运动范围中特定点的刺痛感
- 下肢张力测试（直腿抬高试验、躯干下垂试验）阳性

（三）徒手疗法操作

若无腰椎不稳症状，可进行牵引操作：

- 对腰椎旁肌肉进行软组织松解
- 臀中肌、梨状肌、胸腰结合处和腰骶结合处的触发点进行按压
- 适当拉伸髂腰肌、腘绳肌、臀中肌和梨状肌
- 最好在闭合状态时进行松动或操作以

促进伸展。椎间盘病变急性发作时要小心进行，腰骶区不建议做推拉操作

- 对骶骨和髂骨功能障碍进行操作
- 滚动和拉伸操作，然后进行神经界面的松解

由于突出方向的不同，椎间盘突出的分类也不同。通常，它们要么突向后外侧，要么突向中央。当椎间盘向后外方突出时，朝向椎间孔（椎管侧面或外侧隐窝）。这将影响到脊神经根。当椎间盘突出是中央型时，突出朝向椎管，故脊髓受到影响。因此医生可据此观察并加以区分。

（四）膀胱及直肠功能障碍

【巴宾斯基征阳性】

脊髓的末端在 L1 水平，如果存在明显的脊髓病变，则中央型突出可能不在腰椎水平，反而需要关注颈胸区域，可能存在胸腰结合处椎间盘突出，伴有脊髓损害。

因此在体格检查中，若医生观察到有运动功能丧失、膀胱及直肠功能障碍和巴宾斯基征阳性时，应该立即停止徒手疗法，并请外科会诊。

五、肌肉病变

在机械性腰背部功能障碍中，肌肉组织的厚度增加和触痛有关。因此肌肉触痛可能是功能障碍的源头。此外，每个关节或运动节段都有相应肌肉帮助完成运动。关节功能障碍可能会给软组织带来额外压力，产生肌肉代偿性保护。这可能导致代谢产物在受累肌肉中积累，造成局部触痛，并由于肌肉代偿性保护而引发肥大。软组织病变的常见原因是长时间的错误姿势或过度使用。关于为什么长时间的错误姿势或过度使用会导致软

组织损伤存在几种理论。其中三种最常见的理论如下：

①长时间收缩和过度收缩，如过度使用或错误姿势，可能导致肌肉疲劳。肌肉在疲劳的情况下收缩，并持续产生局部软组织功能障碍，形成局部压痛点，称为"触发点"。

②过度且错误的肌肉收缩可能损伤肌原纤维，愈合后形成瘢痕。这种瘢痕会抑制正常生理收缩，使相应区域缺乏营养供应，促使化学物质积累，产生疼痛。此外，分布于瘢痕中的神经末梢也可能对疼痛敏感。

③错误的动作可能会使肌肉内部产生异常的 γ 运动神经元活动，使软组织功能失常。

（一）病史

主要症状是腰痛，疼痛放射至臀部，伴或不伴有下肢放射性疼痛。腰背部活动受限，难以自由移动。运动时可能有关节弹响感。腰部与骨盆部肌肉存在明显紧张感。咳嗽或打喷嚏时无疼痛。躺下或休息可缓解症状。这些症状可能继发于长时间体力活动，包括驾驶、骑车、弯腰、扭曲、久站和举重。

（二）可能存在的阳性体征

腰椎曲度改变

- 活动受限，伴有肌肉的疼痛触发点（常见于臀中部、梨状肌、胸腰结合处和腰骶结合处）
- 可能有明显的肌肉紧张，尤其是浅表肌群（髂腰肌、股四头肌、椎旁肌、臀中肌、梨状肌和腰方肌）
- 可伴或不伴有关节活动受限（胸腰、腰骶部）
- 可能伴或不伴有骶骨和髂骨功能障碍，伴有腿不等长

- 核心肌群薄弱（腹横肌、臀中肌、盆底肌和多裂肌）
- 运动范围中特定点的刺痛感

（三）徒手疗法操作

- 对腰椎旁肌肉进行软组织松解
- 对髂腰肌、梨状肌和胸腰结合处和腰骶结合处的触发点进行按压
- 适当拉伸髂腰肌、股四头肌、臀中肌和梨状肌
- 如存在关节活动障碍，对胸腰结合处和腰骶结合处进行闭合或打开操作
- 如存在骶骨和髂骨功能障碍，进行操作锻炼
- 通常肌肉病变可能伴有相关的关节功能障碍，但关于功能障碍的起源仍然存在争议，因为关节和肌肉在活动中都起着作用

六、狭窄

狭窄是指某个特定的空间变窄的情况。椎管有两个明显的开口，一个是脊髓开口，一个是脊髓神经根的开口。容纳脊髓的中央开口称为椎管，神经根从脊髓分出的侧面开口称为椎间孔或侧隐窝。因此，可能发生的狭窄情况有两种：

①椎间孔狭窄
②椎管狭窄

（一）椎间孔狭窄

椎间孔可能因多种原因变窄，包括：

- 关节的开合限制会改变椎间孔的通畅性
- 椎间盘和小关节退行性变导致椎体间距缩短，从而使椎间孔变窄。这种情况可见于伴有神经根刺激的颈椎病

- 当破裂的椎间盘向椎间孔后外侧突出时，突出的椎间盘挤入椎间孔，形成狭窄

以上三种情况都可能导致神经根放射性疼痛。因此，神经张力测试呈阳性，但由于脊髓没有受到影响，巴宾斯基征可能是阴性。然而，尽管脊髓没有受到影响，但如果神经根受压迫严重到导致运动功能丧失（例如，足下垂），或者涉及骶神经根导致膀胱、直肠功能障碍，那么情况较为严重，需要立即请外科会诊。

1. 病史

患者的主要症状为腰痛，疼痛放射至臀部，有时伴有下肢放射性疼痛。发病可能是随着时间推移逐渐发生的（即退行性病变），也可继发于举重物，尤其是举过头顶，或者剧烈咳嗽或打喷嚏（椎间盘源性）。腰背部活动受限，难以自由移动。腰部与骨盆肌肉可能有明显紧张感，活动到某些范围可能出现疼痛和痉挛。咳嗽或打喷嚏时感到疼痛。可能会出现膝（L2、L3）、踝（L4、S1）和足部（趾长伸肌、L5）的运动功能障碍和感觉丧失。以上症状可能源于长时间的体力活动，如驾驶、骑行、弯腰、扭转和举重。患者通常表现为久站和行走时症状加重，坐位时则缓解。这种症状在发生椎管狭窄时表现明显，但也可能在发生椎间孔狭窄时出现。

2. 可能存在的阳性体征

腰椎曲度改变

- 活动受限，伴触发点疼痛（常见于臀中肌、梨状肌、胸腰结合处、腰骶结合处）
- 可能有明显的肌肉紧张，特别是浅表肌群（髂腰肌、腘绳肌、椎旁肌、臀中肌、梨状肌和腰方肌）
- 关节活动受限（胸腰段、腰骶段）
- 骶骨和髂骨功能障碍，伴有腿不等长

- 核心肌群（腹横肌、臀中肌、盆底肌和多裂肌）薄弱无力
- 活动范围内的特定点可能有刺痛感
- 下肢张力测试阳性（直腿抬高试验、躯干下垂试验）

3. 徒手疗法操作

如果没有腰椎关节不稳的迹象，可先进行牵引治疗：

- 对腰椎旁肌进行软组织松解
- 对臀中肌、梨状肌以及结合处（胸腰段、腰骶段）进行触发点按压
- 适当拉伸髂腰肌、腘绳肌、臀中肌和梨状肌
- 对结合处（胸腰段、腰骶段）进行特定的开合矫正操作，存在椎间盘病变时不推荐使用冲压操作
- 如涉及到特定的神经根，则需进行特定的神经根松解操作。例如，在 L4 神经根病变中，由于 L4 神经根是从 L4、L5 之间穿出的，因此优先选择 L4、L5 椎间关节进行开放矫正
- 滑动和拉伸后在神经界面进行松动

（二）椎管狭窄

将脊柱想象成彼此叠放的同心环，若一个单独的圆环向前平移，将使管道变窄，这种情况称为椎体滑脱，是椎管狭窄的原因之一。中央型突出的椎间盘直接凸入椎管引发狭窄。椎管内钙化和突出的韧带，如黄韧带，可导致狭窄。在椎管狭窄中，脊髓受到损害。因此，如果患者出现平衡问题、膀胱直肠功能障碍和巴宾斯基征阳性，均是危险信号，需要立即咨询外科。

1. 病史

患者的主要症状是腰痛，可能放射至臀部或下肢。发病可能与久站或行走有关，坐位时有明显缓解。可能有跌倒或外伤史，或长时间处于伸展状态的活动史。腰背部活动受限，难以自由移动。可能感觉到腰盆肌肉紧张。在某些活动范围内可能有疼痛或牵拉感，通常伴有剧烈痉挛。咳嗽或打喷嚏时可能感到疼痛。可能出现膝（L2、L3）、踝（L4、S1）和足部（趾长伸肌、L5）的运动功能丧失以及感觉丧失。这种情况可能发生于长时间的体力活动，如驾驶、骑行、弯腰扭转和举重。这些患者通常在久站和行走时症状加重，坐位时有所缓解。以上症状在椎管狭窄中非常明显。

2. 可能存在的阳性体征

与椎间孔狭窄的表现类似，但脊髓（上段腰椎）和马尾神经（中下段腰椎）受到损伤的风险更高，因为这里损伤涉及到的是椎管而不是椎间孔。

腰椎曲度改变

- 由于剧烈疼痛或髋、膝和踝既往病变引起的行走姿势异常
- 运动受限伴有疼痛痉挛（常见于臀中肌、梨状肌、胸腰结合处和腰骶结合处）
- 可能有明显的肌肉紧张，特别是浅表肌群（髂腰肌、股四头肌、椎旁肌、臀中肌、梨状肌和腰方肌）
- 关节（胸腰段、腰骶段）活动受限
- 骶骨和髂骨功能紊乱，伴有腿不等长
- 核心肌群功能降低（腹横肌、臀中肌、盆底肌和多裂肌）
- 活动范围内的特定点可能有刺痛感
- 下肢张力测试（直腿抬高试验、躯干下垂试验）阳性
- 若腰椎滑脱导致狭窄，可能出现步态异常

3. 徒手疗法操作

这种情况可能需要针对骨盆复合体进行软组织松解和徒手疗法干预，但若椎管狭窄是由腰椎滑脱引起，则不推荐使用徒手疗法。

七、脊柱力学失稳

脊柱力学失稳指关节、肌肉和韧带无法维持脊柱运动节段处于适当解剖位置。从力学层面来说，脊柱运动节段有两个方面的特点，即稳定性和活动性。脊柱周围肌肉首先需要稳定脊柱节段，然后在保持稳定的同时进行脊柱运动，从而适当地实现脊柱运动节段的功能。稳定肌是核心肌群，目前研究认为腹横肌、多裂肌、盆底肌和臀中肌是稳定脊柱运动节段的关键肌群。脊柱失稳的一个常见因素是过度拉伸导致关节松弛，继发于超过正常生理范围的重复运动或结缔组织松弛。脊柱失稳的病理原因是关节旁缺损以及整个椎体的后移，这种情况称为脊椎滑脱。

导致脊柱失稳的原因如下：

- 源于过度的体力活动，有时关节运动超出了生理活动范围
- 反复对脊柱进行徒手疗法操作。有"自我松解"的习惯
- 由于结缔组织或胶原蛋白紊乱造成全身性松弛，或者先天异常
- 激素因素，常见于育龄妇女
- 腰椎峡部裂及脊椎滑脱
- 先天核心肌肉的无力和反复过度的体力活动
- 椎板切除术后（术后椎板切除综合征）
- 关节面和椎间关节劳损

（一）病史

患者通常难以长久保持同一个姿势，且长时间维持任何姿势都会加重症状。由于肌肉需要保护不稳定的节段，因此容易出现疼痛性痉挛。在突然移动、转弯等动作时表现最为明显。患者有剧烈活动史，有时超出生理极限，比如体操等。患者可能有自我松动脊柱关节的习惯。部分患者久坐后需要用手攀扶大腿才能站起来。

（二）可能存在的阳性体征

腰椎曲度改变：

- 步态可表现为正常，或者由于过往髋、膝和踝病变导致异常步态
- 运动范围增加，肌肉触发点疼痛（通常在臀中肌、梨状肌）和结合处（胸腰椎、腰骶）活动受限
- 骶骨和髂骨功能障碍，伴有下肢不等长
- 核心肌群薄弱（腹横肌、臀中肌、盆底肌和多裂肌）
- 运动范围内特定点的针刺样抽搐痉挛
- 下肢张力测试（直腿抬高试验、躯干下垂试验）结果可能为阳性，也可为阴性
- 脊柱失稳的临床体征可能为阳性[6]
- 全身松弛试验呈阳性

医师需要格外注意，脊柱失稳是腰椎退行性病变、椎间盘突出、椎板破裂滑脱等疾病的共同特征。

八、峡部裂和脊椎滑脱症

脊柱运动节段上下关节之间的区域称为关节间部。关节间隙旁缺损称峡部裂。因此，椎体缺损意味着连接上下关节的峡部缺损，可以是单侧或双侧的。虽然缺损可能出现在任何节段，但最常见的椎体节段是 L5。双侧腰椎存在椎弓峡部裂时，后方关节无法再维持稳定，导致 L5 相对骶骨前移。将脊柱看作是相互叠加的同心环。假设其中一个圆环向前平移，将会使椎管变窄。这种情况被称为脊椎滑脱，是导致脊柱狭窄的原因之一。

（一）导致脊椎滑脱的原因包括

- 先天原因
- 感染或肿瘤
- 创伤，通常始于重复活动（尤其是伸展）引起的应力性骨折

（二）病史

背痛是最常见的症状，但有些患者可能没有疼痛，易发于青少年生长发育高峰期。患者通常有运动史（体操、摔跤、举重）、创伤史、滑倒史或过度活动史。站立、行走和背部过弯可能加重症状，坐位休息或许能缓解症状。可能有神经根放射性症状。

（三）可能存在的阳性体征

- 前文所述的所有椎管狭窄征象
- 腰椎前凸
- 髋关节、膝关节和踝关节因剧烈疼痛或既往病变导致的步态异常
- 活动受限，伴有疼痛性痉挛（常见于臀中肌、梨状肌、胸腰结合处和腰骶结合处）
- 可能有明显肌肉紧张，特别是浅层肌群（髂腰肌、股四头肌、椎旁肌、臀中肌、梨状肌和腰方肌）
- 胸腰结合处和腰骶结合处活动受限
- 骶骨和髂骨功能紊乱导致的下肢长度不等
- 相关神经根反射减弱
- 相应部位皮肤感觉减弱
- 相应部位肌肉力量减弱
- 核心肌群薄弱（腹横肌、臀中肌、盆底肌和多裂肌）
- 活动范围特定点的刺痛感
- 下肢张力测试（直腿抬高试验、躯干下垂试验）阳性
- 水平面上的阶梯样畸形

- 主动伸展会加重症状
- 自行车测试可能呈阳性
- 踏车试验可能呈阳性

（四）徒手疗法操作

与椎管狭窄一样，脊柱失稳需要对骨盆软组织进行徒手疗法松解，但若是脊柱滑脱导致的不稳定，则不建议对腰椎进行徒手疗法干预。对于其他类型的不稳，如腰椎切除术后综合征，可能需要徒手疗法干预，但应该谨慎使用，因为治疗的主要目标是强化核心肌群。

九、挥鞭伤

挥鞭伤是一种颈部损伤，但也可能发生于腰背部，由腰背突然后伸和屈曲收缩引起。挥鞭样伤最常见于车祸，急刹车时躯干通常会猛烈地前甩，再后摔，给腰背部造成短暂但巨大的应力。如果被追尾，则情况相反。这会拉伸背部的肌肉和韧带，紧接着出现肌肉反射性收缩、关节受限和疼痛。其他原因包括运动损伤和身体过用。腰背部肌肉和椎体关节面常常会受到影响。人们必须时刻注意可能由于安全带束缚过紧而导致的机会性骨折或腹部损伤。

（一）病史

患者有机动车车祸事故史或运动时被击中史。既往或有腰部疾病史。患者可能没有即刻疼痛，但第二天症状加重，并伴有渐进的疼痛和僵硬感。

（二）可能存在的阳性体征

腰椎曲度改变

- 髋、膝和踝剧烈疼痛或既往病史引起步态异常

- 活动范围受限，伴有疼痛性痉挛（常见于臀中肌、梨状肌、胸腰结合处和腰骶结合处）
- 可能有明显的肌肉紧张，尤其是浅层肌群（髂腰肌、腘绳肌、椎旁肌、臀中肌、梨状肌和腰方肌）
- 关节结合处活动受限（胸腰段、腰骶段）
- 骶骨和髂骨功能紊乱，伴有下肢长度不等
- 核心肌群薄弱（腹横肌、臀中肌、盆底肌和多裂肌）
- 活动范围内特定点的刺痛感
- 下肢张力测试（直腿抬高试验、躯干下垂试验）可能呈阳性或阴性
- 胸腰交界处有压痛

（三）徒手疗法操作

已排除骨折的可能性：

- 如果出现神经根性症状，且不存在不稳定的迹象时，可先进行牵引治疗
- 松解腰背肌
- 按压臀中肌、梨状肌和关节结合处（胸腰段、腰骶段）触发点
- 适当拉伸髂腰肌、腘绳肌、臀中肌和梨状肌
- 对关节结合处（胸腰段、腰骶段）进行打开和闭合的徒手疗法操作
- 对骶骨和髂骨功能紊乱进行徒手疗法操作
- 如果存在神经根刺激，则进行神经界面松解，然后进行滑动和神经张力调节

十、胸腰段交界综合征

胸腰段交界是两个区域之间的过渡区域，即胸椎和腰椎的 T12/L1。T12 椎体的上关节突与胸椎一样在更靠近冠状面的平面上倾斜，下关节突与腰椎一样在更靠近矢状面的平面上倾斜。由于大部分胸椎旋转受到肋骨的限制，而腰椎中部受到小关节矢状面的限制，因此胸腰椎结合处具有较大的旋转度。在腰骶交界处，小关节的方向在冠状面上，而腰椎中部关节的方向更趋于矢状面。

因此，腰骶交界处也能发生相当程度的旋转。胸腰功能障碍引起的疼痛很少在胸腰区域感觉到，主要部位在髂嵴和臀部，其他部位包括股骨大转子和腹股沟区域，这是由于疼痛受到相应神经节段的支配。胸腰椎脊神经的后初级支支配背部皮肤、棘突关节的固有肌、棘上韧带和棘间韧带。皮支穿过腰筋膜，在皮下组织间下降，最终到达下腰椎的皮肤。皮肤神经也支配臀部，起源于胸腰区域的较高水平，即 T11、T12、L1[7]。

胸腰结合处由于其过渡性的解剖结构，常被认为活动度较低。因此，可能出现伸展旋转侧弯（ERS）或屈曲旋转侧弯（FRS）功能障碍并伴有局部触痛，应该对此进行检查。对胸腰结合处进行评估和治疗不仅仅是为了解决局部症状。胸腰关节活动度降低可能导致腰骶结合处的活动度和压力代偿性增加，从而导致功能障碍。评估和治疗方法与下胸椎段类似，但重点是 T12、L1 节段。同样，胸腰段或可出现椎间盘突出并影响脊髓，因此需要谨慎对待。

（一）病史

患者可能有单独出现的臀部、股骨粗隆处或腹股沟处疼痛，然而，医师应该注意，这可能与其他腰背部综合征同时发生，包括挥鞭后遗症。尽管有报道称胸腰结合处的椎间盘突出会引起局部疼痛，但其实胸腰结合处会感到疼痛。如果在胸腰结合处感到疼痛，应考虑有全身性疾病或其征兆。

（二）可能存在的阳性体征

腰椎曲度改变

- 由于髋、膝和踝剧烈疼痛或既往病史引起的步态异常
- 臀大肌、梨状肌和胸腰结合处的触痛
- 髂嵴外后方的触痛
- 胸腰结合处活动受限
- 核心肌肉力量薄弱（腹横肌、臀大肌、盆底肌和多裂肌）
- 下肢张力测试（直腿抬高试验、躯干下垂试验）可能呈阳性
- 胸腰结合处有触痛

（三）徒手疗法操作

【腰椎旁肌肉的软组织推拿松解】

- 按压臀大肌、梨状肌、胸腰结合处和腰骶结合处的压痛点
- 适当拉伸髂腰肌、腘绳肌、臀大肌和梨状肌
- 在胸腰结合处和腰骶结合处进行闭合手法操作训练，特别是在胸腰段交界处
- 对骶骨和髂骨功能障碍进行徒手疗法操作
- 神经界面的松解，然后进行滑动和拉伸

十一、椎板切除术后综合征

椎板切除术是指切除位于腰背部的椎板，通常用于治疗压迫神经根的椎间盘突出。椎板是位于每个椎体背面的小板状结构。完全或部分切除椎板可以暴露患者的椎间盘。手术还可以减轻椎间盘造成的压力。椎板切除术后综合征也称背部衰竭综合征，然而大多数文献没有很好地论述确切的病因。拜瑞斯（Paris）博士在一篇获奖论文中[8]指出，

当椎板被切除时，黄韧带被破坏，而后神经分支会被去神经化，导致保持脊柱稳定的关键核心之一，即多裂肌变得薄弱无力。在小关节运动过程中，黄韧带和多裂韧带有助于缩回小关节囊。当因后部失去神经支配而丧失这些功能时，小关节突囊会受到挤压，其炎症物质涌入椎间孔，引发神经疼痛。此外，由于错误的力学因素，受累水平上下椎间盘会受压。病史及体格检查可能和不稳定性疾病相似。

（一）病史

患者曾有椎板切除手术史，但未坚持核心稳定训练，并且保持大量的体力活动。患者通常表示难以长时间维持在同一个姿势。任何长时间的静态姿势都会加重症状。肌肉为了保护不稳定节段，偶尔会发生疼痛性痉挛。这在突然移动、转弯等情况下尤为明显。患者偶尔会有剧烈运动，或许会超出生理活动极限，比如体操。患者可能习惯性地自己给脊柱关节"解压"。久坐后通常会用手"攀扶着"大腿来帮助站立起来。

（二）可能存在的阳性体征

腰椎曲度改变

- 步态可能正常，或由于髋、膝、踝关节疼痛痉挛和既往病史而有步态异常
- 肌肉触发点（常见于臀中肌、梨状肌）和交界处（胸腰结合处和腰骶结合处）活动范围变大
- 继发于保护和痉挛的活动范围减少
- 关节结合处（胸腰段、腰骶段）的活动受限
- 骶骨和髂骨功能障碍导致的腿不等长
- 核心肌群薄弱（腹横肌、臀中肌、盆底肌和多裂肌）
- 特定活动范围内的某一点可能有刺痛、抽搐感

- 下肢张力测试（直腿抬高试验、躯干下垂试验）可能呈阳性或阴性
- 神经的临床体征试验可能为阳性

（三）徒手疗法操作

脊柱失稳的徒手疗法同样适用于椎板切除术后综合征。

十二、骶 1 劳损／梨状肌综合征

骨盆复合体由三块骨和九个关节组成（L5/S1 的 2 个关节突关节、1 个椎间盘、2 个骶髂关节、2 个髋关节、1 个骶尾关节和 1 个耻骨联合），因此具有较高活动度。骨盆中心的骶骨由 S1 到 S5 融合而成，向上与腰椎相连，向下与尾骨相连，分别被称为腰骶关节和骶尾关节。骶骨与髂骨在侧面形成骶髂关节，两个髂骨在前面通过耻骨联合相连。

骨盆复合体的重要性在于腰骶交界处。大多数骨盆复合体的功能紊乱被视为骶髂关节的功能紊乱，但这种观点可能是错误的。因为大多数情况下，骶髂关节的功能紊乱是由于在腰骶结合处发生的功能紊乱引起的。原因在于腰椎决定了骶骨在腰骶关节的力学结构，而骶骨在骶髂关节的力学结构又取决于骶骨在腰骶关节的力学结构。因此，医生应始终牢记，在处理骨盆复合体的功能紊乱时，应首先考虑腰骶关节的力学问题，然后再考虑骶髂关节，这两个部位在力学结构上有所不同，但在引起功能紊乱方面是互补的。骨盆复合体的功能紊乱发生在三个区域，即耻骨联合、骶骨或髂骨上，因此被分类为耻骨、骶骨和髂骨功能紊乱。

骶骨可能是骨盆复合体中最重要的组成部分，在骶髂关节功能紊乱中经常被忽视，因为髂骨更受关注。骶骨是腰椎直接与骨盆复合体相连的部分，在行走中起重要作用。骶骨运动范围非常有限，因为重心位于此处，因此骶骨需要保持稳定。如果骶骨的微小运动发生变化，就会导致功能紊乱。骶骨被认为是导致腰背痛和神经根痛的重要原因。因为神经与骶髂关节、骶骨后缘和梨状肌非常接近，而梨状肌附着在骶骨的外侧边缘，所以骶骨的力学结构必须保持正常。功能性机械性紊乱可能导致梨状肌过度刺激。梨状肌过度刺激的常见原因是髋关节屈曲紧张和外展肌无力。股骨一旦在承重时相对屈曲，梨状肌就会外展。如果回顾外展肌在站立位中稳定骨盆的功能，那么在髋关节屈曲紧张的情况下，梨状肌在站立时往往会过度收缩，产生功能紊乱。此外有一种解剖变异，即坐骨神经穿过梨状肌，从而成为坐骨神经痛的致病因素。医师应记住，大部分骶髂关节病变可能与腰椎功能紊乱同时发生。

（一）病史

文献表明，女性的骶髂关节更容易受伤[9]，因此应该加以注意。患者可能伴有腰椎功能紊乱，因此应该进行所有与腰椎功能紊乱相关的检查。单纯的骶髂关节功能紊乱，疼痛为单侧性，伴／不伴神经根疼痛。疼痛局限于臀部，久坐、开车时加重，站立和行走时稍有缓解。然而，在不稳定的情况下，久立和行走可能会感到不适。患者可能有臀部摔伤史、腹部和侧腹部的手术史，多次妊娠史。

（二）可能存在的阳性体征

腰椎曲度改变

- 由于髋部、膝盖和踝关节剧烈疼痛或既往病史引起的步态异常
- 活动范围受限，伴有疼痛和压痛（常见于臀中肌、梨状肌、腰骶结合处）

- 可能有明显的肌肉紧张，特别是浅层肌群（髂腰肌、股四头肌、腰背肌、臀中肌、梨状肌和腰方肌），特别是髂腰肌
- 托马斯（Thomas）试验阳性
- 胸腰段或腰骶段关节的开合受限
- 骶髂关节功能紊乱伴有下肢不等长
- 核心肌肉力量减弱（腹横肌、臀中肌、盆底肌和多裂肌）
- 下肢张力测试（直腿抬高试验、躯干下垂试验）可能呈阳性，也可能呈阴性
- 继发于骶髂后韧带受刺激后的骶髂关节压痛
- 骶髂关节功能紊乱的神经临床体征试验呈阳性[10]

（三）徒手疗法操作

- 对腰背肌软组织进行徒手疗法松解
- 对臀中肌、梨状肌和交界处（胸腰段、腰骶段）的触发点进行按压
- 对骶髂关节后韧带进行深部松解
- 适当拉伸髂腰肌、股四头肌、臀中肌和梨状肌
- 对关节结合处（胸腰段、腰骶段）进行开合手法训练
- 对骶骨和髂骨功能紊乱进行徒手疗法操作
- 神经界面松解，然后进行滑动和拉伸
- 对髋部进行常规病理评估，尤其是关节囊限制，若存在则应优先处理

参考文献

1. Porterfield JA, DeRosa C. Mechanical neck pain. Perspectives in Functional anatomy, 1995, WB Saunders, Philadelphia, p.41.
2. Sedaghat N, Latimer J, Maher C, et al. The reproducibility of a clinical grading system of motor control in patients with low back pain. J Manipulative Physiol Ther. 2007;30:501-8.
3. Brennan GP et al. Identifying subgroups of patients with acute/subacute 'nonspecific' low back pain: results of a randomized clinical trial. Spine. 2006;31:623-31.
4. Fritz JM, George S. The use of a classification approach to identify subgroups of patients with acute low back pain. interrater reliability and short-term treatment outcomes. Spine. 2000; 25:106-14.
5. Mooney V, Robertson J. The facet syndrome. Clin Orthop Relat Res. 1976;115:149-56.
6. Hicks GE, Fritz JM, Delitto A, et al. Preliminary development of a clinical prediction rule for determining which patients with low back pain will respond to a stabilization exercise program. Arch Phys Med Rehabil. 2005;86:1753-62.
7. Sebastian D. Thoraco lumbar junction syndrome: a case report. Physiother Theory Pract. 2006; 22:53-60.
8. Paris SV. Anatomy as related to function and pain. Orthop Clin North Am. 1983;14:475-89.
9. Sebastian D. The Anatomical and physiological variations in the sacroiliac joints of the male and female: clinical implications. The Journal of Manual and Manipulative Therapy. 2000;8: 127-34.
10. Home Study Course 16.2: Current concepts in orthopedic physical therapy. La Crosse, WI: Orthopaedic Section, APTA, Inc; 2006.

第 26 章

髋　部

一、髋关节前内侧疼痛／腹股沟疼痛

（一）骨性关节炎

骨性关节炎是关节软骨的损伤和磨损，其原因是多方面的[1]，但主要原因是机械性的。陈旧伤、股骨颈角度的剧烈变化、关节过度劳损和肥胖是主要因素。最近，遗传学和包括饮食在内的人体化学成分也变得越来越重要。某些食物，如精制糖、加工肉类、精制面粉和反式脂肪酸食品，被认为是导致炎症和磨损的物质。软骨下骨是软骨下的骨质。有研究认为，反复应力会造成软骨下骨的轻微磨损，使其更加坚硬，这被认为是一个主要的诱发因素。股骨头是一个三分之二的球体形状，完全被关节软骨覆盖，只有一处轻微凹陷，连接着圆韧带。软骨在与髋臼接触的内侧中央表面是最厚的，外围则最薄。因此，股骨头以内侧位置朝向髋臼。在站立和摆动的过程中，髋关节的外侧旋转和内侧旋转交替进行，从而实现了髋关节内的协调一致，也就分散了承重的负荷。这种机制在髋关节囊收紧时会消失。股骨头可能会在侧向旋转时受限，并导致该位置的过度剪切。换句话说，负荷没有分散，而是集中在关节软骨最厚的内侧，容易造成关节磨损和骨性关节炎（图 26.1）。

1. 躯体表现
- 腹股沟疼痛，站立和行走时疼痛加剧

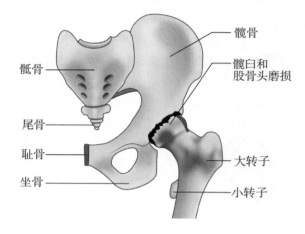

图 26.1　髋关节骨性关节炎

- 髋关节内旋和外展受限
- 触诊髋臼前缘时感到疼痛和压痛.
- 转子上短缩

2. 徒手疗法操作
- 髋关节牵引（长轴和侧向）
- 拉伸旋内肌和髋屈肌（老年人髂腰肌骨性肌炎要慎用）
- 调节骶骨和髋骨功能障碍
- 按压梨状肌触发点

（二）大转子滑囊炎

造成大转子滑囊炎的机械性原因可能是关节错位或肌肉无力。关节错位更多地发生在冠状面。任何导致腿长不对称的情况都可能是诱发因素。这可能包括 L5、骶骨或髂内肌功能障碍等。因此，对整个下肢躯体的对位进行详细检查至关重要。

骶骨扭转和髂骨前侧的功能障碍会导致一侧腿变长，通常是长腿的一侧更容易受到刺激。原因是长腿一侧的髋关节外展肌处于拉长位置（因为长腿负重会造成同侧相对内收，而对侧的骨盆会向下倾斜），骨盆下倾使拉长的软组织摩擦大转子，从而增加了滑囊的压迫负荷[2]。当臀中肌无力导致骨盆下倾（特伦德伦堡步态）时也会出现类似情况。

（三）髂腰肌滑囊炎

当髂腰肌肌腱与髂耻骨隆起上方的髂腰肌滑囊摩擦时，就会出现这种情况。耻骨前移或髋骨后旋时，会使髂耻隆起更靠近肌腱（图 26.2）。重复的活动会导致摩擦[2]。

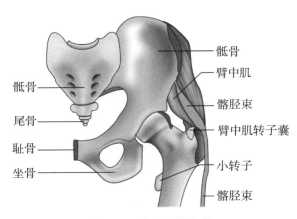

图 26.2 大转子滑囊炎

1. 躯体表现
- 髋关节活动弹响声、摩擦感明显。这种髋关节内弹响的症状称为关节内弹响髋关节综合征。如果存在髋关节后囊紧张或动态外翻，大转子会突出，从而导致类似的摩擦综合征。髂胫束和臀部肌腱在大转子上摩擦出现弹响。这种情况被称为关节外弹响髋关节综合征
- 股骨大转子周围局部压痛

- 髋屈肌紧张或托马斯试验阳性
- 骶骨和髂骨功能障碍
- 臀中肌无力
- 髋关节囊受限

2. 徒手疗法操作
- 如果出现髋关节囊收紧，则进行髋关节牵引（长轴和侧向）
- 拉伸内收肌
- 拉伸髋屈肌
- 调节骶骨和髂骨功能障碍

（四）腱鞘炎（内收肌／髂腰肌）

髋关节周围的以下肌肉容易拉伤[3]。

内收肌：横跨关节三个平面的肌肉往往会根据关节的位置改变其功能。这种现象被称为"肌肉动作反转"。内收肌在中立位时是屈肌，而在屈曲位时则可作为伸肌工作。内收肌通常会因突然拉伸而拉伤，如在双腿分开的情况下滑倒（在冰面上）或在运动中，内收肌作为伸肌推进向前时因快速收缩而拉伤。拉伤部位通常在肌腱交界处或耻骨联合附近的腱—骨交界处。与运动相关的内收肌拉伤被称为运动性耻骨痛（运动疝）。内收肌起于骶骨和耻骨，附着于股骨内侧。髂骨或耻骨的功能障碍以及股骨干因旋转而产生的错位（如关节囊收紧）会改变这些肌肉的张力。因此，突然的运动或过度使用会导致拉伤。

髂腰肌：髂腰肌是一种姿势性肌肉，因此经常容易拉紧。虽然肌张力会因紧绷而改变，但突然伸展膝盖、臀部屈曲，就像在短跑开始时一样，可能会拉伤肌肉。髋骨功能障碍（如前旋）会导致肌肉缩短。然而后旋可能会导致髂腰肌滑囊炎和肌腱炎，因为肌腱更靠近髂耻骨隆起。

梨状肌：梨状肌主要是髋关节的外旋肌，但在屈曲位时它能协助外展。这就有可能造成功能障碍，尤其是在髋屈肌紧张和臀中肌

图中标注（左侧，自上而下）：骶骨、尾骨、耻骨、坐骨

图中标注（右侧，自上而下）：骶骨、臀中肌、髂胫束、臀中肌转子囊、小转子、髂胫束

无力的情况下。

1. 躯体表现
- 托马斯试验阳性（髂腰肌）
- 抗阻力内收时疼痛（内收肌）
- 骶骨和耻骨功能障碍（梨状肌）

2. 徒手疗法操作

治疗耻骨、骶骨和髋骨功能障碍：
- 拉伸髋屈肌
- 按压梨状肌触发点
- 深层拨动内收肌

（五）周围神经卡压（闭孔神经 / 髂腹股沟神经）

闭孔神经：闭孔神经从腰椎向下延伸，支配内收肌，并紧邻髂耻隆起。髋骨、耻骨和髂腰肌的功能障碍会导致滑囊炎症。在此过程中，神经可能会受炎症物质刺激，表现为臀部和大腿前侧疼痛。此外，内收肌、外收肌和耻骨肌同闭孔神经相交，这些肌肉若出现水肿肥大，会导致闭孔神经功能障碍（图 26.3）。

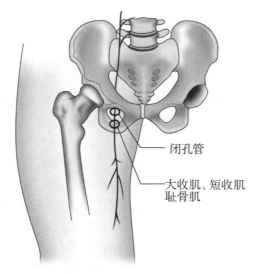

闭孔管

大收肌、短收肌
耻骨肌

图 26.3　闭孔神经卡压的部位

髂腹股沟神经：该神经亦从腹股沟韧带下方穿过，会因髋骨和耻骨的功能障碍而受到挤压。髂腹股沟神经穿过腹横肌，因此也会受到腹横肌剧烈收缩或痉挛的压迫。胸腰椎功能障碍会压迫对应的节段并产生刺激感，并延伸至该侧的生殖器。

1. 注意事项
- 胸腰椎功能障碍
- 右下腹腹横肌有瘢痕或出现触痛
- 髋骨和耻骨功能障碍
- 内收肌、外收肌和耻骨肌紧张、压痛

2. 徒手疗法操作
- 治疗耻骨、骶骨和髋骨功能障碍
- 调整胸腰结合处
- 拉伸髋屈肌
- 按压梨状肌触痛点
- 深层拨动内收肌
- 深层拨动下腹部腹横肌

（六）耻骨炎

耻骨炎是一种涉及耻骨肌腱炎症和机械性损伤的疾病[4]。病因是反复磨损，如过度冲击负荷、错误的训练方式和生物力学改变、骨盆手术、分娩和感染。症状包括腹股沟钝痛、腹股沟区域活动不便，更甚者在尝试活动时都会感到剧烈刺痛。关节表面不规则，关节、耻骨结节、内收肌和腹横肌有压痛是常见的表现。髋关节囊收紧有可能导致耻骨联合的代偿性过度使用。产生的腰部和骨盆功能障碍可能很明显。与这种情况相反的表现是耻骨分离或不稳定，也更需要设法调整。

1. 躯体表现
- 腹股沟疼痛，站立和行走时疼痛加剧
- 髋关节内旋和外展受限
- 触诊耻骨结节和内收肌时有压痛
- 耻骨、髋骨或骶骨功能障碍

2. 徒手疗法操作
- 如果出现髋关节囊收紧，则进行髋关节牵引（长轴和侧向）
- 拉伸内收肌

- 拉伸髋屈肌
- 耻骨联合 Shotgun 技术
- 调节骶骨和髋骨功能障碍
- 松解软组织、按压内收肌和腹横肌的触发点

二、侧髋关节疼痛

（一）阔筋膜张肌肌腱炎

阔筋膜张肌起于髂骨前部，约在大腿中上 1/3 交界处，插入两层髂胫束之间[5]。它的作用是收紧阔筋膜，使其能够外展大腿并协助内旋。臀中肌无力有多种原因。追溯演变过程，我们的祖先是四肢着地行走，臀中肌对稳定骨盆没有太大作用。直立行走大大增加了对臀中肌的需求。但是，由于对骨盆稳定的要求高于运动时的外展，因此在行走过程中骨盆并不能全方位地发挥作用。此外，L5 神经根的病变也会影响这块肌肉。在老年人中，曾出现过无症状的臀中肌撕裂。由于上述原因，如果臀中肌无力，阔肌筋张肌就会试图承担外展的工作。如果存在髋屈肌紧张，情况就会更加复杂，因为我们大多数人都会因为久坐、开车等原因而导致髋屈肌紧张。这也会要求梨状肌发挥外展作用。由于外展是步态等闭合链中的一项重要活动，这些肌肉会长期受到刺激。

1. 躯体表现
- 阔筋膜张肌压痛
- 臀中肌压痛和无力
- L5 神经根受压的征象
- 髂腰肌紧张

2. 徒手疗法操作
- 治疗耻骨、骶骨和、髋骨功能障碍
- 拉伸髋屈肌
- 按压阔筋膜张肌触发点

- 按压臀中肌触发点和松解周围软组织
- 调整 L5 椎体

（二）臀中肌肌腱炎

臀中肌撕裂通常发生在股骨大转子上的肌腱附着处，是导致髋关节外侧疼痛的主要原因[6]。臀中肌撕裂可能是急性、创伤性或退行性的。自发的退行性撕裂多见于老年人。大多数臀中肌撕裂是由臀中肌肌腱的慢性炎症（肌腱病）引起的退行性撕裂，这是由于过度使用、重复运动或紧张的髂胫束摩擦形成的许多小撕裂造成的。在许多情况下，臀中肌肌腱的退化与大转子滑囊炎有关，这种情况被称为大转子疼痛综合征。臀中肌撕裂的危险因素是过度使用，并伴随着背痛、髋骨关节炎和臀中肌无力而导致的步态模式改变。这些因素会共同导致肌腱受到摩擦，进而发生撕裂。

1. 躯体表现
臀中肌有压痛：
- 臀中肌压痛和无力
- L5 神经根受压的征象
- 骨关节炎导致髋关节内旋和外展功能受限
- 腰骶部和髋骨功能障碍
- 髂腰肌紧张

2. 徒手疗法操作
- 如果出现髋关节囊收紧，则进行髋关节牵引（长轴和侧向）
- 拉伸内收肌
- 拉伸髋屈肌
- 徒手疗法治疗腰椎、骶椎和髋骨功能障碍
- 按压臀中肌触发点和松解周围软组织
- 调整 L5

（三）股外侧皮神经卡压综合征

由于腹股沟韧带和缝匠肌的肥大及紧身衣物的压迫，股外侧皮神经会受到卡压。其

他导致卡压的原因包括糖尿病、增生、肥胖和手术瘢痕。患者表现为大腿前外侧疼痛，伴有烧灼感和痛感，站立和行走时疼痛加剧。症状可通过压迫髂前上棘（ASIS）内侧、缝匠肌起点再现。这种卡压综合征被称为"股外侧皮神经卡压综合征"[7]。

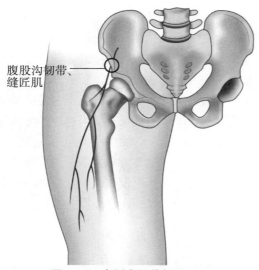

腹股沟韧带、缝匠肌

图 26.4　右侧大腿前视图

1. 躯体表现
- 髂前上棘（ASIS）下的缝匠肌起点可能出现疼痛和功能障碍，压迫时症状再现。
- 骶骨和髋骨功能障碍。
2. 徒手疗法操作
- 调整骶骨和髋骨功能障碍
- 拉伸髋屈肌
- 拨动髂前上棘（ASIS）和大腿中部下方的缝匠肌

三、髋后疼痛

（一）梨状肌综合征

梨状肌起源于 S2～S4 椎骨、骶结节韧带和坐骨大孔上缘，从外侧穿过坐骨大切迹，附着于股骨大转子上表面。它的功能是通过两侧屈曲骶骨，并产生单侧的旋转、侧弯、扭转运动。梨状肌功能障碍可能源于扭转功能障碍或臀中肌无力，在这种情况下，臀中肌起到外展功能，尤其是在屈髋时，这个症状可以在慢性髋屈肌紧张中看到。髋关节缺乏内旋，如髋关节囊受限，会导致梨状肌因持续的侧向旋转而长时间收缩。梨状肌功能障碍有时也会刺激坐骨神经[8]。

1. 躯体表现
- 梨状肌局部压痛
- 骶椎、腰椎和髋骨功能障碍
- 托马斯试验阳性或髋屈肌紧张
- 臀中肌无力
- 髋关节囊受限
- 屈曲、内收、内旋时疼痛再现
2. 徒手疗法操作
- 徒手疗法治疗骶骨、髋骨和骶骨功能障碍
- 拉伸髋屈肌
- 按压梨状肌触痛点

（二）周围神经卡压（坐骨神经／臀上神经）

坐骨神经痛／臀上神经痛：前面已介绍了因梨状肌功能障碍而继发坐骨神经痛的机制。另一条邻近的神经是臀上神经，它从梨状肌和臀小肌下缘之间穿过。梨状肌功能障碍也会刺激这条神经，引起髋后部或急性臀部疼痛。梨状肌仅在一小部分人群中靠近坐骨神经，因此增加了它们的脆弱性。臀中肌的过度活动或坐骨神经孔卡压可能会刺激臀上神经。有关检查和干预，请参考腰盆段章节。

（三）骶髂关节功能障碍

参考腰盆段章节。

参考文献

1. Valdes AM, Spector TD. The genetic epidemiology of osteoarthritis. Curr Opin Rheumatol. 2010;22: 139-43.
2. Rowand M, Chambliss ML, Mackler L. Clinical inquiries. How should you treat trochanteric bursitis? J Fam Pract. 2009;58:494-500.
3. Tibor LM, Sekiya JK. Differential diagnosis of pain around the hip joint. Arthroscopy. 2008;24: 1407-21.
4. Zoga AC, Kavanagh EC, Omar IM, et al. Athletic pubalgia and the "sports hernia": MR imaging findings. Radiology. 2008;247:797-807.
5. Bass CJ, Connell DA. Sonographic findings of tensor fascia lata tendinopathy: another cause of anterior groin pain. Skeletal Radiol. 2002;31:143-8.
6. Bunker TD, Esler CAN, Leac WJ. Rotator cuff tear of the hip.J Bone Joint Surg Br. 1997;79:618-20.
7. Erbay H. Meralgia paresthetica in differential diagnosis of low-back pain. Clin J Pain. 2002;18:132-5.
8. Tonley JC, Yun SM, Kochevar RJ, et al. Treatment of an individual with piriformis syndrome focusing on hip muscle strengthening and movement reeducation: a case report. J Orthop Sports Phys Ther. 2010;40:103-11.

第 27 章

膝 部

一、膝关节前侧疼痛

（一）髌骨挤压综合征（整体 / 外侧）髌骨错位

髌骨挤压综合征[1]指的是髌骨后侧或髌后组织压迫股骨滑车引起疼痛的一类疾病。这种情况通常发生在内外侧软组织紧张的情况下，导致髌骨过度贴近股骨滑车。特别需要关注的是内外侧韧带的紧张。此外，直接创伤、固定或膝关节手术都会促进关节纤维化的发展和髌骨活动度的丧失。这也是导致髌骨挤压综合征的前兆。

当侧副韧带等外侧结构紧张时，会导致髌骨向外侧倾斜，从而造成外侧的压迫和疼痛。外侧的髂胫束过紧也会造成外侧的压迫。负重状态下，胫骨内旋会导致髌骨外侧与股骨滑车沟相对抗。髌骨外侧的慢性刺激也会加重髌骨外侧压迫综合征。

髌骨错位：要介绍这种情况，可以将髌骨想象成一列火车，将滑车沟想象成一条轨道。在正常情况下，膝关节屈伸时髌骨在滑车沟上下滑动，就像火车在轨道上行进一样。在病理情况下，这种能力会丧失，髌骨偏离轨道，并与髌骨下表面产生摩擦，引起髌骨后疼痛。这种疼痛在偏心负荷时最为剧烈，如下蹲、上楼和下楼，原因在于屈膝时髌骨受到软组织朝上或朝下的牵拉，其活动协调性受到了影响。图中显示的是导致外侧髌骨错位的原因（图 27.1）。

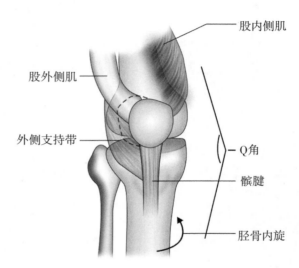

图 27.1 外侧髌骨错位的原因

当足部异常内翻超过 4°～6° 和超过站立的 25% 时，胫骨会发生过度和过长的内旋，导致股骨移向外旋。其结果是 Q 角的增加，Q 角是股四头肌延长线与髌腱在髌骨中心的牵拉角。当 Q 角增大时，腹股沟角也会相对增大，髌骨会被向外侧牵拉，从而导致髌骨外侧错位和髌股关节疼痛。如果股内侧肌薄弱，外侧髂胫束和韧带紧张，情况就会更加糟糕。股内侧肌的作用是向中心牵拉髌骨，而当股内侧肌无力时，紧张的髂胫束就会导致髌骨向外侧移动。股骨滑车表面平整，不具有正常的深度，会导致髌骨的过度活动。另外，髌骨位置偏上（如高位髌骨）也是一个诱发因素。

1. 躯体表现
- 膝关节屈伸时髌骨区域发出弹响
- 下蹲和上下楼梯时疼痛
- 外侧韧带和中下部髌股关节软化
- 髌骨上外侧肿胀
- 髌骨通过向内倾斜拉伸韧带时出现疼痛
- 髌骨上外侧错位
- 股内侧肌薄弱
- 髂胫束紧张
- 足部异常内翻
- 胫骨内旋

2. 徒手疗法操作
- 松解上外侧髌骨周围软组织
- 髌骨内侧倾斜
- 髌骨下端滑动
- 活动踝关节和足部以矫正前倾（见下一节）
- 摩擦股内侧肌

（二）髌腱炎

髌腱炎是另一种导致膝关节前部、髌骨下方疼痛的疾病[1]。它也被称为"跳跃者膝"，因为它多见于重复跳跃有关的活动中。当髌骨处于较高位置，即高位髌骨时，更容易受到损伤。从髌骨关节面下缘到胫骨结节之间测量髌腱的长度，应与从髌骨上端到髌骨下端测量的髌骨长度相等，比值为 1 : 1，如果比值＞1 被认为是高位髌骨，尤其是当髌骨下端到胫骨结节之间的距离大于髌骨长度时。

1. 躯体表现
- 位于髌骨和胫骨结节之间的髌腱疼痛
- 跑跳时疼痛
- 上下楼疼痛

2. 徒手疗法操作
- 松解髌骨上外侧和上内侧软组织
- 髌骨内侧倾斜
- 髌骨下端滑动

- 摩擦髌骨肌腱

二、膝关节内侧疼痛

（一）内侧副韧带拉伤

内侧副韧带贯穿股骨和胫骨的内侧表面，由两部分组成，深层韧带附着于软骨、半月板和关节边缘，浅层韧带从股骨上髁的内侧连接到胫骨的上表面和内侧表面。其功能是防止外翻压力过大而造成外翻的急性损伤。

1. 躯体表现
足内旋和外翻

2. 徒手疗法操作
用矫形器进行足内旋的徒手疗法操作（见下一节）。

（二）隐神经刺激

隐神经是发自 L3 和 L4 脊柱节段的单纯感觉神经。它负责大腿内侧下段和膝关节的感觉。该神经通过股内侧肌和内收肌群的动态肌肉收缩走行在大腿内侧的收肌管中（图27.2）。通常大腿内侧挫伤或膝关节内侧手术也会导致功能障碍[2]。

患者可有大腿疼痛、髌骨下区域的膝关节疼痛，还可能伴有腿部和足部感觉异常。对大腿内侧和股内侧肌进行深度触诊可再现症状。

1. 躯体表现
- 大腿中部、膝关节内侧或髌下区域疼痛
- 在大腿内侧或股内侧肌深部触诊时症状再现
- 大腿内侧有瘢痕或可触及条索状结节
- 髌骨错位

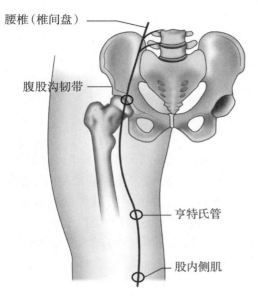

图 27.2　隐神经刺激部位

2. 徒手疗法操作
- 松解大腿内侧收肌管上方的软组织
- 髌骨内侧倾斜
- 髌骨下端滑动
- 调整踝关节、矫正足内旋（见下一节）
- 摩擦股内侧肌

（三）鹅足滑囊炎

这种情况可见于膝关节内侧疼痛，股薄肌、缝匠肌和半腱肌的肌腱止点被鹅足滑囊填充。胫骨长时间内旋会导致这些肌肉高度紧张，当它们向内旋转胫骨时，会进而刺激其下方的滑囊[3]。内侧腘绳肌紧张也会导致类似的情况。

1. 躯体表现
- 胫骨上内侧的鹅足区压痛
- 内翻伴胫骨内旋

（四）股内侧肌紧张

膝关节内侧疼痛的一个来源是股内侧肌。由于髌骨错位或膝关节末端伸展不足，容易造成过度拉伸和疼痛，这往往会导致股

内侧肌的过度使用。胫骨长时间内旋（如内翻足）可能会刺激缝匠肌、股薄肌和半腱肌的肌腱，容易引起疼痛。

1. 躯体表现
- 局部触痛
- 膝关节伸展受限或髌股关节综合征
- 足内旋伴胫骨内旋
- 缝匠肌内侧触痛
2. 徒手疗法操作
- 与髌骨错位、股内侧肌处的隐神经刺激和足内旋相同
- 针对鹅足滑囊炎，在膝关节处增加对缝匠肌的摩擦

三、外侧膝关节疼痛

（一）髌骨（外侧）挤压综合征

参见膝关节前侧疼痛。

（二）髂胫束功能障碍

阔筋膜张肌作用于髂胫束，将其拉向上方和前方。它有助于髋关节的屈曲、内旋和外展以及膝关节的伸展。髂胫束附着于髂嵴外唇的前部、髂前上棘的外侧和髂翼前缘的上部。髂胫束还连接到背面的臀大肌后方。其远端附着到髌骨、胫骨和股二头肌肌腱。当阔筋膜张肌和臀部肌肉收缩时，它们会增加髂胫束上的张力。若某块肌肉主导运动模式会导致失衡，从而造成损伤，常见的失衡是臀肌无力和阔筋膜张肌过度活跃。一般来说臀大肌在伸展状态下工作效果最佳，而髋屈肌紧张时臀肌无力会进一步加重。加重股骨外旋并伴有胫骨内旋的危险因素会导致股骨外侧髁和胫骨结节变得更加突出。当髂胫束穿过这些结构时，膝关节的重复屈曲会在髂胫束和外侧髁之间产生摩擦，引发相应症

状[3]。

1. 躯体表现

阔筋膜张肌和髂胫束紧张，导致股骨外旋和臀肌无力。Ober 试验可能呈阳性。髋关节囊受限模式有利于股骨外旋和髋关节屈曲，这将增加髂胫束的张力。

- 髋关节外展肌无力
- 膝关节伸展无力，因为髂胫束紧张使膝关节伸展受限
- 足过度扁平或足内旋导致胫骨内旋，进而引起股骨外旋
- 下肢不等长
- 过度屈曲，如在骑自行车或反复爬楼梯时

2. 徒手疗法操作

- 谨慎拉伸髂胫束
- 髋关节牵拉和内旋拉伸
- 胫骨前内侧滑动
- 足部内旋的徒手疗法操作（见下一节）

（三）腓总神经卡压

该神经位于腓骨头浅表处，可因各种原因受到刺激。如上所述，膝关节的内翻压力会在膝外侧对胫腓关节造成压力，从而导致神经损伤[2]。

然而腓骨长肌是腓总神经卡压更常见的因素。该肌肉可使第 1 跖骨屈伸，以推动足部。但在过度或长时间足旋后时，第 1 跖骨会过度跖屈，使前脚掌平放在地面上以获得推进力。因此，它可能会在跖屈位置受到限制，导致腓骨长肌收缩和过度活动，并刺激经过该肌肉的神经（图 27.3）[4]。

足旋后会导致胫骨外旋。这反过来又会使腓骨头因屈曲应力而向外侧移位，从而刺激这条神经。

（四）支持带神经卡压

髌骨错位可导致髌外侧支持带紧张，并

产生髌骨外侧挤压综合征。邻近的腓总神经会受到刺激，引起膝关节外侧疼痛。这种情况也见于髌外侧支持带松解术后，该术是一种治疗髌骨外侧错位的手术[5]。

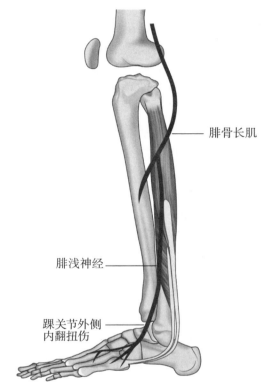

图 27.3 腓总神经卡压部位

1. 躯体表现

- 胫腓关节紧张
- 腓骨头下方的腓骨长肌有压痛
- 膝内翻
- 足旋后伴胫骨外旋
- 髌骨内侧倾斜减少

2. 徒手疗法操作

- 髌骨内倾
- 胫腓关节前后滑动（Anterior posterior，AP 滑动）
- 髂胫束拉伸
- 胫骨后内侧滑动
- 足旋后位徒手疗法操作（见下一节）

（五）胫腓近端关节 / 腓骨头功能障碍

胫骨和腓骨在远近两端衔接，分别称为胫腓近端关节和胫腓远端关节。胫腓骨近端关节是腓骨头和胫骨外侧髁之间的平面滑膜关节。在踝关节背屈和跖屈时，胫腓近端关节会发生运动。慢性旋后或旋前时可见胫腓近端关节受限，这削弱了腓骨的滑动能力。腓骨头不能向前方滑动是最常见的限制。腓骨长肌和比目鱼肌在胫腓骨近端关节处与腓骨头相连。腓骨头功能障碍可导致腓骨长肌受刺激，进而刺激腓总神经[4]。此外，腓骨头功能障碍还可能导致外侧副韧带和髂胫束功能障碍，引起膝关节外侧疼痛。胫骨、股骨的骨关节炎中，腓骨头也会受到影响[4]。

1. 躯体表现
- 胫腓近端关节紧张
- 位于腓骨头下方的腓骨长肌有触痛感
- 膝内翻
- 伴胫骨外旋的足旋后位
- 内翻负荷试验可能呈阳性

2. 徒手疗法操作
- 髌骨内倾
- 胫腓关节 AP 滑动
- 髌韧带拉伸
- 胫骨后内侧滑动
- 徒手疗法治疗足旋后位（见下一节）

（六）外侧副韧带拉伤

外侧副韧带是结构复合体的一部分，统称为膝关节后外侧角或膝关节弓状复合体。膝关节弓状复合体的结构包括外侧副韧带、腘肌肌腱、腘窝弓状韧带和后外侧关节囊。外侧副韧带由脂肪垫与外侧半月板隔开。它的功能是防止内翻应力，也会因内翻应力而受伤。

1. 躯体表现
足旋后伴内翻、外旋。

2. 徒手疗法操作
足旋后位的徒手疗法操作（见下一节）。

四、膝后疼痛

（一）腘绳肌损伤

腘绳肌沿对角线从股骨外侧髁远端延伸至胫骨后方。它有助于稳定膝关节后外侧角，防止胫骨前移。它的作用在偏心负荷时尤其重要，如跑下坡路时。腘绳肌也是胫骨的内旋肌。肌腱或肌腹可能因过度使用或胫骨长时间内旋（如足旋前或突然剧烈外旋）而容易受伤[6]。

1. 躯体表现
- 膝关节后侧和后外侧有局部压痛
- 胫骨内旋

2. 徒手疗法操作
- 松解腘绳肌周围软组织
- 足旋前和胫骨内旋的徒手疗法操作（见下一节）

五、骨性关节炎

"关节炎"是一个通用术语，给患者戴上"关节炎"的帽子时要谨慎。现实生活中关节磨损很常见。严格来说，25 岁以上的人都患有某种关节炎。普通磨损型关节炎被称为骨性关节炎。另外还有其他类型的关节炎，可能需要其他形式的检查和诊断，预后也不相同[7,8]。膝关节退行性变是最常见的关节炎类型。

（一）病因

当胫骨和股骨之间起保护缓冲作用的关节软骨受到磨损时，就会发生膝关节骨性关节炎。随着关节软骨的流失，骨之间的关节间隙就会变窄。这是膝关节骨性关节炎的早期症状，可通过 X 线观察到。随后会出现膝关节负重痛、僵硬和静息痛的症状。随着病情的发展，软骨会变薄，出现凹槽和碎裂。软骨下骨容易发生微小破损，并会变得更厚、更硬。它们向外生长，形成骨刺。滑膜发炎、增厚，导致肿胀加剧。随着问题的持续，软骨被完全磨损，骨与骨之间产生接触，疼痛加重，这种情况被视为"骨对骨"，需要更换关节面。上述对膝关节的描述适用于人体的所有关节，包括脊柱。

膝关节的骨性关节炎的几个致病因素是：

1. 遗传

有证据表明，基因突变可能使人更易患骨关节炎。

2. 年龄和体重

体重会增加膝关节等关节的压力。

3. 性别

50 岁以上的女性比男性更容易患膝关节骨性关节炎，因为骨盆倾斜和膝关节角度使她们更容易患病。

4. 创伤、冲击负荷和反复刺激

关节陈旧伤（包括运动损伤）和过度使用都可能导致骨关节炎。

5. 新陈代谢

反复发作的痛风或化脓性关节炎、代谢紊乱会增加患骨关节炎的风险。

6. 内在因素

最近，人们对导致关节磨损的饮食因素有了新的认识。某些食物具有促进炎症释放的作用，如加工肉类、精制面粉、精制糖。据称，这些食物会增加人体的磨损速度。其他因素包括缺乏维生素 C 和 D、姿势不良、骨骼错位、有氧运动能力差以及肌肉无力。

（二）徒手疗法操作

- 髌骨内倾

- 髌骨下端滑动
- 胫腓关节 AP 滑动
- 髌韧带拉伸
- 胫骨牵引
- 胫骨滑动
- 足部旋前和胫骨内旋的徒手疗法操作（见下一部分）

参考文献

1. Waryasz GR, McDermott AY. Patellofemoral pain syndrome (PFPS): a systematic review of anatomy and potential risk factors. Dyn Med. 2008;7-9.

2. Saidoff DC, McDonough AL. Critical pathways in therapeutic intervention: extremities and spine, 2002, St. Louis Mosby.

3. O'Keeffe SA, Hogan BA, Eustace SJ, et al. Overuse injuries of the knee. Magn Reson Imaging Clin N Am. 2009;17:725-39.

4. Ozcan O, Boya H, Oztekin HH. Clinical evaluation of the proximal tibiofibular joint in knees with severe tibiofemoral primary osteoarthritis. Knee. 2009;16:248-50.

5. Fulkerson JP, Tennant R, Jaivin JS,et al. Histologic evidence of retinacular nerve injury associated with patellofemoral malalignment. Clin Orthop Relat Res. 1985;(197):196-205.

6. Geissler WB, Corso SR, Caspari RB. Isolated rupture of the popliteus with posterior tibial nerve palsy. J Bone Joint Surg Br. 1992;74:811-3.

7. Koopman WJ, Moreland LW. Arthritis and allied conditions: A textbook of rheumatology, 15th edn, 2005, Lippincott Williams and Wilkins, Philadelphia.

8. Poiraudeau S, Berenbaum F, Corvol M. [Cartilage degradation and articular inflammation]. Rev Prat. 1996;46:2180-5.

第 28 章
踝关节和足部

一、足底／踝关节内侧和足部疼痛

注：本节中介绍的许多情况都需要充分的徒手疗法干预，然而，通过徒手疗法干预所能实现的最有效的维持目标是良好的矫形。因此不能低估矫形的价值。

二、足底筋膜炎和足跟刺激

足底筋膜是一层坚韧的白色纤维组织，中央部分较厚，外侧部分较薄。中央部起自跟骨结节，向远端突出为五个部分。它们控制屈肌腱并连接到所有足趾近端趾骨的基底部。它们通过所谓的锚提供第一跖趾关节和内侧弓的稳定机制。这种机制有缩短跗趾和足跟之间距离的作用。通过这个机制，它抬高了足弓。当有来自上方的推进力时，这种机制使足部具备刚性和稳定结构的效果。足因此旋后，准备蹬离地面。这一机制需要胫骨后肌和比目鱼肌辅助。发生足底筋膜炎时，足底筋膜组织撕裂，导致疼痛和炎症[1]。足底筋膜炎的疼痛通常发生在与跟骨相连的筋膜附近。

在正常步态周期中，初次触地时踝关节和足内旋以吸收负重的冲击，这一过程足底筋膜被最大程度拉伸的阶段。步态中期时足转到旋后位，为推离提供一个刚性杠杆，这里需要绞盘机制。然而，在足部长期内旋的

情况下，翻转不会发生，但推动力可能发生在内旋的位置，导致足底筋膜的过度拉伸。当长时间负重、跑步时（图 28.1），筋膜被反复拉伸，导致撕裂和炎症。其结果是造成足底筋膜炎。治疗筋膜会导致一系列症状出现，而纠正长时间的旋前将解决病因。

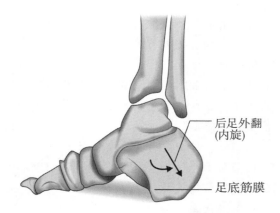

图 28.1　旋前肌对跖筋膜的影响

（一）可能存在的阳性体征

患者主要有足跟内侧疼痛，足跟内侧和前缘有局部压痛。检查显示患者具有典型的足内翻伴后足外翻和扁平足。患者自述行走的前几步最痛，休息一段时间后，随着持续负重，疼痛逐渐减轻。然而，如果负重时间进一步延长，疼痛又会复发。这在早晨醒来时最为明显。

距下关节中立：患者俯卧，医师位于患

者腿侧，面向患者。医师用一只手握住患者外侧跖骨，另一只手触诊距下关节两侧。医师交替翻转患者足部，并检查距下关节两侧以寻找对称的压迫点。当触诊到这一点时，保持足跟相对于胫骨的位置并进行观察，尽可能保持中立，这样可以观察到第一跖列与第五跖列的位置。如果第一跖列高于第五跖列，即为内翻足。在负重时，前足着地，发生代偿性后足外翻，结果就是足内翻。

反之，如果足跟位置倒置（后足内翻），第一跖列高于第五跖列。在负重时，负重点在足的侧面。但是为了使足平放在地上，第一跖列会跖屈。结果导致了旋后足。足内翻患者更容易患上足底筋膜炎。

（二）徒手疗法

- 距骨小腿的放松
- 距骨后滑动
- 摩擦外展肌
- 摩擦足底内侧筋膜

三、足底神经卡压

足底内侧神经是胫骨神经的一个分支，它经过足部内侧的跟舟足底韧带下方[2]。过度旋前可以伸展该韧带并压迫其下方的足底内侧神经。它通常被称为"慢跑足"。

过度旋前也会压迫外侧足底神经，因为它穿过外展肌深筋膜和附属屈肌。在较为正常的足中，趾长屈肌完全处于蹬离步态，然而在旋前过程中，足跟内侧的位置需要外展肌工作，即蹬展肌（图 28.2）。大部分外展肌位于足跟内侧，从而引起足跟内侧疼痛，这一情况继发于劳损。此外，穿过肌肉的足底神经也会受到卡压，导致疼痛和功能障碍。

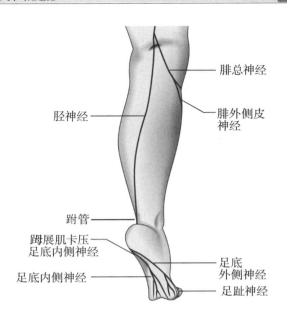

图 28.2　胫神经和足底神经

四、踝关节和足部

（一）可能存在的阳性体征

- 躯体足部旋前，伴随胫骨内旋
- 可能存在胫神经和足底神经的不良张力
- 踝关节内侧或足跟内侧可能为 Tinel 征阳性
- 蹬展肌局限性压痛
- 当蹬展肌受压或对抗蹬趾外展时，症状再现。

（二）徒手疗法操作

- 距骨小腿的放松
- 距骨后滑动
- 外展肌的摩擦
- 足底神经分离术

五、巴克斯特神经卡压

巴克斯特神经（Baxter's nerve）卡压是指胫后神经跟骨支卡压[3]。虽然它看起来和"慢跑足"很相似，但区别在于外侧受累。巴克斯特神经或足底外侧神经的第一分支，通常是外侧足底神经的分支，就在外展肌的近端。随着巴克斯特神经深入足部，它穿过足弓，这是一处神经卡压点。其他巴克斯特神经卡压的区域包括足底筋膜深层区域。神经经过跟骨结节的内侧并延伸到外侧，在跖方肌和短屈肌之间走行到小趾展肌。足旋前伴足弓压迫被认为是这种情况的病因。

躯体检查结果和处理与足底神经卡压的处理相似。

六、踝管综合征

这种情况是指胫后神经和动脉在穿过位于内踝后内侧的骨纤维隧道时出现卡压。

通道的顶部由钩状韧带和底部骨结构组成（图28.3）。由于过度旋前拉伸了钩状韧带，该通道的管径变窄，导致胫神经和足底内外侧神经分布的疼痛和神经根症状[4]。

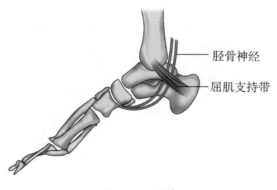

图 28.3　跗管

- 胫骨神经
- 屈肌支持带

（一）可能存在的阳性体征

- 足旋前伴胫骨内旋
- 可能存在胫神经和足底神经的不良张力
- 踝关节内侧显示为 Tinel 征阳性
- 在内踝下方有局部压痛

（二）徒手疗法操作

- 放松距骨小腿
- 距骨后滑动
- 外展肌的摩擦
- 足底神经分离术

七、蹬长屈肌肌腱炎

蹬长屈肌起源于腓骨干后表面的下三分之二，并止于蹬趾最后一个趾骨的基部。它穿过跗骨隧道（图28.4）。作为蹬趾的屈肌，它可抬高足弓，并协助跖屈的足踝屈曲。

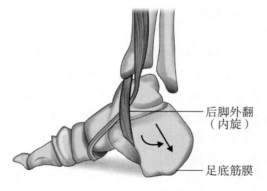

图 28.4　蹬长屈肌肌腱

- 后脚外翻（内旋）
- 足底筋膜

蹬长屈肌肌腱炎患者通常表现为跗管疼痛。疼痛随着休息而改善，进行反复推蹬和长时间跑步后加重。肌腱易激惹的部位有三个：距骨内外侧结节之间的纤维 – 骨隧道入口、跗骨隧道和趾的骨结节之间[5]。

（一）可能存在的阳性体征

- 疼痛和无力表现为第一跖趾关节难以跖屈
- 踝管疼痛和局部压痛

（二）徒手疗法操作

同跗管综合征。

八、胫骨后肌腱炎

胫骨后缘起源于胫骨和腓骨的内后缘，同时也附着在胫骨和腓骨上的骨间膜上。胫后肌腱向下延伸到内踝和足底表面，最终止于舟状结节、第一和第三楔骨、骰骨和第2/3/4 跖骨。这块肌肉使足部内翻和跖屈。然而，它最重要的功能是帮助足从最初的接触到中期的减速从而旋前。

当有慢性足内旋时，肌肉由于其位置而过度拉伸，失去了减速能力。这容易导致疼痛和功能障碍 [6]。

（一）可能存在的阳性体征

- 踝内侧和小腿内侧疼痛
- 踝内侧和舟骨上方局部压痛
- 抵抗性跖屈和内翻时的疼痛
- 足旋前、胫骨内旋

（二）徒手疗法操作

- 放松距骨小腿
- 距骨后滑动
- 摩擦胫后肌和外展肌

九、踝关节和足部外侧疼痛

（一）外侧韧带拉伤

踝关节外侧扭伤是最常见的，通常继发于后足步调不一致。距骨后外侧功能障碍通常是一个致病因素。这使跟骨翻转，导致后足内翻。由于后足内翻，前足过度旋前，足平放在地上。这增加了足弓的高度，使足的整体姿态错误，并有向内弯曲的倾向，特别是在一只脚着地时（如跑步或跳跃时）（图28.5）。当这种情况发生时，外侧韧带很容易受伤 [7.8]。如果出现反向作用力，最终会对内侧韧带结构产生应力。

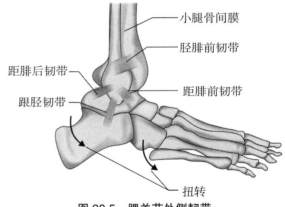

图 28.5　踝关节外侧韧带

1. 躯体表现
- 后足内翻伴足旋后和胫骨外旋
- 距腓前韧带或跟骨中腓韧带压痛
- 距腓前韧带跖屈和内翻以及跟腓中韧带中间内翻症状的再现
- 在抵抗性外翻中，出现腓骨肌肉无力

2. 徒手疗法操作
- 距骨小腿的放松
- 距骨后滑动
- 摩擦距腓前韧带
- 松动小腿外侧，腓骨上的软组织

（二）侧压综合征

见足背下撞击痛。

（三）跗骨窦关节综合征

跗骨窦[9]是一个小的骨管，从距骨下方进入踝关节。它由距骨沟和跟骨沟（图28.6）组成。过度使用和过度旋前可导致跗骨窦的损伤。踝关节扭伤也是病因之一。跗骨窦含有滑液和易损伤的软组织，可发生炎症。

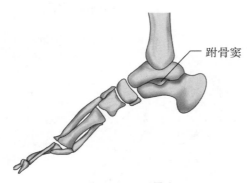

图28.6　跗骨窦

这一病变也可发生于炎症性疾病，如痛风或骨关节炎。内翻扭伤可引起该区域的过度拉伸，而旋前扭伤可引起跗骨窦的压迫。

躯体表现：见足背下撞击痛。

十、腓骨肌腱损伤和功能障碍

腓骨长肌起源于腓骨外侧表面的上2/3，穿过足跖表面深入内在肌肉后，止于内侧楔骨和第1跖骨基底。腓骨短肌起源于腓骨结节外侧面的下1/3，止于第5跖骨基底（图28.7）。第三腓骨肌起源于腓骨前表面远端，止于第5跖骨背侧。腓骨肌腱的主要功能是稳定足踝，保护它们免受内翻力矩的影响[10]。

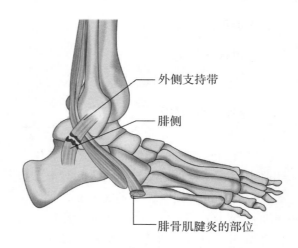

外侧支持带

腓侧

腓骨肌腱炎的部位

图28.7　腓骨功能障碍的治疗部位

（一）腓骨肌腱损伤的类型

1. 肌腱炎

这是一种腓骨肌腱炎症，由反复使用肌腱的运动引起。如果出现反复的翻转变化，则可能会发生过度使用。后足内翻的旋足会对外侧的腓骨肌腱施加更多的压力。

肌腱炎的症状包括：
- 疼痛
- 肿胀
- 触之发热

2. 腓骨撕裂

这是由重复的活动或创伤引起的。上述在肌腱炎部分中提到的因素可能是撕裂的先兆。区别在于此时踝关节不稳定。

急性撕裂的症状包括：
- 疼痛
- 肿胀
- 足部和脚踝无力或不稳定

3. 退行性变

这是腓骨功能障碍的另一个原因。需再次强调上文提到的因素。随着重复应力的进展和可能增加的代谢因素，肌腱可能磨损变薄，并有可能破裂。

医师应注意：

- 脚踝外侧偶尔会有疼痛
- 脚踝很薄弱、不稳定

4. 半脱位

腓骨肌腱或长、短肌腱的联合肌腱从外踝下方穿过，由腓骨支持带固定。

半脱位发生在肌腱滑脱出其正常体位时。常继发于严重或重复的倒位扭伤的创伤。外踝或腓骨肌腱形状异常的人也可引起。

半脱位的症状可能有：

- 外踝周围肌腱的咔嗒感，尤指在背屈和外翻时
- 外踝关节骨后的散发性疼痛
- 踝关节不稳定

（二）徒手疗法操作（仅限肌腱炎）

- 距骨小腿的放松
- 距骨后滑动
- 跟骨翻转
- 小腿外侧腓骨软组织松动
- 胫腓骨上关节 AP 滑动
- 内旋骰骨手法
- 舟骨前滑动
- 楔骨按压手法

十一、骰骨半脱位

内翻扭伤是踝关节最严重的创伤之一。除了韧带、肌腱和支持带，一个不太为人所知的情况是踝关节内翻应力的后遗症，即骰骨周围的关节和韧带损伤，导致骰骨半脱位。

这种情况被称为骰骨综合征[11]。骰骨综合征的一个常见原因是足尖运动，如芭蕾或重复跳跃。

（一）可能存在的阳性体征

- 足底骰骨至背侧压痛
- 足外侧痛，起步无力
- 跗骨间的内旋减少

（二）徒手疗法操作

- 距骨小腿的放松
- 距骨后滑动
- 翻转跟骨
- 内旋骰骨手法
- 舟状骨滑动
- 楔骨按压手法

十二、后踝和足部疼痛

（一）跟腱炎 / 肌腱钙化和变性 / 跟骨后滑囊炎

跟腱炎虽然和肌腱炎一样是炎症性的疾病，但如今多被称为肌腱病[10,12]。类似的情况也发生在肱骨外上髁炎。这是因为它不再被认为是一种炎症性疾病，主要是因为发现了其组织通常发生退行性变，失去了正常的纤维结构。跟腱是由小腿的腓肠肌、比目鱼肌和跖肌组成的肌腱，是人体最厚、最强壮的肌腱。它是肌肉的延伸，进入跟骨后表面的中间部分。滑囊位于跟腱和跟后区域之间（图 28.8）。足跟在下端以上 3 或 4cm 处称为"分水岭"，因为相对来说这里血管分布较少。在步态中，当足旋前和旋后时，跟腱在跟骨后区域的内侧和外侧产生摩擦。

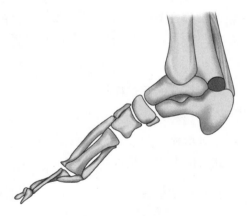

图 28.8　跟骨后滑囊炎

　　随着持续的活动和摩擦，最初有少数纤维参与，导致无血管区发生退行性改变。随着不断进展，退变面积增加，对破裂的易感性随之增加（图 28.9 和图 28.10）。代谢变化和某些疾病状态会增加风险。某些氟喹诺酮类药物也增加了风险。

　　过度使用的原因可能有：

- 增加活动的距离、速度或强度
- 两种活动之间的恢复时间较短
- 鞋子或训练场地变化
- 小腿肌肉无力
- 踝关节活动范围减少，通常由小腿肌肉紧张引起
- 过度旋前或旋后

（二）躯体表现

- 跟腱炎的初始症状
- 几天内逐渐发作的疼痛
- 休息时疼痛减轻
- 运动开始时疼痛，随着运动的进行而消退，但如果运动时间延长则疼痛复发
- 休息时疼痛减轻
- 触诊时有压痛

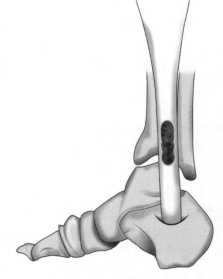

图 28.9　肌腱变性

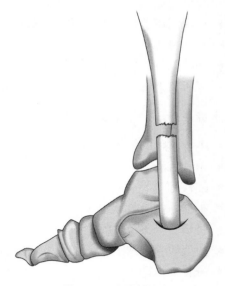

图 28.10　跟腱撕裂

（三）慢性症状

- 所有运动均有持续性疼痛
- 走路时肌腱疼痛，尤其是上山或上楼时
- 跟腱疼痛和僵硬，尤其在早晨或休息后

- 跟腱可能有压痛的结节或肿块，尤其是在沟内侧

（四）徒手疗法操作

- 放松距骨小腿
- 胫前或胫后滑动
- 摩擦和活动沟内跟腱与跟腱上瘢痕。这是徒手干预对重新排列杂乱的胶原蛋白的重要措施。操作施行于肌腱的内侧和外侧。
- 如果足部旋后，就行骰骨内旋操作
- 舟状骨滑动
- 如果足部旋后，则进行楔状骨按压

十三、脚踝和足背疼痛

（一）撞击和腓深神经卡压

　　踝关节背屈伴距骨后滑，跖屈伴前滑。慢性前旋伴有距骨跖屈（距骨相对前滑）。由于它无法自由地后滑，攀爬、下楼、上坡等需要背屈的活动往往会撞击踝前部的软组织结构，造成疼痛。伸肌支持带和关节囊可能是继发于撞击的疼痛源。背侧腓深神经有时会卡在伸肌支持带下，引起足背疼痛。慢性旋前引起的前外侧撞击综合征也可能发生在踝关节凹陷的外侧[13]（图 28.11）。

（二）躯体表现

- 踝关节前外侧 / 跗骨窦区域的疼痛和压痛
- 旋前伴后足外翻
- 单腿下蹲时出现疼痛

（三）徒手疗法操作

- 放松距骨小腿
- 胫前或胫后滑动

- 摩擦伸肌支持带

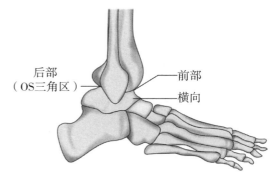

后部（OS三角区）　前部　横向

图 .28.11　撞击部位

十四、腰椎神经根病

　　从各自椎间孔穿出的腰椎神经根容易受到压迫，椎间盘突出和退变是压迫性神经根病最常见的病因。退变导致椎间隙变窄，从而使椎间孔变窄，随后压迫神经根。另外，后外侧的椎间盘突出也可以凸入椎间孔引起神经根性疼痛。在 L5 或 S1 神经根病中，疼痛可沿大腿后部和小腿后外侧放射。S1 刺激可向足部外侧放射疼痛，引起外侧足部疼痛。L5 神经根病可向足背和蹬趾放射疼痛，引起足背疼痛。

【可能存在的阳性体征】

　　神经系统检查详见于腰椎骨盆章节，包括皮节、肌节、反射和不良神经张力测试。

参考文献

1. Furey JG. Plantar fasciitis. The painful heel syndrome. J Bone Joint Surg Am. 1975;57:672-3.
2. Rondhuis JJ, Huson A. The first branch of the lateral plantar nerve and heel pain. Acta Morphol Neerl

Scand. 1986;24:269-79.

3. Baxter DE, Thigpen CM. Heel pain-operative results. Foot Ankle. 1984;5:16-25.

4. Gondring WH, Trepman E, Shields B. Tarsal tunnel syndrome: assessment of treatment outcome with an anatomic pain intensity scale. Foot Ankle Surg. 2009;15:133-8.

5. Schulhofer SD, Oloff LM. Flexor hallucis longus dysfunction: an overview. Clin Podiatr Med Surg. 2002;19:411-8.

6. Smerdelj M, Madjarevic CM, Oremus K. [Overuse injury syndromes of the calf and foot]. Arh Hig Rada Toksikol. 2001;52:451-64.

7. Lin CF, Gross ML, Weinhold P. Ankle syndesmosis injuries: anatomy, biomechanics, mechanism of injury, and clinical guidelines for diagnosis and intervention. J Orthop Sports Phys Ther. 2006; 36:372-84.

8. Fong DT, Chan YY, Mok KM, et al. Understanding acute ankle ligamentous sprain injury in sports. Sports Med Arthrosc Rehabil Ther Technol. 2009;1-14.

9. Herrmann M, Pieper KS. Sinus tarsi syndrome: what hurts? Unfallchirurg. 2008;111:132-6.

10. Simpson MR, Howard TM. Tendinopathies of the foot and ankle. Am Fam Physician. 2009;80:110714.

11. Adams E, Madden C. Cuboid subluxation: a case study and review of the literature. Curr Sports Med Rep. 2009;8:300-7.

12. Arya S, Kulig K. Tendinopathy alters mechanical and material properties of the achilles tendon. J Appl Physiol.2010;108:670-5.

13. Linklater J. MR imaging of ankle impingement lesions. Magn Reson Imaging Clin N Am. 2009; 17:775-800.

第 29 章

肩 部

一、肩上部疼痛

（一）第一肋骨功能障碍

（请参阅胸廓部分的胸廓出口综合征）。

（二）斜方肌劳损

上斜方肌[1]起源于枕外隆突、项韧带、上枕线，以及 C7-T12 椎骨的棘突和相应部分的棘间韧带。它止于锁骨外侧三分之一、肩峰以及肩胛骨内侧的脊柱上。它有助于耸肩、在手臂上举、侧弯和旋转头部时定位关节盂，最重要的是辅助肩胛骨上旋。这块肌肉可能会因头部或颈部突然的移动（如车祸中的颈部扭动伤）、不良姿势和不良人体力学而受伤或受影响。因为它由一对颅神经（副神经）支配，所以它非常紧张。

（三）肩胛提肌劳损

肩胛提肌[1]起源于寰椎和枢椎的横突以及第三和第四颈椎的横突，止于肩胛骨内上角。它协助同侧头部旋转，并与斜方肌共同完成耸肩动作。因此，它在所有直立姿势中都发挥作用，在颈部静态姿势下易受影响。然而当颅下功能存在功能障碍时，特别是寰枕关节和寰枢关节受限时，肩胛提肌就容易出现疼痛和功能紊乱。疼痛出现在肩胛带区域，通过对侧旋转或侧向拉伸肌肉可暂缓疼痛。

1. 躯体表现（斜方肌和肩胛提肌）
- 头部前倾伴随上胸部驼背
- 颅下及中颈段功能障碍
- 颈椎主动旋转和侧弯受限，在耸肩姿势下受限更为显著
- 在没有颅下和中颈段关节受限时，被动旋转和侧弯至相反方向受限（肩胛提肌），同侧侧弯或旋转受限（斜方肌）
- 上、中斜方肌和肩胛提肌触发点压痛
- 肩胛骨躯体功能障碍阳性
2. 徒手疗法操作
- 松解枕下肌群
- 寰枕关节向前点头
- 旋转寰枢关节
- 打开/关闭或侧滑中段颈椎
- 拉伸肩胛提肌
- 拉伸上斜方肌
- 肩胛骨回缩
- 肩胛骨上旋

（四）撞击

参见肩关节撞击综合征部分。

二、肩前部疼痛

（一）撞击

参见肩关节撞击综合征部分。

（二）肋锁综合征

参见胸廓部分的胸廓出口综合征。

（三）肱二头肌肌腱炎

肱二头肌腱（图 29.1）也是易受撞击的结构，通常继发于肩袖病理性病变。肱二头肌腱穿过冈上肌和肩胛下肌之间。它与肩袖的密切联系使其能协助肱骨头压低，这也是肩袖的重要功能之一。在功能障碍状态下，肩袖向下力量的缺失会导致肱骨头进一步向上位移，导致肩峰撞击肱二头肌腱。引起肱二头肌腱炎的另一原因是肱骨内旋引起的原发性肱二头肌腱炎，较伴有肩袖病变的继发性肱二头肌腱炎少见。

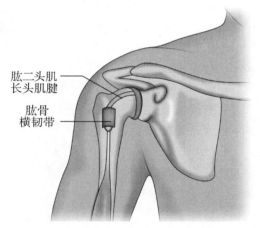

肱二头肌长头肌腱

肱骨横韧带

图 29.1　肱二头肌长头的走向

1. 躯体表现
- 肩前疼痛病史
- 肱二头肌肌腱沟局部压痛
- 伴肩袖病变
- 肱骨前移和内旋
- 肩胛骨下旋
- 肩胛骨前伸

2. 徒手疗法操作
- 拉伸肩胛提肌

- 拉伸上斜方肌
- 肩胛骨回缩
- 上旋肩胛骨
- 牵引肱骨
- 后滑肱骨
- 外旋肱骨

（四）关节囊炎

粘连性关节囊炎又称为肩周炎，是一种以肩关节囊炎症、肩关节僵硬和疼痛为特征的疾病。症状和体征逐渐开始出现，随着时间的推移逐渐加重，然而通常在两年内会自行缓解。关节囊炎发病原因较多[3]，为了简化，可将病因分为原发性和继发性两种。有一种情况是患者在某天醒来后无诱因出现肩膀僵硬，这种类型具有顽固的活动障碍，不易缓解。另一种情况是受伤或手臂固定后出现的肩部僵硬，这种类型的关节囊受限更容易治疗，并且比原发性类型更容易缓解。通常首先改善屈曲运动，其次是外旋，最后是内旋。在治疗时，人们常常会过分强调冠状面的肩外展运动，但医师必须记住，关节盂不在冠状面，而是在肩胛骨面，因此治疗过程中必须评估肩胛骨平面的肩外展情况。原发性类型的原因通常是结缔组织疾病、痛风、糖尿病等。当创伤、手术或疼痛需要固定时，由于缺乏活动性，关节囊收缩导致粘连性关节囊炎。

1. 躯体表现
- 有突发肩部疼痛史或肩部外伤和固定史
- 肩关节典型的囊性限制模式包括外旋、外展、内旋和屈曲受限
- 伴有肩胛骨功能障碍

2. 徒手疗法操作
- 拉伸肩胛提肌
- 拉伸上斜方肌

- 回缩肩胛骨
- 上旋肩胛骨
- 牵引肱骨
- 后滑肱骨
- 外旋肱骨
- 拉伸下关节囊
- 拉伸后关节囊
- 前滑肱骨
- 拉伸前关节囊

（五）胸小肌拉伤

胸小肌起源于第三、第四和第五肋骨的上缘和外侧表面，向上、向外通过并汇聚成一个扁平的腱，止于肩胛骨喙突。它将肩胛骨向下和向胸腔内侧牵引，并使下角向后突出。因此，当胸小肌收缩过紧时，它会倾向于向前伸展和倾斜肩胛骨。在功能失调状态下，胸小肌往往会导致以下情况：

- 倾斜和突出往往会压迫肩锁关节，导致疼痛和功能障碍。
- 引起"过度外展综合征"，这是"胸廓出口综合征"的一个亚型，由于胸小肌收缩过紧，在反复外展时会卡压臂丛下段。
- 导致前肋功能紊乱，即肋骨由于肌肉收缩紧张而向前位移。
- 是正中神经的卡压界面。
- 因为增加了上胸椎后凸，它往往会加剧颈部功能障碍。
- 因为倾斜会使肩峰靠近肌腱，从而加剧了肱骨的持续内旋，往往会加重肩关节撞击综合征。肱骨持续内旋的后果在躯体诊断部分将进一步介绍。

1.躯体表现

仰卧时，以上所有情况以及胸小肌紧张均存在。

2.徒手疗法操作

- 回缩肩胛骨
- 上旋肩胛骨
- 牵引肱骨
- 后滑肱骨
- 外旋肱骨
- 拉伸胸小肌

（六）肌皮神经卡压

肌皮神经起源于第五、第六和第七颈神经的臂丛外侧索。它穿过喙肱肌（见图29.2）并位于肱二头肌和肱肌之间，为这三块肌肉提供能量。肌皮神经易受这三块肌肉卡压。前臂外侧感觉丧失和肌力减退是神经卡压的主要临床特征。但若前臂外侧皮神经单独受累，疼痛也可能是一个症状。疼痛感觉可以在肱二头肌和其他肌肉止点处产生，前臂外侧也会有麻痹感[4]。

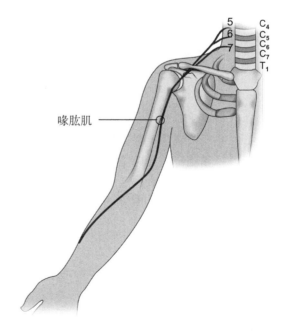

图 29.2 肌皮神经卡压在喙肱肌处

1.躯体表现

- 有肩前疼痛病史

- 有类似 C6 神经根症状，但神经学检查结果呈阴性（肌节、皮节和反射）
- 喙肱肌处局部压痛

2. 徒手疗法操作
- 回缩肩胛骨
- 上旋肩胛骨
- 牵引肱骨
- 后滑肱骨
- 外旋肱骨
- 摩擦喙肱肌

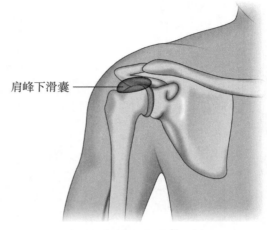

肩峰下滑囊 ——

图 29.3　肩峰下滑囊的位置

三、肩外侧疼痛

（一）桡神经卡压

见三边孔综合征。

（二）C5 根性病变

颈椎 C5 神经根受压可能表现为肩部疼痛。通常情况下，压迫会再现疼痛，感觉试验可能显示肩部外侧和前臂外侧感觉减弱。

1. 躯体表现
- 颈神经根病临床检查阳性
- 肩部和前臂外侧感觉减弱
- 可能出现外展和内旋肌力减退
- 可能存在肱二头肌反射减弱

2. 徒手疗法操作
同颈椎神经根刺激。

（三）肩峰下滑囊炎

肩峰下滑囊是肩峰和冈上肌之间的中间结构，是在挤压下首先受损的结构之一（图 29.3）。有关介绍请参阅撞击部分。

（四）肩袖综合征

参见肩关节撞击综合征部分。

四、肩后部疼痛

（一）撞击

参见肩关节撞击综合征部分。

（二）肩胛上神经卡压

肩胛上神经起源于第 5 和第 6 颈神经。它横向延伸，通过肩胛横韧带下方的肩胛上切迹进入冈上窝。然后它穿过冈上肌下方，在冈盂韧带下围绕肩胛骨外侧缘弯曲，进入冈下窝（图 29.4）。它支配冈上肌和冈下肌。肩胛上神经容易因肩胛骨过度牵引或冈盂韧带和肩胛横韧带纤维化和增厚而被卡压。症状类似于肩袖的病变，但实际上多表现为外展和外旋无力。

1. 躯体表现
- 所有检查结果均显示 C5 神经根受压，但颈椎病的临床检查为阴性
- 没有撞击综合征的体征

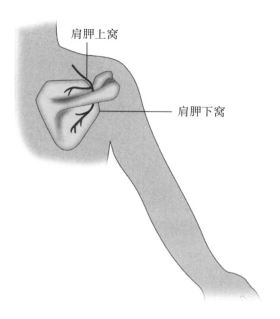

图 29.4 肩胛上神经卡压部位

- 没有关节囊受限症状
- 冈盂韧带压痛

2. 徒手疗法操作
- 拉伸肩胛提肌
- 拉伸上斜方肌
- 回缩肩胛骨
- 上旋肩胛骨
- 摩擦冈盂韧带（肩胛骨上外侧缘）

（三）四边孔综合征（腋神经）

当腋神经穿过由肱骨内侧、肱三头肌、小圆肌和大圆肌组成的四边孔时 [6]，可能会受到刺激（图 29.5）。这种情况通常与小圆肌肥大有关，但也可能与肩胛骨功能障碍，即肩胛骨前伸有关。

（四）三边孔综合征（桡神经）

当桡神经穿过由肱三头肌、小圆肌和肱骨内侧形成的三边孔时，可能会受到刺激（见图 29.5）。这种情况通常与肱三头肌和小圆肌肥大有关，但也可能与肩胛骨功能障碍，尤其是肩胛骨前伸有关。长时间保持不当的肩胛骨前伸和肱骨内旋姿势，或者在武术中进行空中拳击等动作都有一定关系。疼痛可能出现在肩胛骨后外侧或肱骨外侧，即桡骨沟处 [7]。

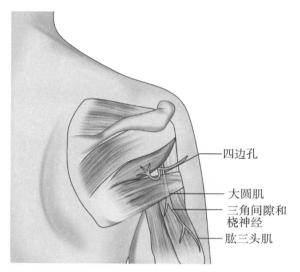

图 29.5 四边孔和三角间隙

（五）大圆肌和小圆肌拉伤

大圆肌起源于肩胛骨的下角，止于肱二头肌腱沟内侧。小圆肌起源于肩胛骨腋下缘的上部，止于肱骨大结节上。大圆肌将肩部内旋，而小圆肌将肩部外旋。这两块肌肉协助稳定肱骨头在关节盂中。这两块肌肉形成了两个易受损伤区域的边界，即四边孔和三边孔，分别导致腋神经和桡神经的卡压综合征。在尸体解剖中发现了这些肌肉的肥大部分，原因尚不清楚。长时间的肩内旋（静止/运动）姿势可能会使大圆肌短缩并可能导致功能障碍。它们经常在肩胛骨外侧缘触及压痛和纤维带，是后外侧肩部疼痛的原因之一。

1. 躯体表现
- 肩部后外侧疼痛病史

- 右上肢根性疼痛病史，但颈神经根病临床检查呈阴性
- 被动牵拉时肩胛骨上方外侧区域压痛
- 被动牵拉并压迫肩胛骨上外侧时，手臂和局部都会出现症状
- 对三边孔综合征的桡神经进行的神经张力测试呈阳性

2. 徒手疗法操作
- 伸展肩胛提肌
- 伸展上斜方肌
- 回缩肩胛骨
- 上旋肩胛骨
- 通过对大、小圆肌和肱三头肌的摩擦进行桡神经和腋神经的神经界面松动
- 对桡神经进行神经松动

（六）肩胛下肌功能障碍

参见肩关节撞击综合征部分。

（七）肩关节撞击综合征

肩袖是医师常见的术语，由于其表现程度各不相同，容易混淆或忽略不同类型、程度的肩袖问题（见图 29.6 和 29.7）。准确识别类型及其表现能使治疗更有效。我们的目标是以一种现代而且与临床相关的方式简化肩袖病理学及其亚型。肩袖由四块将肩胛骨连接到肱骨的肌肉组成，被称为肩胛肱肌[7-9]。本节开头已列出其结构，现在来回顾一下。

冈上肌：起源于肩胛骨的冈上窝，止于肱骨大结节。这块肌肉是肩部外展动作的启动肌，也是肩部的主要外旋肌肉之一。与三角肌协同，有助于在肩关节的整个活动过程中将肱骨头固定在肩盂中。

冈下肌：起源于肩胛骨的冈下窝，止于肱骨大结节。其功能是使肩部向外旋并压低肱骨头。

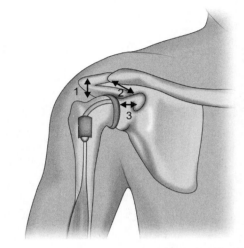

图 29.6　撞击部位：1. 肩峰下；2. 喙锁关节；3. 喙突下

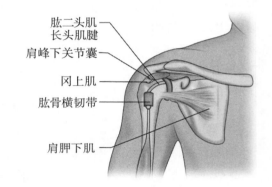

图 29.7　撞击复合体结构

小圆肌：起源于肩胛骨下外侧边缘，止于肱骨大结节。属于外旋肌，功能类似于冈下肌。

肩胛下肌：起源于肩胛骨前侧的肩胛下窝，止于肱骨小结节。这块肌肉内旋并压低肱骨头。

挤压综合征[9]是指肩峰下间隙受损，导致冈上肌腱受到刺激。在抬起手臂时，肩袖的冈上肌肌腱会被肩峰下表面挤压。其类型包括：

1. 原发性撞击
原发性撞击通常发生在滑囊上方的肩峰

下间隙。最常见病因是退变和骨刺，因此强烈建议进行放射学检查。这种情况在工人中很常见，更多是由于机械性因素造成的。冈上肌、冈下肌和肱二头肌长头可能受累。肩峰的形状也有很大的关系。下面列举了肩峰的类型及发生率：

①肩峰形态

Ⅰ型：肩峰平坦，撞击发生率低

Ⅱ型：肩峰弯曲，撞击发生率较高

Ⅲ型：肩峰呈喙状，撞击发生率非常高

②躯体表现

- 老龄化
- 肩胛下间隙的机械性狭窄（见躯体诊断部分）
- 肩锁关节退变
- 肩胛下间隙类型 2 和 3
- 肩袖肌 / 肩胛骨肌无力（见躯体诊断部分）
- 胸椎后凸增加

③徒手疗法操作

- 上旋肩胛骨
- 回缩肩胛骨
- 牵引肱骨
- 下滑肱骨
- 后滑肱骨
- 外旋肱骨
- 摩擦冈上肌
- 摩擦肩胛提肌
- 在肩胛骨间区对斜方肌和竖脊肌进行软组织松动
- 中胸部闭合操作
- 拉伸后囊

2. 继发性撞击

继发性撞击源于肱骨头在肩关节盂中的不稳定状态，其原因是肩袖无力，被称为功能性不稳定，加之盂肱关节囊和韧带的松弛，被称为微不稳定。撞击的主要原因是肱骨头的前移。撞击部位是喙肩弓，而不是原发性撞击中的肩峰下间隙。功能性不稳定通常先于微不稳定出现。冈上肌和肱二头肌长头可能会受到影响。

①躯体表现

- 疼痛位于肩部前侧或前外侧
- 症状通常会在高举手臂时再现
- Neer 撞击试验阳性
- 存在不稳定性

②徒手疗法操作

当存在不稳定性时，禁忌对关节使用徒手疗法是，但可以对复杂结构进行软组织松解，这种情况就需要加强锻炼。

3. 锁骨下撞击

锁骨下间隙是喙突和肱骨头之间的间隔，称为喙肱间隔，该间隙通常为 8～11mm，然而当该区域小于 6mm 时会出现狭窄。锁骨下撞击是指肱骨弯曲、内收和内旋时喙突撞击肱骨小结节。位于这些结构之间的肩胛下肌很容易撕裂。

①躯体表现

- 表现为肩前方疼痛，尤其在屈曲、内收和内旋时喙突触痛
- Hawkins 撞击试验呈阳性
- 十字交叉征可能呈阳性
- 通常不存在不稳定的迹象
- 胸椎后凸

②徒手疗法操作

- 上旋肩胛骨
- 回缩肩胛骨
- 牵引肱骨
- 下滑肱骨
- 后滑肱骨
- 外旋肱骨
- 摩擦冈上肌
- 摩擦肩胛提肌
- 在肩胛骨间区域进行斜方肌和竖脊肌的软组织松动

- 中胸椎闭合操作
- 拉伸后囊

4. 前内侧撞击

这是一个最近才被描述的疾病，发生于稳定的肩关节。潜在撞击发生在前上盂唇和肩袖肌腱之间。这种情况在游泳人群中更为普遍。

躯体表现：内旋抗阻力试验可能呈阳性。

5. 后上盂撞击

后上盂撞击被认为是投掷或高举运动员后肩部疼痛最常见的原因。这是由冈上肌的后缘和冈下肌的前缘（图 29.8）与后上关节盂和关节盂唇之间的撞击引起的。这种病理情况可以发生在重复伸展、外展、外旋动作进行投掷的运动员身上。它也普遍存在于以同样方式进行重复高举活动的工人中。它还可出现在采用了不良的举重技术的举重人群中。

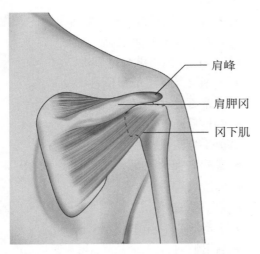

图 29.8　冈下肌腱以及与肩峰和盂后的关系

肩后部撞击的另一个原因是不稳定。众所周知，肩袖提供了功能稳定性。投掷者可能会出现过度外旋和内旋减少的情况。肱骨头的后倾也可能是导致内旋减少的潜在病

因。过度的外旋需要拮抗内旋肌，以偏心方式更加用力地收缩，以减少动量。这种结构就是肩胛下肌，它以偏心方式收缩，这将使肌肉变得松弛，并导致前方不稳定，由此进一步加重投掷运动员或高举作业者的症状。

①躯体表现
- 疼痛主要与运动或高举活动相关
- 缓慢发作，无外伤史
- 投掷时出现肩部后方疼痛
- 在投掷时出现早期加速阶段的肩部后方疼痛
- 肩胛下肌偏心性无力
- 肩胛骨运动障碍
- 外旋增加，内旋减少
- 重定位试验呈阳性
- Neer 试验呈阳性

②徒手疗法操作
- 上旋肩胛骨
- 回缩肩胛骨
- 牵引肱骨
- 避免肱骨后滑行过度
- 避免肱骨过度外旋
- 摩擦冈上肌
- 摩擦肩胛提肌
- 肩胛间区域斜方肌和竖脊肌的软组织松动
- 中胸段闭合操作
- 拉伸后囊

参考文献

1. Gazielly DF. Sports injuries of the shoulder. Baillieres Clin Rheumatol. 1989;3:627-49.

2. Churgay CA. Diagnosis and treatment of biceps tendinitis and tendinosis. Am Fam Physician. 2009;80:470-6.

3. Kelley MJ, McClure PW, Leggin BG. Frozen shoulder: evidence and a proposed model

guiding rehabilitation. J Orthop Sports Phys Ther. 2009;39:135-48.

4. Ma H, Van Heest A, Glisson C, Patel S. Musculocutaneous nerve entrapment: an unusual complication after biceps tenodesis. Am J Sports Med. 2009;37:2467-9.

5. Ligh CA, Schulman BL, Safran MR. Case reports: unusual cause of shoulder pain in a collegiate baseball player. Clin Orthop Relat Res. 2009;467:2744-8.

6. Drez DJ Jr. Surgical decompression of the quadrilateral space in overhead athletes. Am J Sports Med. 2008;36:E8.

7. Sebastian D. Triangular interval syndrome: a differential diagnosis for upper extremity radicular pain. Physiother Theory Pract. 2010;26:1139.

8. Burbank KM, Stevenson JH, Czarnecki GR, et al. Chronic shoulder pain: part I. Evaluation and diagnosis. Am Fam Physician. 2008;77:453-60.

9. Sahrmann S. Diagnosis and treatment of movement impairment syndromes, 2001.St Louis, Mosby.

10. Buss DD, Freehill MQ, Marra G. Typical and atypical shoulder impingement syndrome: diagnosis, treatment, and pitfalls. Instr Course Lect. 2009;58:447-57.

第 30 章
肘、腕和手区域

一、内侧肘部、腕部和手部疼痛

（一）内上髁炎（高尔夫球肘）

这是一种较常见的源自肘部屈肌的过度劳损综合征（图 30.1）。虽然投掷动作是致病因素之一，但该情况的发生大多源于手腕反复屈曲和尺偏。最初这种疾病被认为是一种炎症，而如今已被退行性改变的概念所取代。血管成纤维肌腱病是描述此种综合征的新术语，常受累的肌腱是旋前圆肌和桡侧腕屈肌[1]。

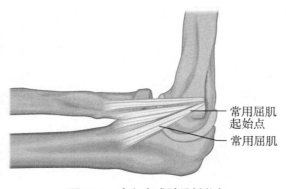

常用屈肌起始点
常用屈肌

图 30.1　高尔夫球肘受刺激点

1. 躯体表现
- 腕屈和尺偏抗阻诱发疼痛
- 当手臂处于肘屈、前臂旋后和腕背伸位时触诊内上髁。肘部伸展时疼痛再现。

2. 徒手疗法操作
- 深层摩擦指总屈肌起点
- 牵伸桡腕关节
- 掌侧滑动桡腕关节
- 背侧滑动桡腕关节

（二）内侧副韧带拉伤

该韧带源自肱骨内上髁，它有三条韧带，分别是前带、后带和中间带。前带附着在尺骨的冠状突上，后带附着在鹰嘴突上（图 30.2）。这两条韧带通过中间纤维连接在一起。投掷的起始姿势为肩关节伸展伴随外展、外旋及肘关节屈曲。然后，躯干和肩部迅速前移，同时将手臂甩在后面。由此在肘部产生一个快速而不连贯的伸展力矩。这将导致桡骨下滑、桡骨头后滑。继而令肘部内侧出现外翻应力，并增加张力。但若关节运动学中的桡骨下滑受到限制，会增加外侧的压力，进一步增加肘部内侧的拉力。内侧副韧带最为脆弱。此外，内侧副韧带还会导致肌肉组织过度使用损伤、关节囊损伤、尺侧牵拉刺激和内上髁炎[2]。

1. 躯体表现
- 局部触痛
- 外翻疼痛
- 正向尺骨变异

2. 徒手疗法操作
- 下滑桡骨头

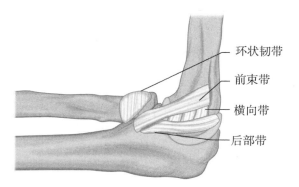

图 30.2 肘部内侧副韧带

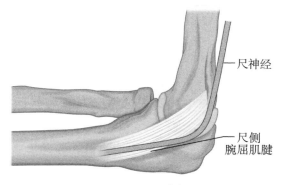

图 30.3 肘管

- 桡尺远端关节 AP 滑行
- 徒手疗法改善肩关节外旋
- 牵伸桡腕关节
- 掌侧滑动桡腕关节
- 背侧滑动桡腕关节

（三）肘管综合征

肘管综合征[3]描述的是肘部尺神经的压迫性神经病变。肘部尺神经的压迫通常存在外源性压迫的成分，既可能是静态的，又可能是动态的。对于医师来说，动态原因可能更有意义，归纳如下：肘关节屈曲时，覆盖肘管的肌腱会伸展，改变肘管横截面的几何形状，使其从光滑的圆形变为扁平的三角形，故而肘管的容积减少一半，同时增加了神经内压，令神经面临受压的风险。当肩关节外展、肘关节屈曲和腕关节伸展（如投掷动作）时，这种压力会进一步增加。此外，尺侧腕屈肌的收缩也会增加尺神经的压力（图30.3），包括反复屈肘和腕部尺偏。糖尿病、慢性酒精中毒、肾功能衰竭和营养不良等全身性疾病也可能使患者易患上压迫性神经病。其他病因还包括骨刺、肱三头肌和滑车上肘肌以及占位性病变。

1. 躯体表现
- 鹰嘴（骨刺）内侧有局部压痛
- 正向尺骨变异

- 肘部出现 Tinel 征
- 尺神经不良张力阳性
- 腕关节屈曲和尺偏时有疼痛感
- 可能有反复投掷的病史

2. 徒手疗法操作
- 下滑桡骨头
- 桡尺远端关节 AP 滑行
- 摩擦尺侧腕屈肌
- 尺神经松动
- 牵伸桡腕关节
- 掌侧滑动桡腕关节
- 背侧滑动桡腕关节
- 如果存在肘部韧带外翻不稳定，则应进行肩关节外旋治疗

（四）肘后疼痛 / 鹰嘴撞击症

造成这种情况的原因是重复性的投掷活动。这是鹰嘴对鹰嘴窝的撞击，也可能是对鹰嘴窝内结构的撞击（图30.4）。需要注意的体征和症状是肘关节在末端伸展时发出咔嗒声或锁定感，常伴有摩擦音和机械性伸展阻滞。肘关节伸展时可能会再现疼痛，并出现重复性投掷时的外翻不稳定。桡骨压迫可能会伴随这种情况[4]。

徒手疗法操作：
- 牵伸尺骨

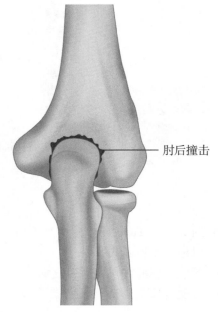

图 30.4　肘后撞击部位

- 鹰嘴窝上方鹰嘴内侧和外侧滑动
- 低负荷、长时间持续的前侧关节囊拉伸（注意：有产生骨化性肌炎的风险）

二、肘侧、腕部和手的疼痛

（一）外上髁炎（网球肘）

这是一种肘部总伸肌起点的过度劳损综合征（图 30.5）。虽然抓握动作是致病因素之一，但更多的是重复性腕部伸展和桡骨偏移导致了这种病症。该病最初被认为是一种炎症，但现在已被退行性后遗症所取代。血管成纤维肌腱病是描述这种综合征的新术语，受累最严重的肌腱是指总伸肌和桡侧腕短伸肌[5]。

1. 躯体表现
- 腕伸和桡偏时抗阻疼痛（Cozen 试验）
- 中指抗阻疼痛（Maudsley 试验）
- 正向尺骨变异

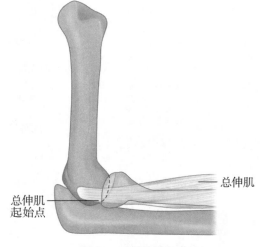

图 30.5　总伸肌起点

- 手腕末端伸展受限

2. 徒手疗法操作
- 桡骨头 AP 滑行
- 桡骨远端关节 AP 滑行
- 桡骨头下滑
- 摩擦桡侧腕短伸肌和肱桡肌
- 牵引桡腕关节
- 掌侧滑动桡腕关节

（二）桡管综合征

桡管综合征[6] 为外上髁痛的鉴别诊断之一，是由于肘部骨间后神经受压而引起的综合征。这种压迫发生在前臂近端，桡神经在此分为骨间后神经和桡神经感觉支（图 30.6）。压迫最突出的部位是弗罗氏弓（旋后肌腱弓），也就是旋后肌的近端边界。其他受压区域包括肱桡关节和桡骨外展肌。

1. 躯体表现
- 类似外上髁疼痛，并向前臂放射
- 位于肱桡肌下方的旋后肌存在触痛
- 桡神经不良神经张力阳性
- 腕关节末端伸展受限
- 可能的正向尺骨变异

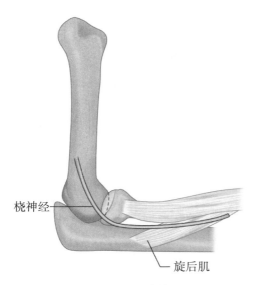

桡神经

旋后肌

图 30.6　桡管

2. 徒手疗法操作
- 桡骨头 AP 滑动
- 桡骨远端关节 AP 滑动
- 桡骨头下滑
- 摩擦桡侧腕短伸肌和肱桡肌
- 松动桡神经
- 牵伸桡腕关节
- 掌侧滑动桡腕关节

（三）桡骨头挤压 / 纤维化 / 肱桡软骨软化症

投掷的起始姿势是肩部外展、外旋及肘部弯曲，接着躯干和肩部迅速向前移动，同时将手臂甩在后面。这个动作在肘部产生一个伸展力矩。这会导致桡骨下滑及桡骨头后滑，令肘部内侧的外翻应力和拉力增加。但若关节运动时桡骨下端的滑行受到限制，外侧的压力就会升高，进一步增加了肘部内侧的拉力。虽然内侧副韧带最为脆弱，但它也会对桡骨头造成挤压，从而形成压迫和最终的纤维化。这种情况被称为肱桡软骨软化症。肱桡关节受压有时会导致桡骨头、肱骨小头或两者受损。可能会出现 Frank 骨软骨骨折

和游离体[7]。

1. 躯体表现
- 正向尺骨变异
- 典型症状是肘关节主动运动时出现卡住、锁定和外侧疼痛。受累部位出现肿胀和局部压痛。
- 被动上举和前倾时施加轴向负荷往往会引起疼痛，这有助于区分肱桡软骨软化症和外侧网球肘。
- X 线可能会显示关节间隙消失、边缘骨质增生以及游离体。

2. 徒手疗法操作
- 桡骨头 AP 滑行
- 桡骨远端关节 AP 滑行
- 桡骨头下滑
- 摩擦桡侧腕短伸肌和肱桡肌
- 桡神经松动
- 牵伸桡腕关节
- 掌侧滑动桡腕关节

（四）肌肉和肌腱损伤

手和前臂的几块小肌肉会出现过度劳损，其中最常累及骨间肌、指深屈肌和指浅屈肌。如前所述，这些肌肉也可能继发于错误的关节运动。同样，伸肌肌腱和腱鞘也易因过度使用而受伤。

徒手疗法操作：
- 牵伸桡腕关节
- 掌侧滑动桡腕关节
- 摩擦骨间肌、指深屈肌和指浅屈肌

三、肘前 / 肘掌面、腕部和手部疼痛

（一）旋前圆肌综合征 / 前骨间神经综合征

这种情况的特点是肘部远端正中神经卡压。肌肉接口为旋前圆肌[6]（图 30.7）。它

通常发生在参加球拍类或投掷类运动后产生肘关节前侧疼痛的患者中。肘前疼痛和远端感觉异常是继发于前骨间神经卡压的特征性表现。

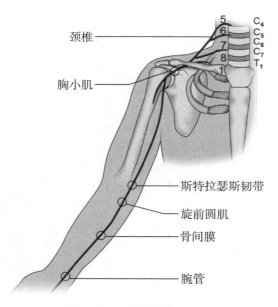

图 30.7 正中神经卡压部位

颈椎
胸小肌
斯特拉瑟斯韧带
旋前圆肌
骨间膜
腕管

1. 躯体表现

- 肘部前侧、肘横纹下 2.5cm 处的旋前圆肌受压可再现症状
- 肘窝远端肥大的旋前圆肌
- 当旋前抗阻时，疼痛加剧
- 正中神经分布区域存在刺痛或感觉异常，常伴有 Tinel 征阳性

2. 徒手疗法操作

- 桡尺远端关节 AP 滑行
- 摩擦旋前圆肌
- 正中神经松动

（二）尺管综合征

尺管综合征是尺神经受到刺激产生的一系列临床症状，其特征是继发于腕过伸和尺偏错误组合的神经牵拉。这种情况常见于骑自行车的人。神经会在豌豆骨和钩骨之间受到刺激（图 30.8）。腕关节伸展时，错误的关节运动也可能是致病因素之一。豆钩韧带主要有两条纤维带，即豆钩韧带和豆掌韧带，它们从豌豆骨和钩骨以及豌豆骨和第五掌骨之间穿过。这些韧带实际上是尺侧腕屈肌的延伸，在长时间和反复屈腕运动时容易出现功能障碍。这种情况常见于职业病及排球、板球和高尔夫球等运动中。因此，腕关节屈曲和尺偏的关节运动问题同样也是致病因素。

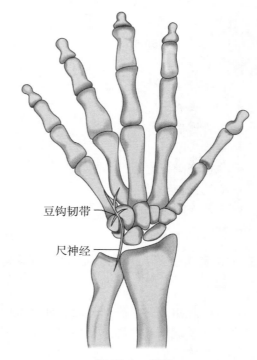

豆钩韧带
尺神经

图 30.8 尺管

1. 躯体表现

- 有反复腕关节过伸和尺偏病史，或在某些情况下有腕关节屈曲和尺偏病史
- 可能有骑自行车史
- 手和小指尺侧疼痛及感觉异常，可能还包括无名指外侧区域
- 尺管局部触痛，按压时症状再现

2. 徒手疗法操作
- 摩擦豆钩韧带
- 尺神经松动

（三）腕管综合征

这是一种常见的腕部正中神经受压疾病（图 30.9），有多种致病因素[6]。可以使用徒手疗法操作的病因有：

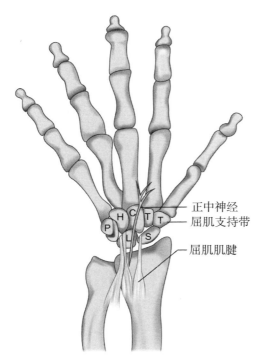

正中神经
屈肌支持带
屈肌肌腱

图 30.9　腕管综合征

- 腕横韧带纤维化或挛缩
- 继发于损伤、关节受限和骨折（塌陷）引发对位错误的管道骨质边缘改变，重要的腕骨包括钩骨 / 豌豆骨和大多角骨 / 舟状骨。紧张的韧带或错误的关节运动学可改变腕管的通畅性，从而产生症状。月骨前方脱位也可能导致正中神经受压。

1. 躯体表现
- 有反复屈腕和抓握的病史
- 可能有长时间打字和键盘工作史
- 手部桡侧和外侧三个半手指有疼痛和感觉异常
- 腕横韧带局部压痛，按压时症状再现
- Phalen 试验阳性
- 握力减弱

2. 徒手疗法操作
- 腕关节松动
- 如果是非急性的，可摩擦腕横韧带
- 正中神经松动

（四）腕掌关节病

该病变是一种明显的关节运动受限，常发生于拇指腕掌关节，因为该关节最易发生骨关节炎。这种情况多见于长期过度的抓握动作或球拍类运动。受限的方向通常是外展。由于它限制了拇指的活动度，因此会严重影响功能，包括与之相关的剧烈疼痛。第一拇指腕掌关节的局部触痛是其特征。

1. 躯体表现
- 抓握时第一拇指腕掌关节疼痛加剧
- 活动受限

2. 徒手疗法操作
- 牵引第一拇指腕掌关节
- 第一拇指腕掌关节背侧和掌侧滑动

参考文献

1. Bayes MC, Wadsworth LT. Upper extremity injuries in golf. Phys Sportsmed. 2009;37:92-6.

2. Hayter CL, Giuffre BM. Overuse and traumatic injuries of the elbow. Magn Reson Imaging Clin N Am. 2009;17:617-38.

3. Palmer BA, Hughes TB. Cubital tunnel syndrome. J

Hand Surg Am. 2010;35:153-63.

4. Damert HG, Altmann S, Schneider W. Soft-tissue defects following olecranon bursitis. Treatment options for closure. Chirurg. 2009;80:448, 450-4.

5. Walz DM, Newman JS, Konin GP,et al. Epi condylitis: pathogenesis, imaging, and treatment. Radiographics. 2010;30:167-84.

6. Neal S, Fields KB. Peripheral nerve entrapment and injury in the upper extremity. Am Fam Physician. 2010;81:147-55.

7. Antuna SA, O'Driscoll SW. Snapping plicae associated with radiocapitellar chondromalacia. Arthroscopy. 2001;17:491-5

第4部分

关节链区域的徒手疗法操作

概论

　　肌肉骨骼系统相互联系，共同发挥作用的概念已经广为人知。医师也都将此原则融入到肌肉骨骼功能障碍的治疗中。目前人们对治疗相邻关节的关联性和必要性有了更清晰的认识，以便达到某一部位的预期疗效，譬如在治疗膝关节功能障碍的同时，需要处理足部的病态结构。有些相邻关节的关联性非常明显，有些则趋于模糊和间接，但大多是相关的。本部分内容旨在讨论这些互相关联的区域，因为先前章节中已经阐述了这些区域的个体化治疗，本部分内容主要强调的是它们与原发部位疾病的临床相关性，而不只是运动的相关性。

第 31 章

上半身区域

一、肩胛骨

肩胛骨对肩部机械功能障碍的治疗非常重要。医师必须清楚，处理肩胛骨机械功能障碍对肩部，乃至所有上半身功能障碍都至关重要[1]。上半身功能障碍包括颅骨疼痛和头痛、颈部功能障碍和胸部功能障碍。

（一）相关解剖

肩胛骨是位于胸椎两侧的一对扁平对称的骨骼。它们位于胸椎外侧 5 ~ 7.5cm 处，大约处于 T2 ~ T8 之间。为了与肋骨轮廓贴合，它略微前伸、前倾且向上旋转。它通过形成肩胛胸壁关节与轴向骨骼相连，但该关节不是真正的解剖关节，因为它并不具备普通关节的特征（由纤维、软骨或滑膜组织组成）。其真正的骨骼完整性是通过与锁骨连接，继而与肩锁关节（AC）和连接肩胛骨及锁骨的相关韧带来实现的。

肩胛骨的软组织完整性是一个值得讨论的问题。具备良好检查技术的医师可以识别失衡组织，进而平衡这些组织以达到良好的疗效，在评估的同时调整多数上半身功能障碍。

肩胛骨与胸部的连接方式类似于登山者攀登山峰的形式，对此人们使用了"锚定"的概念来形象地诠释这种形式，即利用钩子及绳索来固定和攀登山峰。实际上，肩胛骨悬挂在胸后壁上，通过韧带和肌肉附着物固定于胸部、锁骨和肱骨，成为大多数上半身功能的中介。

肩锁关节上下方的韧带加强了肩胛骨与锁骨外侧端的连接。喙锁韧带从锁骨外侧端延伸到喙突，它由两部分组成：拮抗肩胛骨前向运动（前移）的锥状韧带及更强的限制肩胛骨后向运动的斜方韧带。

作用于肩关节复合体的肌肉如下：
① 连接肩胛骨和脊椎的肌肉
② 连接肩胛骨和肱骨的肌肉

它们的功能如下：

1. 连接肩胛骨和脊椎的肌肉
- 斜方肌：上部纤维内收、上提和上回旋肩胛骨和关节盂。中部纤维内收肩胛骨和关节盂，下部纤维内收压低并向上旋转肩胛骨和关节盂
- 肩胛提肌：该肌肉内收、上提和下回旋肩胛骨和关节盂。当单侧收缩时，它使颈椎向同侧旋转和屈曲。当双侧收缩时，它使颈椎伸展
- 菱形肌：该肌肉内收、上提和下回旋肩胛骨和关节盂
- 前锯肌：该肌肉外展和上回旋肩胛骨。同时它能固定肩胛骨，防止其内侧缘相对胸廓产生翼状肩胛
- 胸小肌：该肌肉前倾和下回旋肩胛骨

2. 连接肩胛骨和肱骨的肌肉
- 三角肌：前部纤维屈曲和内旋肩部。中部纤维外展肩部，后部纤维后伸和

外旋肩部

- 冈上肌：该肌肉在肩部启动外展，是肩部的主要外旋肌之一。在肩部的整个活动范围内，它与三角肌共同作用，将肱骨头稳定在关节盂内
- 冈下肌：该肌肉具有外旋肩部和下压肱骨头的作用
- 小圆肌：主要的外旋肌，其功能与冈下肌相同
- 肩胛下肌：该肌肉内旋并下压肱骨头。另一个重要功能是提供前侧稳定性，防止肱骨头前移
- 大圆肌：该肌肉具有内旋、内收和后伸肩部的功能
- 肱二头肌：该肌肉屈曲肘部，当肘部处于伸展状态时，它可协助屈曲肩部。它也是前臂强有力的上举肌，在肱骨外旋时协助肩部内收
- 背阔肌：这块功能多样的肌肉能内旋、内收、后伸和下压肩部。当双侧收缩时，可伸展脊柱并使骨盆前倾

（二）已介绍的肩胛骨功能障碍 [2]

1. 翼状肩胛

翼状肩胛是指在手臂运动过程中，肩胛骨的内侧边缘过度抬高，远离胸腔的一种病态力学表现。它可能是由于前锯肌无力引起的，在肩部屈曲和俯卧撑时表现明显。然而，从屈曲回到中线的过程中也可能出现翼状肩胛。这显然不是由于前锯肌薄弱引起，而是由于时序问题。可能的原因是肩胛肱骨肌的放松速度不如肩胛轴的肌肉。

翼状肩胛可对肩峰下间隙产生损伤，并容易压迫肩锁关节。

2. 内收／下旋

如前所述，这意味着在手臂抬高过程中，肩胛骨连同肩胛冈和肩峰过度向下移动。因此，肩胛骨在肩部外展的初始阶段下旋，而不是在初始阶段之后正常上回旋。这种功能障碍的可能原因是：

- 肩胛提肌紧张
- 下斜方肌活动不足

同样，在肱骨抬高的最后阶段，肩胛骨无法上回旋。

此类功能障碍的原因不止上述因素，也包括肩胛提肌和胸小肌的紧张。

肩胛骨下回旋可使肩峰下间隙易受撞击。肩胛提肌和斜方肌上部纤维功能障碍可导致肌源性头痛。

3. 外展／前引

在这种功能障碍中，肩胛骨在肩部屈曲时会过度前引。其可能原因是：

- 胸小肌、胸大肌、大圆肌和前锯肌的紧张
- 肩胛骨收缩肌薄弱

前引的肩胛骨易导致头前倾和圆肩。这主要影响肩峰下间隙，造成肩峰下撞击，也增加了肩锁关节处的压迫。它还会造成菱形肌激惹，并因其与胸椎相连而导致胸部功能障碍。肩胛骨前引会使胸小肌紧张，导致胸廓出口损伤；能引起肩胛上神经的牵拉，从而引起症状；它还可以损伤四边孔和三边孔，分别引发腋神经和桡神经的刺激。

（三）原发性功能障碍

1. 肩胛骨过度前倾（下回旋、前引和翼状肩胛的组合）

通常肩胛骨位于肩胛骨平面的位置。它处于后胸部，在冠状面内旋 30°～45°，在垂直面前倾约 10°～20°，在垂直面上回旋 10°～20°。虽然处于该姿势时一切无恙，但一旦肩胛骨的近端和外端具有锚定作用的结构缩短时，风险就会增加。具有锚定作用的结构如下：

- 肩锁韧带（斜形和锥状）
- 胸小肌

- 大圆肌

当这些结构短缩时，肩胛骨会向前倾斜[3]。但是由于这些结构处于肩胛骨的上方和外侧，肩胛骨在前倾时呈现下回旋、前引和内侧缘抬高的状态，容易产生翼状肩胛（图31.1）。

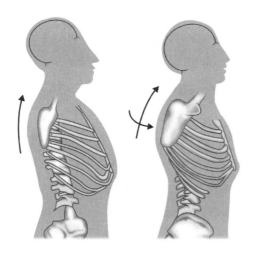

图 31.1　肩胛骨中立位和前倾位

这个姿态对肌肉活动的挑战如下：

- 斜方肌更难以上旋肩胛骨（下回旋）
- 前锯肌更难以将肩胛骨的内侧缘贴近内侧胸壁（翼状肩胛）
- 斜方肌和菱形肌更难以将肩胛骨内侧缘保持在中线（前引）

2. 肩胛骨过度前倾与多数上半身功能障碍的临床相关性

过度前倾（同时下回旋、前引和翼状肩胛）与肩部功能障碍具有明显的临床相关性，这一点在肩部章节中进行了详细论述。它与颈部[1,4]和胸部功能障碍也具有相关性，故肩胛骨可以成为解决"所有"上半身功能障碍的治疗靶点。

3. 与颈部功能障碍和头痛的相关性

肩胛骨通过以下结构与颈椎和颅骨直接连接：

- 斜方肌（从肩胛冈至枕外隆突、项线、所有颈椎棘突）
- 肩胛提肌（肩胛骨上内侧缘至 C1 ～ C4 颈椎横突）

肩胛骨前倾（同时下回旋、前引和翼状肩胛）可导致斜方肌和肩胛提肌过度活动，这是由于长度张力的变化对颈椎横突和枕骨区域造成应力。这些肌肉的持续紧张加上活动产生的磨损，会形成颈椎病、小关节退行性病变，导致椎间孔狭窄和神经根刺激 / 神经根病。还需要强调的是颈部附着组织会导致颈源性头痛。再加上其他相关因素，它还可能会导致枕部头痛。由于胸小肌一直处于紧张状态，重复上臂过头的动作会卡压臂丛神经的下干，导致胸廓出口综合征的发生。

4. 与胸椎功能障碍的关系

肩胛骨通过以下结构与胸椎直接连接：

- 斜方肌：中部纤维附着于 C7、T1、T2 和 T3。下部纤维附着于 T4 ～ T12。它们共同连于肩胛冈上方。
- 菱形肌：大菱形肌起自 T2 ～ T5 和棘上韧带，止于肩胛骨内侧缘。小菱形肌起自 C7 ～ T1 和棘上韧带，止于平行肩胛冈的一小片肩胛骨内侧缘区域。

肩胛骨前倾（同时下回旋、前引和翼状肩胛）会导致斜方肌和菱形肌因长度张力的变化而过度活跃，进而对胸椎造成应力。这些肌肉的持续紧张加之上肢活动造成的磨损，会导致胸椎区域的机械功能障碍。这些过度活跃的肌肉长时间收缩会导致菱形肌、斜方肌和前锯肌的肌动蛋白和肌球蛋白持续交叉，从而引起中胸部、肩胛间和肋骨疼痛。

5. 注意事项

反之亦然，在治疗头部前倾、颈椎功能障碍和胸廓功能障碍时，也需要处理肩胛骨和肩部功能障碍。

6. 体格检查

肩胛骨后倾试验（SBTT）：患者俯卧，头部保持中立，手掌置于解剖位置。医师将一只手放在患者肩胛骨下角，另一只手的手指勾住患者喙突下表面。对肩胛骨下角施加稳定向下的力，然后另一手向上轻轻牵拉（图31.2），以感知松紧度，并观察肩峰向上至耳廓的移动情况。必须注意不要将手指勾住锁骨下方，因为这样会拉伸肩锁关节，而不是胸小肌[3]。

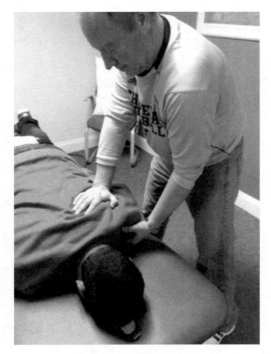

图 31.2　肩胛骨后倾试验的双手位置

7. 肩胛骨过度前倾的处理

肩胛骨过度前倾的处理方法主要是拉伸胸小肌和大圆肌。拉伸胸小肌的过程与做肩胛骨后倾试验相似。患者俯卧、头部保持中立位、手掌置于解剖位置，医师将一手放在患者肩胛骨下角，另一手的手指勾住患者喙突下表面。在对肩胛骨下角施加向下的稳固力的同时，朝上方向轻轻牵拉（图31.2）以

拉伸胸小肌。必须注意不要将手指勾在锁骨下方，因为这样会拉伸肩锁关节，而非胸小肌。

拉伸大圆肌则采用以下方法：患者俯卧，医师的拇指稳定患者肩胛冈，勾住患者肩胛骨的内上缘，其他手指放在肩胛骨上，勾住肩胛骨的外侧缘。然后，医师对肩胛骨外侧缘进行向上和向内的拉伸（图31.3）。

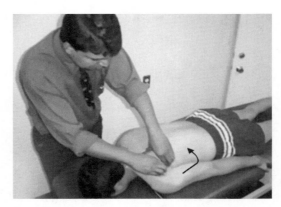

图 31.3　大圆肌的徒手拉伸技术

8. 加强前锯肌和下斜方肌

患者取站立位或仰卧位。上肢呈 90° 肩屈位，肘部完全伸直。如图所示，使用弹力带绕过肩胛骨区域并用双手握住。仰卧位时使用一对哑铃。在这种姿势下，患者双侧肩胛骨前伸，类似站立时向前伸手或仰卧时向天花板伸手的动作。前伸要保持在最小范围，即肘部在整个过程中不能弯曲（图31.4）。

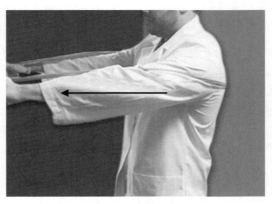

图 31.4　前锯肌强化

在站立位下使用弹力带，可以保证在安全而无撞击的姿势中对下斜方肌纤维的强化。拉伸弹力带可以达到足够张力，而肘部却不会越过躯干。肘部始终都能够保持稳定而不会被牵拉超过躯干。现在，在维持阻力的情况下，肩胛骨被牵拉向后下方（图 31.5 和 31.6）。

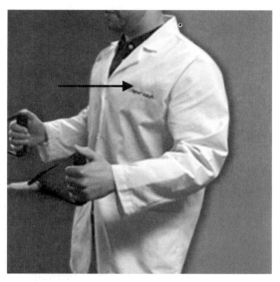

图 31.5　加强下斜方肌的力量

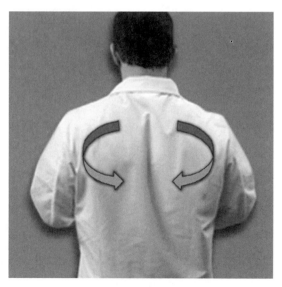

图 31.6　下斜方肌强化时肩胛骨的方向

（四）盂肱关节囊挛缩

关节囊是包绕关节的一种高度敏感的结构，提供方向感和本体感觉。从事肌肉骨骼治疗的医师必须清楚地认识到，关节紧张或活动受限主要是由关节囊的紧张引起的。处于静息解剖位时，盂肱关节的关节囊呈横向走行。如图所示，肱骨外旋令前关节囊收缩，因此假设前关节囊因粘连而收缩，外旋可能会受到限制（图 31.7）。类似的情况也适用于后关节囊，后关节囊紧缩时内旋受限，而下关节囊紧缩时上举受限。

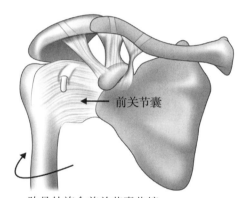

前关节囊

肱骨外旋令前关节囊收缩

图 31.7　盂肱关节囊和肱骨旋转的示意图

显然在粘连性肩关节囊炎或冻结肩等疾病中，受限和活动性疼痛源于发炎和紧缩的肩关节囊。这里值得注意的是，医师需要关注因错误姿势、缺乏活动或错误的重复性活动而自然产生的肩关节囊紧张。有时，后关节囊更容易造成内旋功能障碍。这种情况被称为盂肱关节内旋障碍（GIRD）。

不论何种情况下，医师检查肩部都要常规评估关节活动度中末段的受限情况，因为盂肱关节的活动受限会影响整个上半身的功能。

1. 盂肱关节囊过紧与大部分上半身功能障碍的临床相关性

面对所有上半身区域性疼痛时，医师可常规对肩关节中段或末段的受限情况进行检查。当盂肱关节囊在末段或极限位出现紧张时，就会极大地影响肩肱节律。反过来又影响肩胛骨的活动度，造成许多情形中肩胛骨活动度过大。过度活动的肩胛骨倾向于前引、前倾、下旋和翼状肩胛。上文已经阐述了其对颈部、肩部和胸部功能障碍造成的后果。因此，找到并解决盂肱关节囊紧张的问题是治疗所有上肢肌肉骨骼功能障碍的当务之急[5,6]。

当关节囊因过用而过度拉伸时，就称为过度活动。盂肱关节过度活动是另一个值得关注的问题，它会导致肩关节功能障碍，包括继发性撞击，也会影响肩胛骨力学。因此，强烈建议采取适当的强化措施来解决盂肱关节的微不稳定问题。

2. 检查是否存在盂肱关节囊挛缩

通过检查肩关节活动范围确定盂肱关节囊挛缩情况。由于额状面的外展功能不全，因此要评估肩胛骨面外展和上举过头的可动范围（图31.8）。活动受限可能提示下关节囊的紧张。

外旋的理想评估方式是轻微外展或外展90°，以缓解喙肱韧带的张力。当肩关节不稳定时，评估需谨慎。外旋受限可能提示前关节囊过紧（图31.9）。

内旋的评估可以在臂外展下进行。然而全范围内旋的评估需要通过触及后背高度进行（图31.10和31.11）。

3. 盂肱关节囊过紧的处理

虽然关节松动术是物理治疗实践中最常用的治疗方法之一，但为达到最佳疗效，那些最合适、最有效的方法仍处于研究中[7]。目前，对关节囊进行持续低负荷拉伸被认为是最有效的方法。最近多项研究表明，最适合盂肱关节囊的治疗方法是在极限位下反复

关节滑动结合拉伸，能够有效改善肩关节的活动范围[7]（图31.12至31.14）。

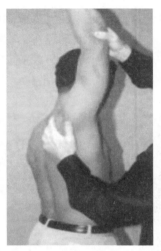

图 31.8　肩部抬高试验

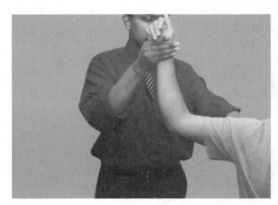

图 31.9　肩部外旋试验

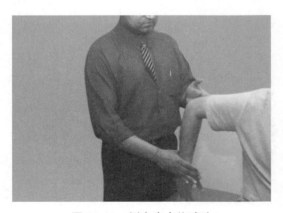

图 31.10　侧方肩内旋试验

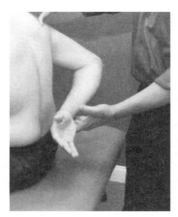

图 31.11　后方肩内旋试验

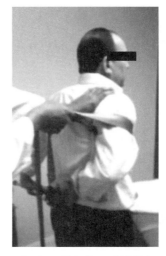

图 31.14　医师使用弹力带手动维持极限位的内旋和后滑，患者使用手杖维持极限位的内旋拉伸

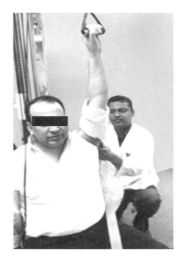

图 31.12　使用弹力带维持极限位的屈曲和下滑，患者使用高架滑轮维持极限位的抬高拉伸

进行盂肱关节囊的轴向牵引时，患者仰卧，医师位于患者体侧，面对患者。医师拇指放在患者肱骨头前部，其余手指放在后部，握住肱骨上端。向远心端施加轻柔但稳定的牵引力（图 31.15）。（注意：请勿在肩关节置换术或近期骨折的患者身上尝试上述肩关节技术）

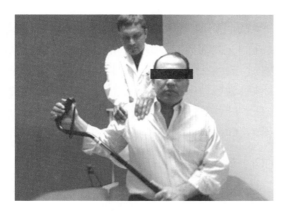

图 31.13　医师手动维持前滑时极限位的外旋，患者使用手杖维持极限位的外旋伸展

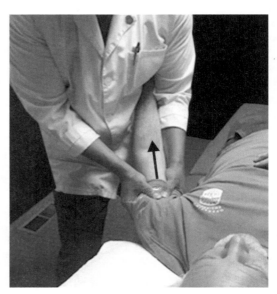

图 31.15　盂肱关节囊轴向牵引

二、颅骨

（一）颅骨和颅骨缝

颅骨虽然被视为刚性结构，但与骶骨一样，由额、颞、顶和枕面组成。它们通过被称为颅缝的多个关节连接而结合在一起。联合关节是一种纤维关节，在正常情况下很少或根本不允许运动。其他还包括嵌合、滑膜结合和软骨结合。颅缝由 Sharpey 纤维连接。颅骨顶被冠状缝分成两半。后方是枕骨面，倒置的 V 形线被称为人字缝。前侧的额缝垂直于冠状缝。在侧面，鳞状缝与颞肌关系密切。这些缝允许少量的运动，这使得颅骨具有弹性。这些运动的本质是主动、可触摸到的还是被动产生的，还存在争议[8,9]。就肌肉骨骼功能障碍而言，颅骨是一个被忽视的领域。本节所述的手法干预措施虽然未得到充分验证，但在治疗某些类型的颅外疼痛（头痛）方面可能具有经验性价值（图31.16）。

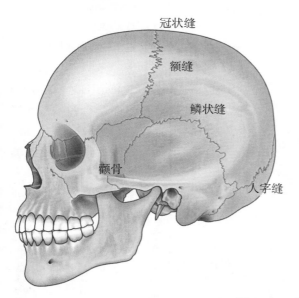
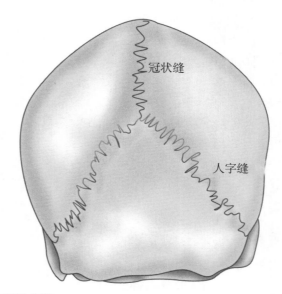

图 31.16　颅骨和颅缝

（二）帽状腱膜（颅顶腱膜）

帽状腱膜或颅顶腱膜，是连接额肌和枕肌的中间肌腱。它们共同组成颅面，形成一个紧密贴合的头盖骨（图 31.17）。

（三）疼痛和功能障碍的发生机制

上述相关解剖结构支持了这样一种假设，即颅面的神经官能症会导致头部原有张力的紧张，并对额缝、矢状缝和产生压迫作用。位于更侧面的颞肌有同样的作用。它是主要的咀嚼肌之一，习惯性咬紧可能会对颅骨外侧、颞部造成类似的影响。此外，它可以对横行的鳞状缝造成同样的挤压效应。这种现象被称为爆裂样或紧张性头痛，与枕下区域紧张所致的颈源性头痛不同。然而，紧张性和颈源性疾病可能同时发生。

（四）体格检查

国际头痛协会（IHS）介绍了300多种类型的头痛，大致分为原发性和继发性，下方罗列了与肌肉骨骼从业者相关的内容[10]：

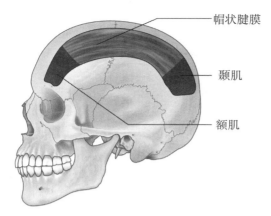

图 31.17　帽状腱膜

1. 原发性头痛

原发性头痛包括偏头痛和紧张型头痛。

① 偏头痛

偏头痛通常是非发作性的，可持续 4～72 小时，每月发作 1～4 次，女性易感。它们可能有多种触发因素，包括明亮的灯光、巨大的声响、某些食物、气味和压力。最近有研究指出，脑脊液变化和三叉神经颈反射影响了颅内压力，与头痛发作有关。据推测，这种压力可能是由颅颈复合体的结构变化导致脑脊液相关异常而引发的。这类头痛的徒手治疗侧重于释放与肌筋膜和颅骨缝相关的上段和中颈段小关节的压力，有助于缓解患者由于内外压力变化导致的偏头痛。此外，这也有助于三叉神经颈反射完整性的重建，既往研究认为该机制是手法干预缓解偏头痛症状的原因之一。

② 紧张型头痛

紧张型头痛最常见，是由颈部、头部和面部的肌肉紧张引起的。其表现为双侧弥漫性疼痛，男性和女性人群每月平均发作 30 次。紧张型头痛发作既可能是频繁的，也可能是不频繁的，或者是慢性的。帽状腱膜相关章节中提到的压迫现象清楚地证明了这种类型的头痛。研究表明，对枕下区域和颈中段区域进行徒手疗法的干预非常有效，而释放颅

骨和颅缝压力虽然缺乏验证，但也有一定的临床价值。此外还要注意偏头痛和紧张型头痛可能叠加，呈现出混合的疾病状态。

2. 继发性头痛

与肌肉骨骼从业者相关的继发性头痛包括颈源性、颞下颌关节（TMJ）和前庭相关头痛。

① 颈源性头痛

常见且呈复发性。这种类型的头痛是由颈部的机械问题引起的。疼痛是单侧的，通常起于枕叶，放射至额顶和眼眶，疼痛在男性和女性中的发生率相同。研究表明这类头痛和紧张型头痛非常相似，是徒手治疗的优势病种。病因和临床特征如下：

- 单侧突发性头痛
- 因颈部运动或体位变化而加剧
- 寰枕关节和寰枢关节有触痛，活动受限，屈曲旋转试验呈阳性
- 上胸段紧张导致半棘肌功能失调，刺激枕大神经
- 枕下肌群和半棘肌的功能障碍，刺激枕大神经
- 肩肱关节和盂肱关节的功能障碍
- 与颈部和上胸段疼痛或功能障碍有关
- 颈部挥鞭样损伤史
- 通过特定部位注射选择性神经阻断剂进行最终诊断
- 与偏头痛组和对照组相比，颈源性头痛组患者的上斜方肌、肩胛提肌、斜角肌和枕下伸肌的紧张度和触发点增加
- 颈深屈肌、胸部和肩胛骨的牵伸肌薄弱
- 胸锁乳突肌的活动增加
- 枕下伸肌萎缩，对主动支撑颈椎节段非常重要的深层肌肉功能受损

② 颞下颌关节紊乱导致的头痛和前庭性头痛

颞下颌关节紊乱导致的头痛在性质上与颈源性头痛相似，因为它们源于同一位置（下

颌骨），并可将疼痛传递到另一个位置。前庭性头痛继发于中央或外周前庭病变。因为该内容已经超出了本章范畴，建议读者自行阅读相关文献。

（五）治疗

在对头痛进行徒手疗法治疗前，应进行颈椎病章节中介绍的相关检查，其中包括中枢神经、前庭和颞下颌关节的评估。可能需要转诊的具体症状包括：

- 突然发作的"电击样"剧烈头痛
- 活动或用力时头痛
- 呕吐能缓解头痛
- 躺下时头痛加剧，影响睡眠
- 头部的搏动感类似心跳
- 头痛伴有颞部触痛、复视或癫痫发作
- 伴随神经系统症状或影响特殊感官的症状。

（六）徒手疗法操作

徒手疗法对颈源性、紧张性和偏头痛有良好的疗效[11,12]。了解上述三种头痛的相关机制有助于制定适合的治疗顺序。医师还必须明白，徒手疗法是包括药物和心理治疗在内的多模式疗法的组成部分（尽管徒手疗法可以是多模式疗法的主要组成部分之一）。徒手疗法的顺序如下：

- 先解决枕下、颅骨、中颈和上胸部的功能障碍，接着是肩肱和盂肱区域。
- 先解决软组织受限问题，然后再解决关节受限问题。

1. 软组织松动术：枕下拉伸

患者仰卧位，医师以手指钩在患者项线上，以提供温和的轴向牵引（图 31.18）。

2. 夹肌或半棘肌拉伸

患者俯卧位，医师一只手置于患者枕外隆突和项线上，另一只手置于患者上胸区域，

两只手反向用力，以实现肌肉拉伸作用（图31.19）。

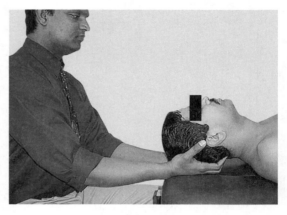

图 31.18　仰卧位下的枕下拉伸

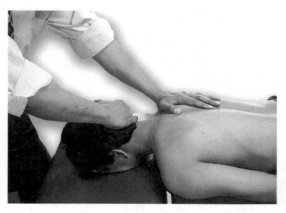

图 31.19　半棘肌拉伸

3. 枕肌

患者俯卧位，医师触诊枕外隆突和项线之间的区域并使用指压棒或头部呈圆形的轻型软组织松动工具轻柔按压患者枕部（图31.20）。

4. 额肌

患者仰卧位，医师将拇指放在患者前额，轻揉前额（图 31.21）。

5. 帽状腱膜

患者仰卧位，医师将拇指放在患者头顶部，轻柔按压整个头部，以活动颅骨（图31.22）。

6. 颧弓

患者仰卧位，医师将手指置于患者颧弓下方，沿颧弓轻揉咬肌和翼状肌，然后施加轻柔向上的牵伸力（图 31.23）。

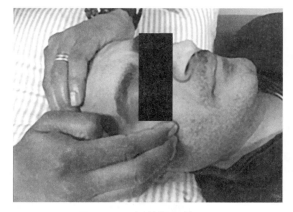

图 31.23　揉按颧弓软组织

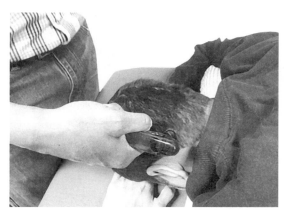

图 31.20　使用指压棒的同时揉按枕骨

7. 关节松动术

关节松动术首先要解决寰枕关节、寰枢关节、C2/C3、胸椎和肩胛骨的问题。有关技术的详细说明，请参阅颈部、胸部和肩部章节。在完成枕骨下区的徒手治疗后，可按照以下顺序对颅外区域进行干预。

8. 鳞状缝拉伸

患者仰卧位，医师的手指置于患者鳞状缝下，即耳上方感觉有凹陷的位置。另一只手支撑患者另一侧头部，右手指施加柔和向上的牵张力（图 31.24）。

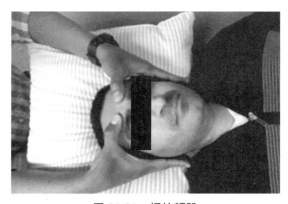

图 31.21　揉按额肌

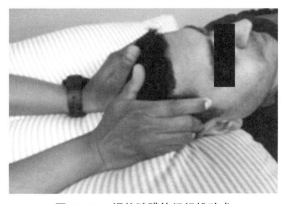

图 31.22　帽状腱膜软组织松动术

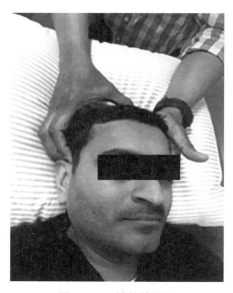

图 31.24　鳞状缝拉伸

9. 颧骨凹陷与额缝拉伸

患者仰卧位，医师的一手放在患者颧骨上，另一只手放在额骨上，施加柔和向上的牵张力，同时在颧骨上施加向下的力（图31.25）。

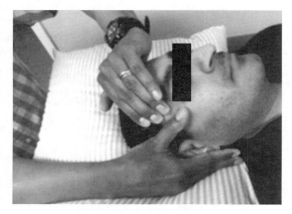

图 31.25　颧骨凹陷和额缝拉伸

10. 眼眶拉伸

患者仰卧位，医师的手指放于患者上眼眶，施加柔和向上的牵张力（图31.26）。

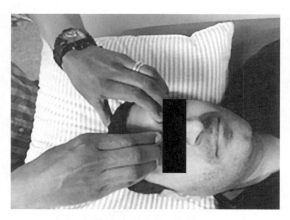

图 31.26　眼眶拉伸

11. 冠状缝拉伸

患者俯卧位，医师的拇指放于患者头顶中央，并施加轻柔向下及侧向的牵张力（图31.27）。

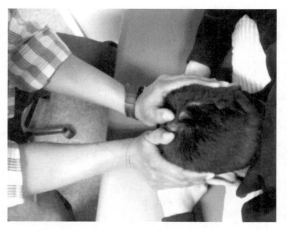

图 31.27　冠状缝拉伸

12. 人字缝拉伸

患者俯卧位，医师的手指放在患者项线上方约2.5cm处，施加轻柔向上的牵张力（图31.28）。

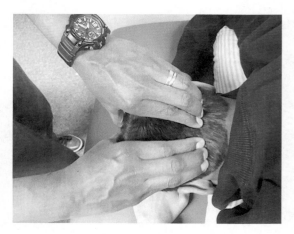

图 31.28　人字缝拉伸

13. 上颌骨牵拉

患者仰卧位，医师一手抵住患者颧骨，另一手自口腔内外捏住上颌骨，进行向下的拉伸（图31.29）。

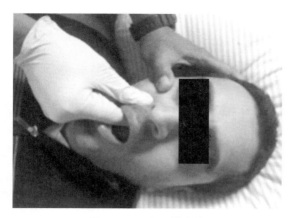

图 31.29　上颌骨牵拉

参考文献

1. Van Dillen LR, McDonnell MK, Susco TM, et al. The immediate effect of passive scapular elevation on symptoms with active neck rotation in patients with neck pain. Clin J Pain. 2007;23:641-7.

2. Sahrmann S. Diagnosis and treatment of move-ment impairment syndromes, 2001. St Louis, Mosby.

3. Sebastian D, Chovvath R, Malladi R. The scapula backward tipping test: an inter-rater reliability study. J Bodyw Mov Ther. 2017;21:69-73.

4. Kim SR, Kang MH, Bahng SY, et al. Correlation among scapular asymmetry, neck pain, and neck disability index (NDI) in young women with slight neck pain. J Phys Ther Sci. 2016;28:1508-10.

5. Pateder DB, Brems J, Lieberman I, et al. Masquerade: nonspinal musculoskeletal dis-orders that mimic spinal conditions. Cleve Clin J Med. 2008;75:50-6.

6. Valli J. Chiropractic management of a 46-year-old type 1 diabetic patient with upper crossed syndrome and adhesive capsulitis. J Chiropr Med. 2004;3:138-44.

7. Yang JL, Chang CW, Chen SY, et al. Mobilization techniques in subjects with frozen shoulder syndrome: randomized multiple treatment trial. Phys Ther. 2007;87:1307-15.

8. Parodi RZ et al. Cranial palpation pressures used by osteopathy students: Effects of standardized protocol training. The Journal of the American Osteopathic Association, 2009, 109, 79-85.

9. Downey PA, et al. Craniosacral therapy: the effects of cranial manipulation on intracranial pressure and cranial bone movement. J Orthop Sports Phys Ther. 2006;36:845-53.

10. Moore CS, Sibbritt DW, Adams J. A critical review of manual therapy use for headache disorders: prevalence, profiles, motivations, communication and self-reported effectiveness. BMC Neurol. 2017; 17: 61.

11. Chaibi A, Russell MB. Manual therapies for primary chronic headaches: a systematic review of randomized controlled trials. The Journal of Headache and Pain. 2014;15:67.

12. Schoensee SK, et al. The effect of mobilization on cervical headaches. J Orthop Sports Phys Ther. 1995; 21:184-96.

第 32 章
下半身区域

一、髋关节囊和股骨旋转

在静息状态时，髋部的关节囊呈斜行走行。如图所示，股骨外旋会收紧后关节囊，因此若后关节囊因粘连或久坐导致髋关节外旋而出现收缩，内旋就会受到限制（图 32.1）。前关节囊的情况与此类似，如果前关节囊紧张，外旋也会受到限制（图 32.2）。

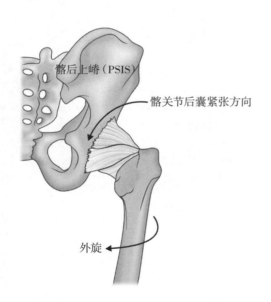

图 32.1　髋关节后视图

日常生活中，我们大多数时间是坐着的。我们观察到男性的典型坐姿是屈髋、外展和外旋。而女性则以屈曲、内收和内旋姿势为主。根据经验，在检查时，男性倾向于缩短和收紧后囊。而女性则倾向于缩短和收紧前囊。当然，上述假说存在例外。

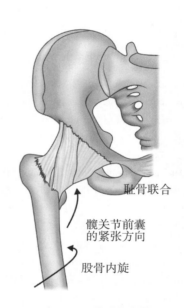

图 32.2　髋关节前视图

在还有一种罕见的情况是在检查中发现，内旋过度伴随典型的外旋紧张。这种情况可以在股骨颈内翻时观察到，称为髋股骨外旋不足（coxafemoral external rotation deficit，CERD）。

不论何种情况，医师在检查髋关节时都要对中段或末段关节活动受限进行常规评估，因为髋关节活动度的受限会对包括腰椎骨盆区域在内的整个下半身造成影响。

（一）髋关节囊过度紧张与大多数下肢功能障碍的临床相关性

当出现以下情况时，可以称为"髋关节风险"：

- 髂腰肌紧张
- 后囊紧张导致内旋受限
- 前囊紧张导致外旋受限
- 臀大肌和臀中肌无力

在上述情况中，最常见的表现是髂腰肌紧张伴后囊紧张，导致内旋受限或缺乏，因为后囊紧张会牵拉股骨，令其保持外旋状态。由于病态结构的持续存在会导致大多数腰椎、骶骨、髋关节和膝关节的功能障碍，因此采用徒手疗法处理病变结构是必要的[1,2-4]。

上文提及的屈髋肌紧张是生活方式的问题，因为人们每天都会花相当长的时间坐着。当股骨被拉住并固定在相对屈曲的位置时，臀大肌因为不能完全伸展而受到影响。这会使得站立位时出现骨盆前倾，令小关节闭合，导致椎间孔损伤。进而发生小关节面退行性变、腰椎神经根病、椎间孔狭窄、关节间部分应力以及潜在的峡部裂和滑脱。臀大肌渐进性薄弱会损害骶髂关节的稳定性。在略微伸展的姿势下外展时，臀中肌处于最佳工作状态。由于伸展受限，髋关节的外旋肌（主要是梨状肌）和阔筋膜张肌会进行代偿，以提供站立时所需的外展力。这会导致阔筋膜张肌劳损、臀部疼痛和可能出现梨状肌综合征。

如果同时还存在令内旋受限的后关节囊紧张，股骨头在髋臼中就会处于相对外旋的位置。步态站立相下需要内旋时，股骨头有可能撞击髋臼边缘，容易患上骨关节炎。髂腰肌和大转子囊（由于大转子突出并伴有臀肌无力）有可能受到刺激，引起滑囊炎和髂胫束的摩擦与紧张。而且紧张的关节囊需要

髂骨和骶骨有更大的活动度，从而对腰椎和骶髂关节造成了压力，形成恶性循环。

股骨屈曲和外旋可引起下肢运动链中的膝关节受累，主要出现胫骨相对内旋的代偿。这可能会导致膝关节相对屈曲和膝关节末端持续伸展不足。下一节将介绍这种情况的后果。

总之，以上内容要求髋关节囊具备功能性活动、髂腰肌具有足够长度、臀大肌和臀中肌维持功能性肌力，由此才能够治疗腰 - 骨盆 - 髋 - 膝区域几乎所有的机械性疼痛综合征。

（二）检查是否存在髋关节囊过度紧张状态

1. 髋关节囊形态

患者仰卧，医师握住患者的踝关节和膝关节。保持屈髋90°，将踝关节外移，由此进行内旋试验（图 32.3）。

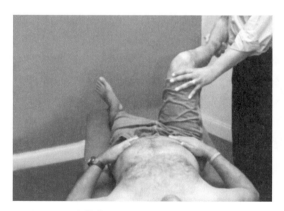

图 32.3　髋关节内旋测试（注意：不要在接受过髋关节置换术的患者身上尝试此操作）

患者仰卧，医师将患者的受试腿置于"4"字位（图 32.4），膝关节屈曲，踝关节置于对侧膝关节上。髋关节处于屈曲、外展和外旋位（这也是"4"字试验之名的由来）。医师对屈曲腿的内侧膝关节施加垂直向床面的力。理想情况下，膝关节可几乎降至踝关

节的水平，否则表明前关节囊紧张。

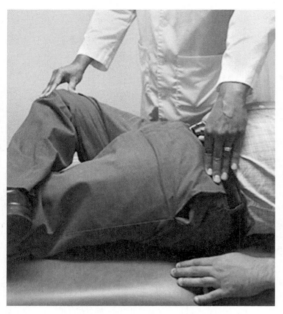

图 32.4　髋关节外旋测试

2. 俯卧位髋屈肌紧张和髋伸展减少

患者俯卧，医师按住患者骨盆防止腰部伸展。膝关节屈曲，医师的另一只手握住膝前侧。然后医师将膝抬离台面，以评估髋关节的伸展范围，从而确定是否存在髋屈肌紧张（图 32.5）。因为腰部伸展和髋关节伸展颇为相似，在操作过程中，应固定髋关节以防止腰部伸展。

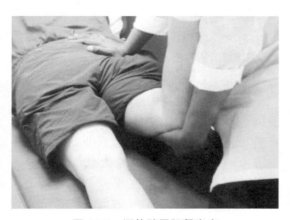

图 32.5　评估髋屈肌紧张度

3. 评估臀中肌力量

患者侧卧，腿部位置与躯干保持一致，避免微屈。髋关节内旋，施加外展阻力（图 32.6）。若无法抵抗阻力则表明肌力薄弱。

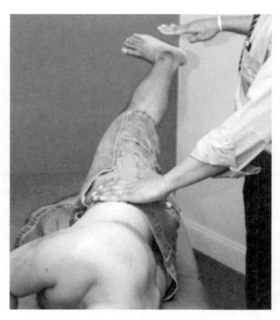

图 32.6　臀中肌肌力的评估

4. 评估臀大肌力量

患者俯卧，医师按住患者骨盆防止腰部伸展。患者屈曲膝关节以尽量减少腘绳肌活动，嘱患者将膝抬离台面（图 32.7）。

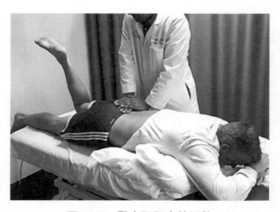

图 32.7　臀大肌肌力的评估

（三）髋关节囊过紧问题的处理

患者俯卧，屈膝 90°，医师使用弹力带在患者髋关节处维持横向牵引。保持牵张的同时，将患者足踝向外移动，以便将后囊拉伸至内旋（图 32.8 和 32.9）（注意：不要对接受过髋关节置换术或近期骨折的患者进行该操作）

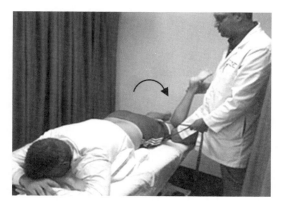

图 32.8　髋关节后囊的牵引松动术

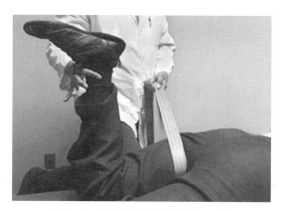

图 32.9　髋关节后囊的牵引松动术

患者仰卧，屈膝 90°，足踝放在另一个膝关节上。医师使用关节松动带在患者髋关节处维持横向牵引。保持牵张的同时，向外移动膝关节以将前囊拉伸至外旋。反之亦然，膝关节向内移动以拉伸后囊至内旋（图 32.10）（注意：不要对接受过髋关节置换术或近期骨折的患者进行该操作）。

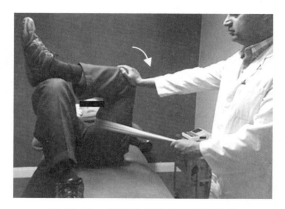

图 32.10　髋关节前囊的牵引松动术

1. 拉伸髂腰肌

局部拉伸可以通过使用与测试相同的动作来实现。患者俯卧，医师下压患者骨盆至坐骨结节水平面，以防腰椎伸展。一般来说由医师的前臂固定。保持膝屈曲，医师的另一只手扶住患者膝前方。然后，医师将膝关节从台面上抬起来，进行髋关节伸展，并维持髋屈肌拉伸。如果膝关节完全弯曲，股直肌可以更有效地参与。因为腰部伸展和髋关节伸展颇为相似，在整个操作过程中，应固定髋关节以防止腰部伸展。

2. 加强臀肌

臀肌强化是一个复杂的问题，根据病变情况，相关文献提出了几种臀肌强化方法。建议读者查阅适当的文献，采用最佳方法强化臀大肌[9,10]。

二、胫骨旋转 / 伸展滞后和胫腓上关节

下肢运动链中另一个可发生功能障碍的关节是膝关节。虽然创伤、屈曲和不稳定性是膝关节问题的主要考虑因素，但影响下肢链的"被忽视的因素"是膝关节末端伸展不足及胫骨内旋。

前文已对膝关节末端伸展不足及其后果

展开过论述。相关表现有屈曲畸形或屈曲挛缩等，其发生大多与膝关节手术术后和骨关节炎有关。其他原因有继发于膝关节外伤、腓肠肌/腘肌/腘绳肌紧张和膝关节伸肌损伤的关节源性肌肉抑制（AMI）。膝关节的末端伸展是在步行和负重时保持足够稳定和负荷分布的先决条件。膝关节不能完全伸展可导致股四头肌的动力和能量消耗更大。它还导致行走速度减慢和步态力学异常，使同侧和对侧关节过载，导致疼痛和功能障碍。膝关节残余屈曲挛缩与较差的功能评分和疗效有关。

有些屈曲挛缩很明显，有些则很隐蔽，容易被忽略。此外，有时可能并非存在挛缩，而是膝关节伸展的效率降低。它们同样可能造成膝关节末端伸展不足或滞后，从而产生关节不稳定和相应后果。这意味着膝关节末端伸展不足可能既是主动又是被动的受限问题。当股四头肌伸肌不足时，它是主动的受限问题，而当膝关节后囊紧张时，它是被动的受限问题。

膝关节后囊为一个厚带状结构。从股骨后皮质延伸到关节线水平下方 1～2cm 胫骨后部的后囊挛缩可能会导致被动膝关节伸展滞后。半膜肌、内侧腓肠肌头和腘肌的紧密连接可能有利于膝关节屈曲，并可能导致膝关节伸展滞后，因为这些肌肉会屈曲膝关节并内旋胫骨。此外，髋屈肌紧张也可能导致负重时膝关节屈曲。紧张的屈髋肌会导致骨盆前倾，而持续的屈髋挛缩会导致膝关节负荷改变 [7]。

（一）膝关节伸展末期滞后与多数下半身功能障碍的临床相关性

胫骨内旋与膝关节屈曲有关，胫骨外旋与膝关节伸展有关。持续的胫骨内旋会导致膝关节功能障碍。股骨内侧髁比外侧髁大。股骨内侧髁滚动仅在膝关节屈曲 10°～15°

时进行，而外侧髁滚动则持续到膝关节屈曲至 20°。由于参与关节形成的股骨髁较大，上述活动范围能够使膝关节维持在最稳定的状态。当膝关节继续屈曲超过 20°，接触面积就会减小。往往会导致韧带更加松弛，便于胫骨进一步内旋。

除股骨外，胫骨旋转在很大程度上取决于足置于地面的位置和髋关节囊的灵活性。仰卧有利于胫骨内旋，而俯卧则相反。此外，髋关节后囊过紧会使股骨外旋，有助于胫骨内旋。总之，持续的膝关节末端伸展滞后、髋关节后囊紧张或异常足前旋都有利于胫骨内旋。下面列举了一些长期胫骨内旋的后果：

1. 髌骨压迫

胫骨内旋会导致股骨滑车沟的外侧部分在负重时向前方移动，顶住髌骨外侧面。髌骨外侧面的慢性刺激可导致髌骨外侧压迫综合征。

2. 髌骨移位

当足部异常旋前超过 4°～6°、站立相超过 25% 时，胫骨会过度持续内旋，这将导致股骨趋于外旋。其结果是 Q 角增加，Q 角是股骨上部与髌腱的连线相对于髌腱与胫骨结节下部的连线形成的夹角。当 Q 角增大时，膝外翻角会相对增大，髌骨向外侧牵拉，从而导致髌骨外侧滑移和髌股关节疼痛。

3. 鹅足滑囊炎

这种情况见于膝关节内侧疼痛，股薄肌、缝匠肌和半腱肌的肌腱被滑囊包裹。胫骨长时间旋内会导致这些肌肉过度刺激，进而影响滑囊。内侧腘绳肌紧张也会导致类似的情况。

4. 髂胫束摩擦综合征

由于足部异常旋前而产生的长时间内旋会导致股骨外旋，并对位于股骨外侧髁上 Gerdy 结节处的髂胫束附着点产生牵拉。由于髂胫束穿过股骨外侧髁，股骨的外旋使这一骨性标志更加突出，从而束缚了穿过它的髂胫束。膝关节反复屈伸会导致髂胫束下部与相对突出的股骨外侧髁发生摩擦，从而引起髂胫束摩擦综合征和膝关节外侧疼痛。

5. 内侧韧带和内侧半月板损伤

持续旋前和胫骨内旋会造成膝外翻，并扩大了胫股关节的内侧间隙。膝关节内侧的牵拉负荷增加，对内侧韧带、内侧半月板和内侧关节囊造成压力。在对已经发生的内侧韧带拉伤或部分撕裂进行康复治疗时，亦需考虑这一因素。

6. 前交叉韧带

前交叉韧带（ACL）的功能是抵抗胫骨前向运动，但它还有另一个不常被提及的功能，即具有拮抗胫骨内旋和胫骨外翻的功能。长期过度的胫骨内旋和外翻往往会对韧带造成累积压力，增加其受伤的可能性。在重建韧带或治疗前交叉韧带部分撕裂时，一定要考虑到这一点。

7. 体格检查

坐位主动和俯卧位被动滞后试验：主动滞后是指受试者取坐位，在踝关节处于最大背屈状态时，无法主动将受累膝关节伸展到与踝关节背屈时保持完全伸展姿势的正常膝关节相同的水平（图 32.11）。这将通过受累侧足趾的位置较低来确认（图 32.12）。嘱受试者俯卧，膝关节刚好越过床面边缘来确定被动滞后（图 32.13）。在双腿完全伸直并保持静止的情况下，与正常侧的足跟相比，足跟的位置偏高可确定存在被动滞后（图 32.14）。区分主动滞后和被动滞后是非常重要的，因为如果识别得当，就可以采取最合适的治疗方法。主动滞后可能表明需要处理收缩结构，如加强肌肉力量，前提是不存在被动束缚；而被动滞后则表明需要处理紧张的因素，如膝后囊、腓肠肌、腘肌、腘绳肌、

髂腰肌和股直肌，之后加强肌肉力量。该检查由本书作者首次介绍[7]。

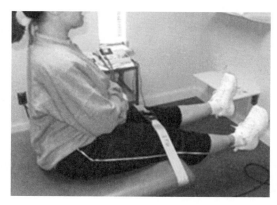

图 32.11　"主动滞后"的检查体位

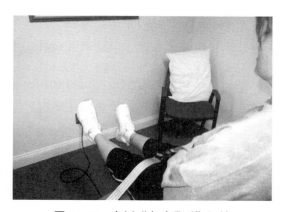

图 32.12　右侧"主动滞后"阳性

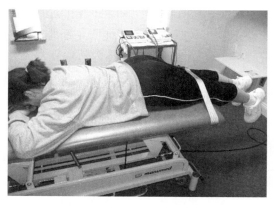

图 32.13　"被动滞后"的检查体位

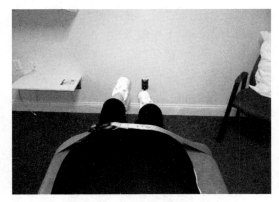

图 32.14 右侧"被动滞后"阳性

三、胫腓上关节和胫骨旋转

在治疗膝关节和踝关节病变时，胫腓上关节几乎很少受到重视。但是胫骨旋转在解决膝关节和踝关节功能障碍方面却得到了广泛的重视。虽然既往已经明确胫骨旋转在膝关节正常力学中的作用，但更要了解胫腓上关节在胫骨旋转时起到的重要作用。

胫腓上关节是有滑膜内衬的透明软骨关节。关节囊由较厚的前囊（胫腓骨近端前韧带）和较薄的后囊（胫腓骨近端后韧带）组成。该关节是很多结构的连接部位，有助于稳定胫股关节。这些结构包括腓侧副韧带、股二头肌短头、腓骨韧带、腘腓韧带和腘绳肌[5]。此外，股二头肌肌腱和腘绳肌止于腓骨近端的腓骨小头。这一位置统称为弧形复合体。

研究表明，在负重过程中胫腓上关节有明显的活动[5,6]。在一系列生理负荷条件下，它们在前后方向上的平移最大，可观察到1～3毫米的平移。此外，对胫骨施加的内外旋转力对胫腓上关节平移有显著影响（图32.15）。为了保证膝关节的正常功能，可能需要考虑保留胫腓关节近端功能以及影响该功能的解剖变异。

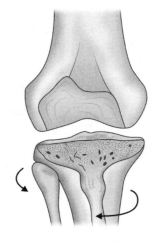

图 32.15 伴胫骨外旋的腓骨前移

（一）胫腓上关节与下半身功能障碍的临床相关性

当对胫骨施加内外旋力时，腓骨头相对于胫骨的前后平移始终存在（图 32.15）。这可以从关节的功能解剖学得到解释。腓侧副韧带将力传递到腓骨头。胫骨外旋时，这种拉力矢量朝向前方，造成腓骨头前移，内旋时则相反。

目前尚不清楚胫骨内外旋时腓骨头滑动受限的确切方向。不过人们普遍认为，当胫腓上关节僵硬时，胫骨内旋或外旋的能力会受到抑制。这可能会对膝关节和踝关节的力学产生不利影响，导致下肢功能障碍。

胫骨持续内旋的影响在前节中已作阐述，也列举了膝关节末端伸展滞后与大多数下肢功能障碍的临床相关性。

值得注意的是，与胫腓上关节相关的胫骨持续外旋也可能是问题之一。研究人员[12]对腓侧副韧带的力量进行了量化，发现它在外旋和变位负荷时最大，表明变位负荷也会对胫腓上关节的运动产生影响（弧形复合应变）。在早中期站立位时，后足旋后可能会增加膝关节外侧的内翻应力。如果这种情况持续存在，膝关节外侧可能会出现疼痛性功能障碍，包括腓侧副韧带损伤、腓骨肌损伤和腓总神经卡压、胫腓上关节僵硬和弧状复合体损伤。

1. 体格检查

患者卧位，双膝屈曲约 60°～70°。医师用食指、拇指和中指握住患者腓骨头，每次触诊一侧腓骨头，注意是否存在不对称。医师前后滑动腓骨头，感觉是否存在活动受限和局部压痛（图 32.16）。最常见的腓骨头活动受限是前滑受限。

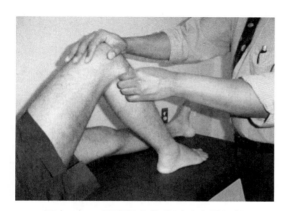

图 32.16　胫腓骨上关节活动度的评估

（二）膝关节末端伸展滞后和胫腓关节功能障碍的治疗

1. 膝关节伸展滞后

为了改善膝关节末端伸展，需要解决软组织和关节层面的问题。软组织层面包括膝关节后囊和膝关节后内侧的结构，即半膜肌、内侧腓肠肌、腘肌和缝匠肌。此外，由于屈髋肌紧张会导致负重时膝关节屈曲，因此，延长屈髋肌也有一定的价值。患者俯卧，内侧胫骨内旋肌在膝关节后内侧的位置。内侧腘绳肌和腓肠肌位于膝关节后内侧和膝关节线上方。缝匠肌位于中央和内侧。腘肌也处于后内侧，但位于膝关节线下方。医师采用

软组织松动术作为直接技术对这些结构进行横向松动，以分离垂直分布的单个纤维（图32.17）。这项技术可以徒手操作，也可以采用器械操作。屈髋肌拉伸技术在之前章节中已有介绍。

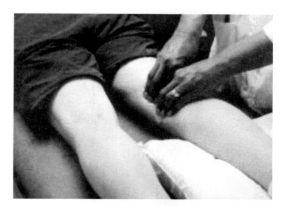

图 32.17　胫骨内旋肌的软组织松动

处理膝关节伸展滞后的关节层面时还需要进行胫骨内侧髁的前滑，从而促进胫骨外旋。

2. 前滑胫骨内侧髁

患者俯卧，膝关节屈曲约 70°，医师站在屈膝侧，面向患者。医师一手托住患者踝关节，另一手的鱼际区域触诊患者胫骨内侧髁后方，向前方施加轻柔的松动力（图32.18）。

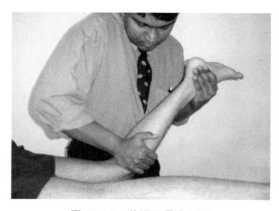

图 32.18　前滑胫骨内侧髁

3. 拉伸膝关节后囊

患者俯卧，腿越过治疗台边缘，令边缘与髌骨上缘水平。可在膝关节后方使用加热垫，以改善后关节囊的黏弹性。最开始利用重力作为拉伸力，然后根据耐受程度在踝关节处增加重量（图 32.19）。有文献表明，长时间施加低负荷是组织拉长的最佳方式。因此，为了达到最佳效果，应根据患者的耐受度维持较短时间的拉伸姿势（5 ～ 10 分钟）[13]。应用这项技术时要格外小心，尤其是对膝关节受伤或手术后的患者。

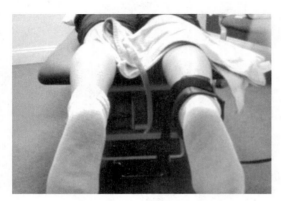

图 32.19　拉伸膝关节后囊

4. 限制性胫腓上关节

对于前侧功能障碍，患者仰卧，医师将患者的患侧膝关节屈曲约 70°～ 80°，将足朝向内侧使得胫骨内旋。医师的一只手围绕并托住患者的膝关节上方，另一只手的拇指根部和鱼际触诊腓骨头，然后向后侧施加轻柔的松动力（图 32.20）。

后侧功能障碍时，患者俯卧，膝关节屈曲约 70°，医师站在健侧。医师一手托住患者患侧踝关节，另一手的鱼际触诊腓骨头的后侧，向前方施加轻柔的移动力（图 32.21）。

5. 加强股四头肌

股四头肌强化是一个复杂的问题，文献报道过一些股四头肌强化的方法，具体选择

哪种方法取决于具体诊断结果。但关键是要强调极限位拉伸的必要性，并以最佳方式处理伸展滞后的活动部分。建议读者查阅相关文献，采用最佳方法强化股四头肌[11]。

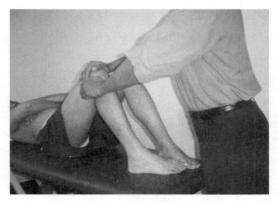

图 32.20　胫腓骨后上方滑行

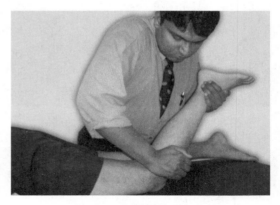

图 32.21　胫腓骨前上方滑行

6. 髋关节力学的预先矫正

髋关节后囊紧张助于股骨外旋，而股骨外旋有助于胫骨内旋。因此，在髋关节后囊持续紧张的情况下，解决膝关节伸展滞后问题可能会事与愿违。因此，建议治疗的同时一并调整髋关节力学问题。

7. 足部力学矫正

旋前足促使胫骨内旋，而旋后足则促使胫骨外旋。建议采取适当手法、强化治疗和矫形措施防止步态周期中旋前和旋后时间的

延长。这有助于最大限度地减轻髌股关节[8]、胫股关节和胫腓上关节的过度负荷。

参考文献

1. Steinberg N, Tenenbaum S, Hershkovitz I, et al. Lower extremity and spine characteristics in young dancers with and without patellofemoral pain. Res Sports Med. 2017;25:166-80.

2. McGregor AH, Hukins DW. Lower limb involvement in spinal function and low back pain. J Back Musculoskelet Rehabil. 2009;22:219-22.

3. Prather H, Cheng A, Steger-May K, et al. Hip and lumbar spine physical examination findings in people presenting with low back pain, with or without lower extremity pain. J Orthop Sports Phys Ther. 2017;47:163-72.

4. Mirzaie G, Kajbafvala M, Rahimi A, et al. Altered hip mechanics and patellofemoral pain. A review of literature. Ortop Traumatol Rehabil. 2016;18:215-21.

5. Jacob Scott, Ho Lee, Wael Barsoum, et al. The effect of tibiofemoral loading on proximal tibiofibular joint motion. J Anat. 2007;211:647-53.

6. Bellchamber TL, van den Bogert AJ. Contributions of proximal and distal moments to axial tibial rotation during walking and running. J Biomech. 2000;33:1397-403.

7. Sebastian D, Chovvath R, Malladi R. The sitting active and prone passive lag test: an inter-rater reliability study. J Bodyw Mov Ther. 2014;18:204-9.

8. Shih YF, Wen YK, Chen WY. Application of wedged foot orthosis effectively reduces pain in runners with pronated foot: a randomized clinical study. Clin Rehabil. 2011;25:913-23.

9. Stastny P, Tufano JJ, Golas A, et al. Strengthening the gluteus medius using various bodyweight and resistance exercises. Strength Cond J. 2016;38:91-101.

10. Boren K, Conrey C, Le Coguic J, et al. Electromyographic analysis of gluteus medius and gluteus maximus during rehabilitation exercises. Int J Sports Phys Ther. 2011;6:206-223.

11. Irish SE, Millward AJ, Wride J, et al. The effect of closed-kinetic chain exercises and open-kinetic chain exercise on the muscle activity of vastus medialis oblique and vastus lateralis. J Strength Cond Res. 2010;24:1256-62.

12. LaPrade RF, Tso A, Wentorf FA. Force measurements on the fibular collateral ligament, popliteofibular ligament, and popliteus tendon to applied loads. Am J Sports Med. 2004;32:1695-701.

13. Logerstedt D, Sennett BJ. Case series utilizing drop-out casting for the treatment of knee joint extension motion loss following anterior cruciate ligament reconstruction. J Orthop Sports Phys Ther. 2007;37:404-11.

中文索引